TRADITIONELLE HAUTMEDIZIN

GABRIELA NEDOMA

TRADITIONELLE HAUTMEDIZIN

ÖLE, SALBEN & HAUTCREMES
AUS 3000 JAHREN NATURHEILKUNDE

Servus

VORWORT

Hautgesundheit ist ein komplexer Prozess, der in Wechselwirkung mit zahlreichen Faktoren steht, zu denen Ernährung, Umweltfaktoren oder Lebensführung gehören. Entsprechend vielschichtig sind die Konzepte der Hautmedizin rund um den Globus. Dieses Buch stellt Hautarzneien aus 3000 Jahren Medizingeschichte vor, die von mir überprüft, erweitert und aktualisiert wurden. Um die Wirksamkeit der traditionellen Hautmedizin zu bestätigen, berücksichtige ich zudem die aktuelle medizinische Forschung und wissenschaftliche Studien, die zeigen, dass traditionelles Wissen ein großes Potenzial in sich konzentriert und aktueller denn je ist.

INHALT

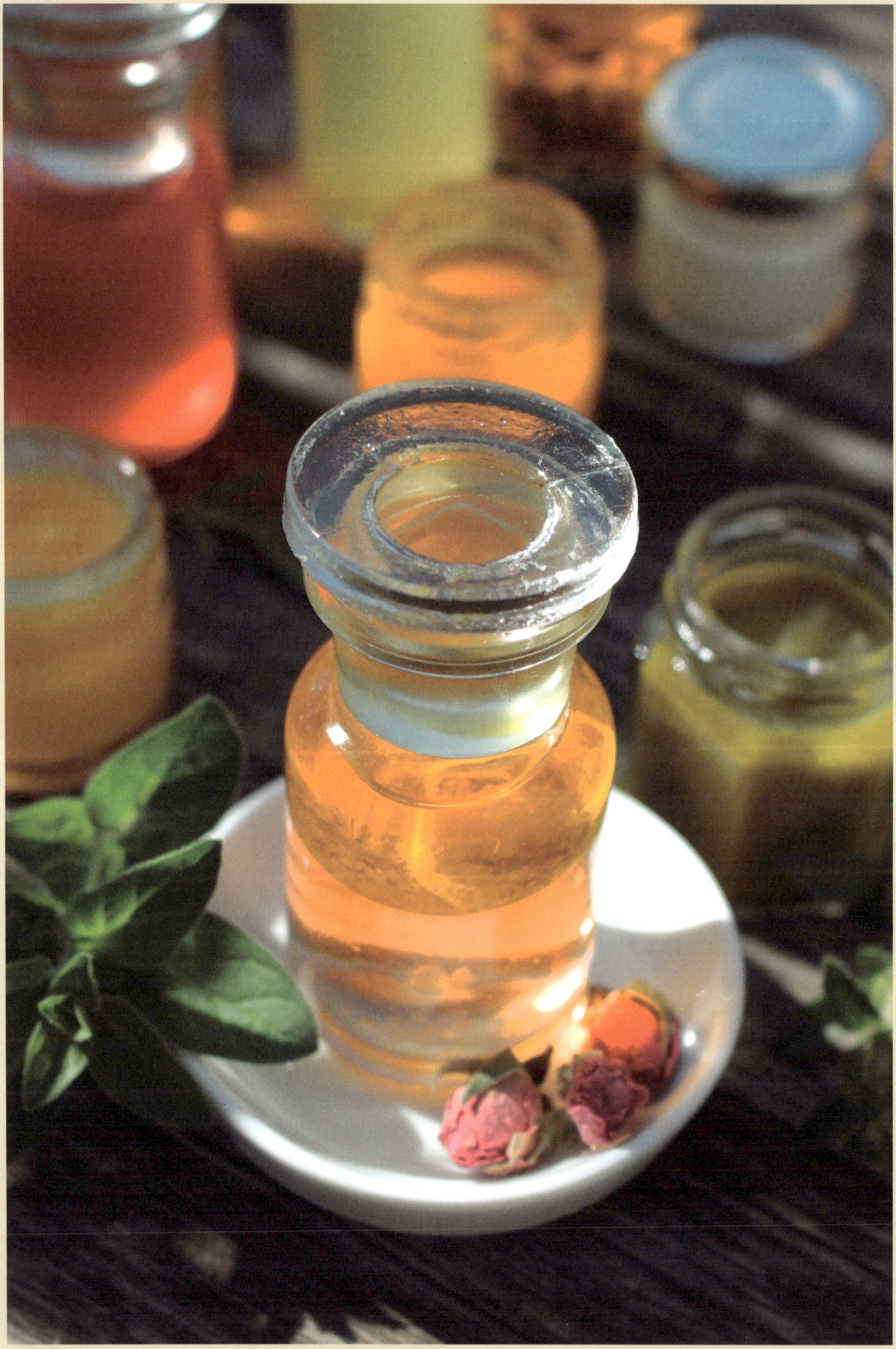

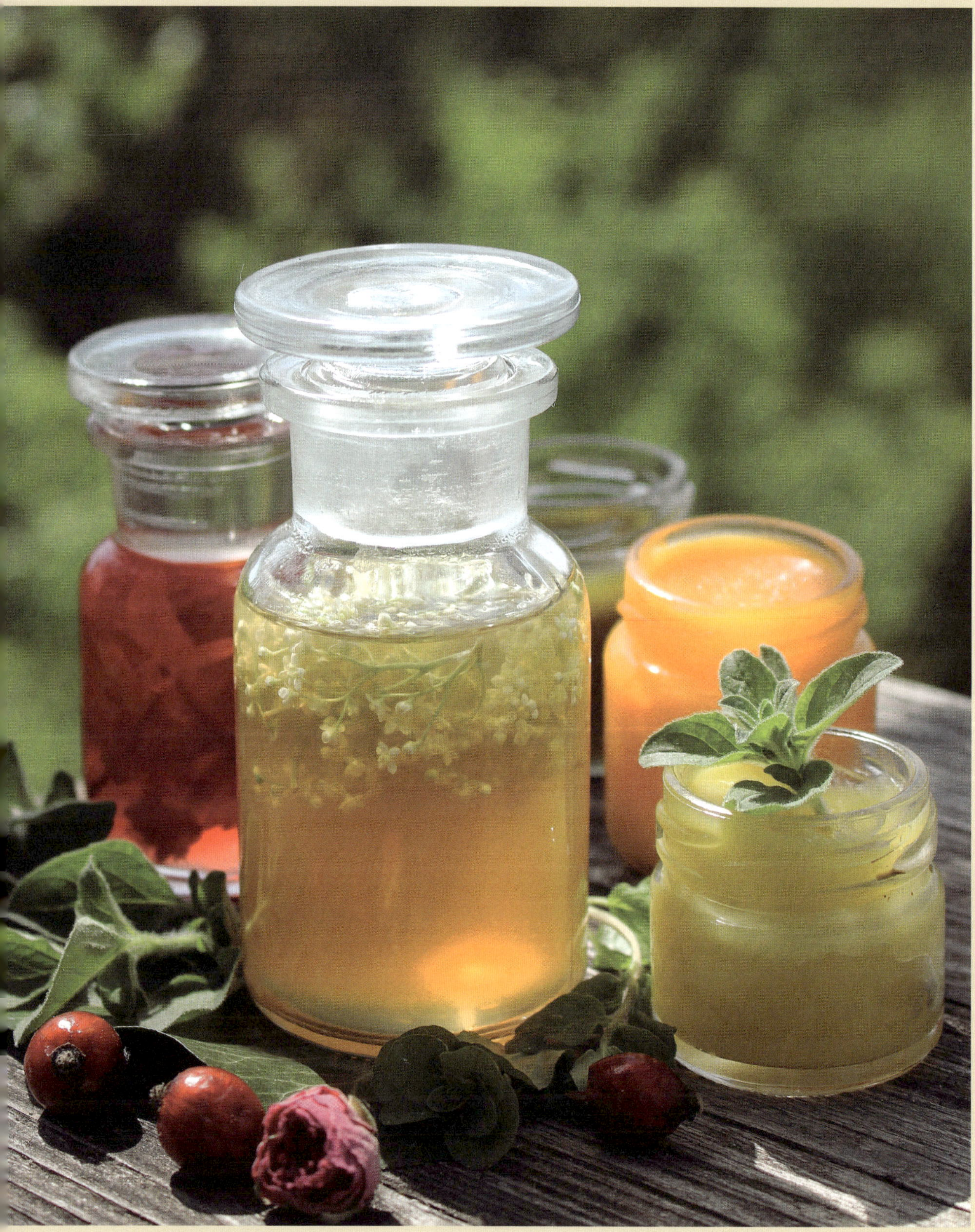

EINFÜHRUNG

3000 JAHRE TRADITIONELLE HAUTMEDIZIN FÜR UNSERE GESUNDHEIT

In diesem Buch der traditionellen Hautmedizin nehme ich Sie mit auf eine Entdeckungsreise zu den Wurzeln unserer Naturheilkunde. Sie führt von der Antike bis ins Mittelalter und von der Klostermedizin bis zur modernen Phytotherapie, und sie zeigt Arzneiformen für alle wichtigen dermalen Anwendungen bei Wunden, Juckreiz, Akne, Narben, Verbrennungen, Verstauchungen oder Schmerzen. Das Buch stellt natürliche Lösungen für die ganze Familie vor, wie auch zahlreiche sanfte Rezepturen, die von Kindern und Menschen mit Hautbeschwerden angewendet werden können.

WAS IST TRADITIONELLE HAUTMEDIZIN?

MODERNE UND TRADITIONELLE HAUTMEDIZIN

Unter Hautmedizin werden dermale Maßnahmen zur Wiederherstellung der Hautgesundheit definiert. Die Ausübung dieser Heilpraktiken ist in der modernen Medizin Hautärzten (Dermatologen) vorbehalten. Anders in der traditionellen Naturheilkunde: Gemäß der Definition der Weltgesundheitsorganisation (WHO) basiert die traditionelle Medizin auf Erfahrungsheilkunde und wird von Ärzten und Naturheilkundigen ausgeübt (siehe Seite 22). Dieses Wissen stelle ich in diesem Buch in den Fokus und beleuchte therapeutische Konzepte, Methoden und Rezepturen zur Heilung und Pflege der Haut aus 3000 Jahren Medizingeschichte.

Die Verfahren der traditionellen Hautmedizin sind klar abzugrenzen von der evidenzbasierten Dermatologie und daher kein Ersatz für ärztliche Diagnosen und Therapien. Hauterkrankungen und -beschwerden sollten vorab mit dem Arzt oder Therapeuten abgeklärt werden. In diesem Kontext kann die traditionelle Hautmedizin natürliche Alternativen bieten und in einer Zeit, in der die Hautgesundheit zunehmend von Stressfaktoren, Toxinen und Chemikalien belastet wird, eine sinnvolle Ergänzung zu modernen Behandlungsmethoden sein.

GEHEIMNISSE DER TRADITIONELLEN HAUTMEDIZIN

Die weltweite traditionelle Hautmedizin ist bei allen soziokulturellen, historischen und geografischen Unterschieden durch drei wichtige universelle Prinzipien verbunden.

1. **Medizin ist Nahrung, Nahrung ist Medizin**
   Die erste wichtige Gemeinsamkeit ist die Anwendung von Heilpflanzen und Lebensmitteln - die Mehrheit der Hautarzneien in Ayurveda, TCM oder Klostermedizin bestehen bis heute aus solchen Inhalts-

stoffen. Neben Heilpflanzen, Gewürzen und Harzen finden selbstverständlich Früchte, Gemüse oder Nahrungsmittel wie Butter, Honig oder Wein darin Platz. Medizin und Nahrung sind so symbiotisch verbunden, dass ein fließender Übergang zwischen Arznei und Lebensmittel festzustellen ist, ganz im Sinne der Weisheit des Arztes Hippokrates von Kos (460-370 v. C.): »Medizin ist Nahrung, Nahrung ist Medizin.«

2. Aufbaumittel für die Hautgesundheit

Eine weitere Parallele in allen Schulen der traditionellen Medizin sind Aufbaumittel für die Gesundheit. Moderne Arzneien bestehen heute primär aus einem Komplex aus Monosubstanzen, die traditionelle Hautmedizin nutzt hingegen nicht Einzelwirkstoffe, sondern die Synergien aller Pflanzenstoffe und deren Vielstoffsysteme. Über Heilpflanzen und Nahrungsmittel werden der Haut zahlreiche sekundäre Pflanzenstoffe wie Polyphenole, Terpene, Chlorophyll, Bitterstoffe, Phytohormone oder Mineralstoffe zugeführt. Die Synergien zwischen den einzelnen Stoffen bewirken ein optimales Milieu zur Regeneration der Haut und des Organismus. Dadurch werden nicht nur Symptome behoben, sondern auch die Ursachen der Erkrankungen mitbehandelt und Selbstheilungskräfte unterstützt.

3. Sichere Therapeutika

Der hippokratischen Medizin liegt ein essenzielles Prinzip zugrunde, das sich in zahlreichen Schulen der traditionellen Weltmedizin wiederfindet: »erstens nicht schaden, zweitens vorsichtig sein, drittens heilen« (lat. *primum non nocere, secundum cavere, tertium sanare*). Dieser Grundsatz erklärt die Anwendung von Nahrungsmitteln und sanften Naturarzneien, wie auch den Einsatz von Aufbaumitteln, die systemisch die Gesundheit fördern. Viele der einfachen, aber wirksamen und sicheren Hautmittel der traditionellen Hautmedizin in diesem Buch beruhen auf diesen Grundsätzen und sind seit tausenden von Jahren in den Naturapotheken in Anwendung. Lang angewandtes Erfah-

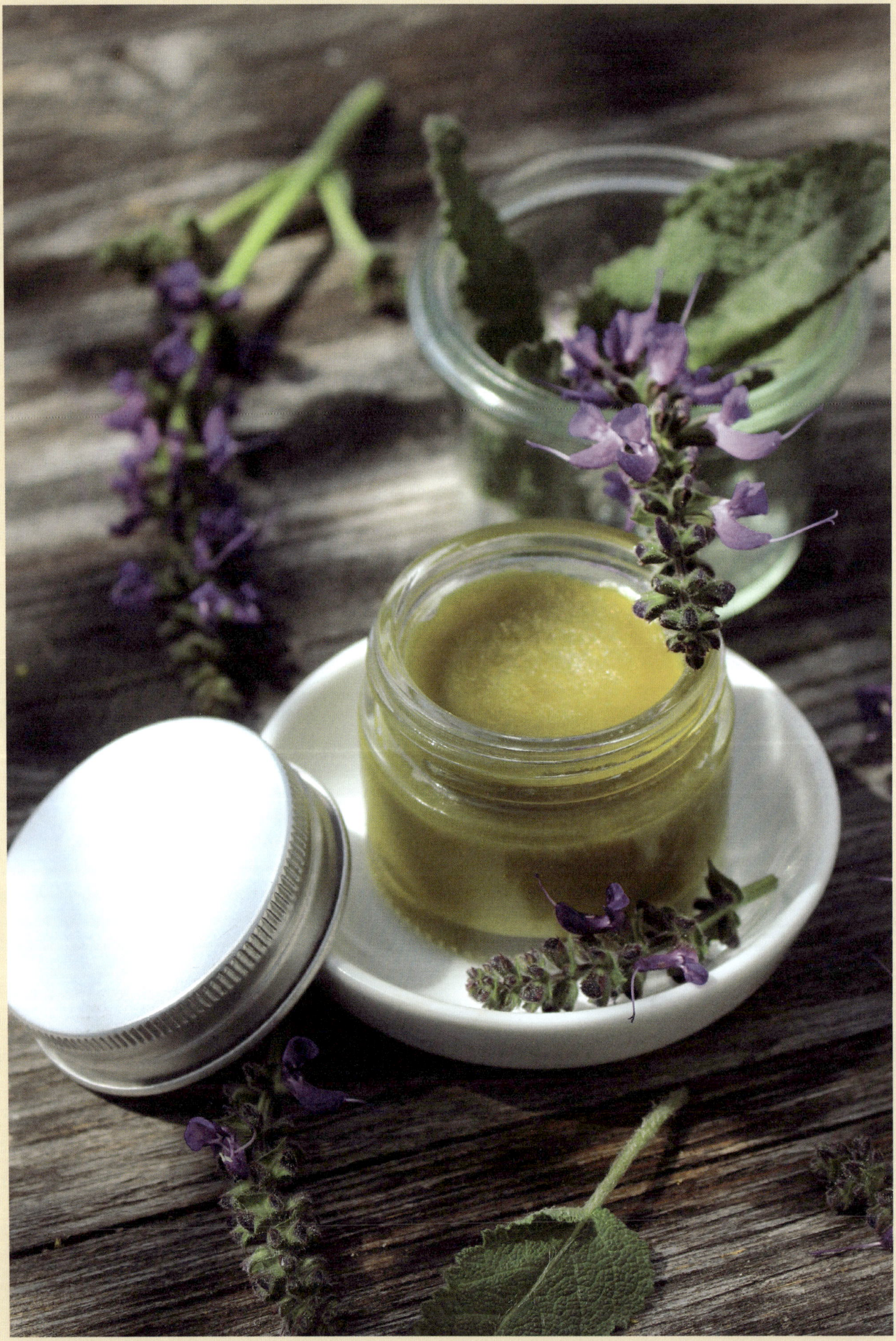

rungswissen, in dem Methoden und Rezepturen über lange Zeiträume weitergegeben werden, sind durch die permanente Erprobung, Evaluierung und Selektionsverfahren als wirksam und sicher anzusehen.

MEIN WEG ZUR TRADITIONELLEN HAUTMEDIZIN

In den letzten Jahrzehnten stieg die Anzahl der Hauterkrankungen kontinuierlich und heute leiden etwa 13 % der Kinder und Jugendlichen und 10 % der Erwachsenen an Erkrankungen wie Neurodermitis. Die Hintergründe dieses Phänomens sind mannigfaltig und reichen vom Anstieg an Umweltchemikalien bis zu Stressfaktoren und Darmerkrankungen. Diese Zunahme an Hautproblematiken nehme auch ich täglich wahr – mehr als die Hälfte meiner Absolventinnen sind selbst oder über das familiäre Umfeld von Hauterkrankungen betroffen. In der Regel beginnt die Suche nach natürlichen Lösungen erst nach Jahren von Therapien, bei denen trotz guter medizinischer Begleitung Hautbeschwerden nicht gelindert werden können. Mit Fragen der Hautgesundheit bin ich täglich konfrontiert. Dass ich heute zu den Experten für traditionelle Naturheilkunde zähle und die Hautgesundheit im Zentrum meiner Arbeit steht, war in meiner Biografie nicht vorgesehen.

Auch ich litt an einer Form der Dermatitis, deren Ursachen viele Jahre unerkannt blieben. Im Laufe der Jahre konsultierte ich die besten Dermatologen und Hautexperten, erfuhr mehr als ein Dutzend Diagnosen und gab eine fünfstellige Eurosumme aus, um die Hautgesundheit wiederzuerlangen. Von jedem Spezialisten erhielt ich gute Lösungsansätze, aber die Hautarzneien und Kosmetika irritierten meine Haut wiederholt so heftig, dass ich viele von ihnen bereits nach der ersten Anwendung absetzen musste. Da ich kein Cortison verwenden wollte, waren nach über zehn Jahren meine Beschwerden noch immer akut. Eines Tages beschloss ich, alle Hautarzneien wegzulassen und von nun an meine Haut mit einfachsten Mitteln wie einer Olivenölseife oder Vogelmierenöl zu behandeln. In den darauffolgenden Wochen verschwanden meine Beschwerden im Zeitraffer, meine Haut funktionierte normal und meine Probleme kamen nie wieder. Leider erkannte keiner der von mir konsultierten Therapeuten, dass ich über Jahre gar keine Hauterkrankungen hatte, sondern auf einige in Hautmitteln verwendeten Chemikalien reagierte. Ausgerechnet die Arzneien, die mir helfen sollten, waren die Ursache meiner Probleme, reizten meine Haut und brachten sie aus dem Gleichgewicht.

Diese Erfahrung markierte eine Wende in meinem Leben. Obwohl ich mich davor kaum für Naturheilkunde und Hautpflege interessiert hatte, wollte ich die Verantwortung für meine Haut selbst in die Hand nehmen. Nachdem ich keine für mich passenden Alternativen in der modernen Fachliteratur fand, richtete ich mein Augenmerk auf die historische Medizin. Ich studierte damals Philologie und begann systematisch die botanischen Werke der Antike und des Mittelalters zu erforschen. Hier entdeckte ich die universellen Lehren der Hautmedizin, die prägend für meine ganze Arbeit sind und befasste mich intensiv mit der historischen Pharmakologie. Meine Lehrer wurden Hildegard von Bingen, Avicenna oder der große griechische Arzt Dioscorides Pedanios (siehe Bild rechts), von denen ich mehr über Phytotherapie und Hautheilkunde lernte, als aus modernen Standardwerken. Parallel setzte ich mich intensiv mit der modernen Sicht der Kräuter und der Phytotherapie auseinander, besuchte Ausbildungen, erprobte die Herstellung von historischen Arzneien und analysierte das historische Wissen im Kontext wissenschaftlicher Studien. Aus diesem Fundament entstand ein eigenes Konzept der traditionellen Naturheilkunde, das die universellen Prinzipien der traditionellen Weltmedizin in einem neuen und zeitgemäßen System verbindet.

Robert Koch Institut: Allergische Erkrankungen bei Kindern und Jugendlichen in Deutschland – Querschnittergebnisse aus KiGGS Welle 2 und Trends, 2018

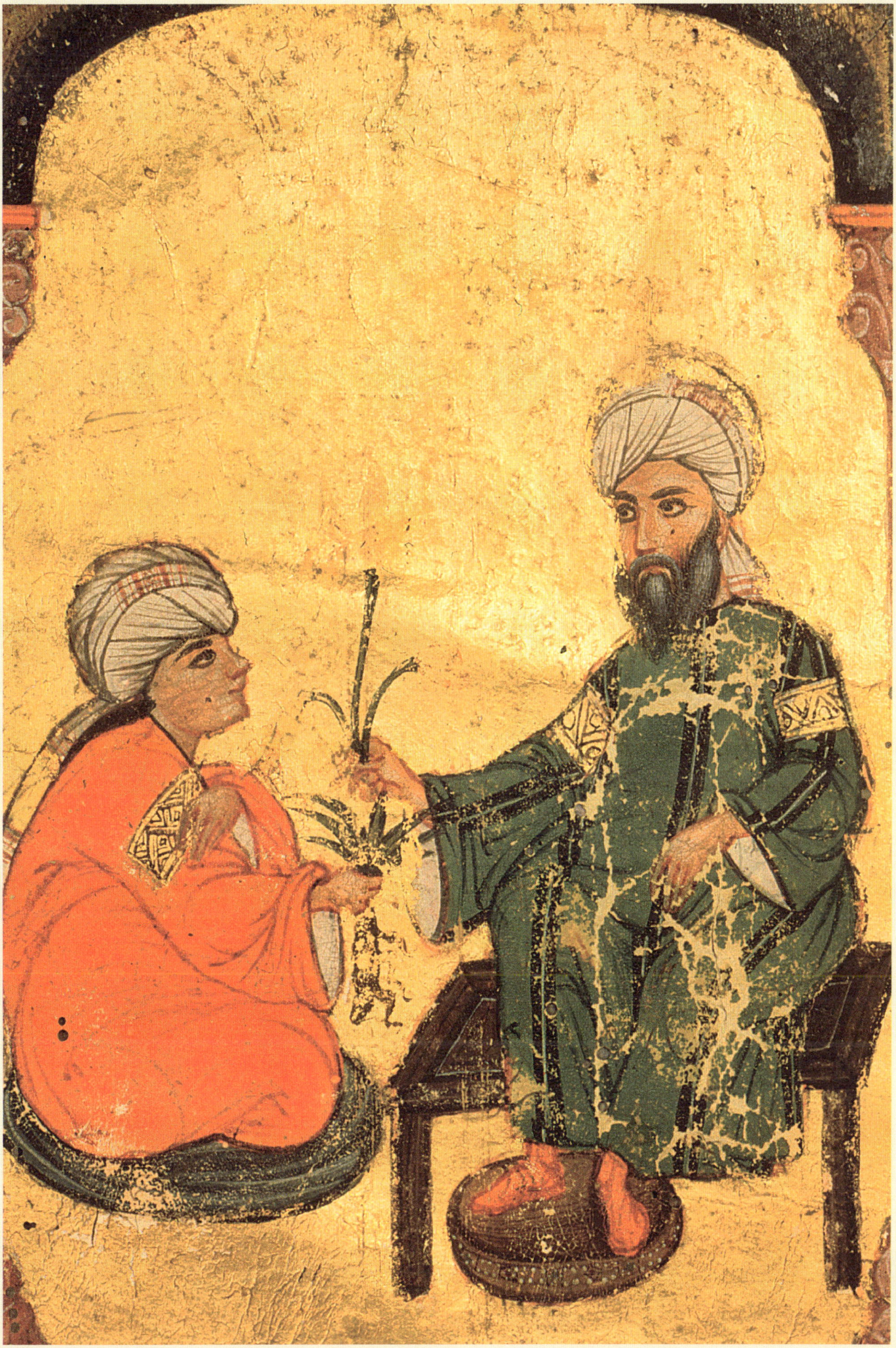

IM BUCH VERWENDETE BEGRIFFE

TRADIERT & TRADITIONELL

Die Begriffe leiten sich aus dem Lateinischen *tradere* (hinübergeben) oder *traditio* (Übergabe, Auslieferung, Überlieferung) ab und umfassen – im Kontext der Naturheilkunde – die Weitergabe von identitätsstiftenden Erfahrungen, Wissen, Arzneien und Heilverfahren über mehrere Generationen. Diese Form der Weitergabe ist mit einem effektiven Bewertungs- und Selektionsverfahren verbunden. Weitergegeben werden Arzneien und Heilwissen, die erfolgreich erprobt und angewendet wurden. Umgekehrt übernimmt die nächste Generation (Kinder, Schüler) nur die wirksamen Mittel und sortiert das Unwirksame aus. Durch diese Schwelle der Generationen und des Erfahrungswissens wird die Heilkunde periodisch evaluiert – solche Überprüfungsverfahren können genauso verlässlich sein wie moderne wissenschaftliche Studien.

TRADITIONELLE MEDIZIN (TM) AUCH TRADITIONELLE NATURHEILKUNDE, ERFAHRUNGSMEDIZIN, ETHNOMEDIZIN, VOLKSMEDIZIN

Nach der WHO (Weltgesundheitsorganisation) wird als traditionelle Medizin die überlieferte und gepflegte Erfahrungsheilkunde betrachtet. Sie umfasst »Wissen, Fertigkeiten und Methoden, basierend auf einheimischen Vorstellungen, Glaubensinhalten und Erfahrungen verschiedener Kulturen, die zur Behandlung und Vorbeugung von Krankheiten eingesetzt werden.« Traditionelle Medizin zeigt eine wesentlich größere Vielfalt an Methoden, Rezepturen und Arzneiformen als die moderne wissenschaftliche Medizin. Unter diesem Begriff werden Heilpraktiken von akademischen und nicht akademischen Ärzten zusammengefasst. Die Grenzen zwischen Begriffen wie traditionelle Medizin, traditionelle Naturheilkunde, Ethnomedizin, Erfahrungsmedizin und Volksheilkunde sind somit fließend. Beispiele von traditioneller Medizin sind: Ayurveda, Klostermedizin oder Alpenheilkunde.

TRADITIONELLE WELTMEDIZIN (TWM)

Wird im Buch als Überbegriff für verschiedene Schulen der traditionellen Medizin verwendet, darunter:

- Griechisch-romanische Medizin der Antike
- Klostermedizin des Mittelalters
- Naturheilkunde der Hildegard von Bingen
- Medizinschule von Salerno
- Arabisch-persische Medizin (Unani)
- Die botanischen Werke der Renaissance
- Alpenheilkunde
- Europäische Volksmedizin
- Ayurveda
- Traditionelle Chinesische Medizin (TCM)
- Traditionelle Apitherapie (Bienenmedizin)

PHYTOTHERAPIE

Eine wichtige Gemeinsamkeit aller Schulen der traditionellenMedizin ist die Verwendung von Pflanzen. Die Phytotherapie (lat. *phyton* = Pflanze, gr. *therapeia* = Pflege der Kranken), auch als Pflanzenheilkunde bezeichnet, setzt pflanzliche Mittel ein und ist wahrscheinlich die älteste Medizinform der Welt.

TRADITIONELLE HAUTMEDIZIN

In diesem Buch werden unter diesem Begriff Arzneiformen und therapeutische Konzepte für dermale Anwendungen der traditionellen Weltmedizin zusammengefasst, darunter Öle, Salben, Hautcremes, Pflaster, Lotionen oder Auflagen. Der Begriff Traditionelle Hautmedizin ist abzugrenzen von der modernen wissenschaftlichen Medizin.

HISTORISCHE & WISSENSCHAFTLICHE QUELLEN IM BUCH

ANTIKE

Ägyptische medizinische Papyri · Zu den ältesten medizinischen und chirurgischen Werken zählen drei in Ägypten entstandene Papyri: *Papyrus Ebers* (um 1780 v. Chr.), *Papyrus Hearst* (um 1550 v. Chr.), *Papyrus Edwin Smith* (um 1550 v. Chr.).
Hippokrates von Kos (460–370 v. C.) ist der wichtigste griechische Arzt der Antike und wird als Vater der Medizin erachtet. Sein Werk ist im *Corpus Hippocraticum* zusammengefasst.
Plinius der Ältere (23–79 n. C.) · Der römische Historiker und Gelehrte ging in die Geschichte ein durch seine Enzyklopädie *Naturalis Historia*, in der auch Arzneimittel aus der römischen Zeit dokumentiert sind.
Pedanios Dioskurides (40–90 n. C.) war ein griechisch-römischer Arzt und hat das umfangreichste Standardwerk der antiken Pharmakologie *De materia medica* hinterlassen.
Galen von Pergamon (vmtl. 130–210 n. C.) legte die Grundlagen der Vier-Elemente-Lehre fest, auf deren Gesetzmäßigkeiten die gesamte Medizin und Pharmakologie bis in die Neuzeit beruhten.
Medicina antiqua (*Codex Vindobonensis 93*) · Die *medizinischen Abschriften* wurden im 13. Jh. erfasst und gehen auf die Werke der Spätantike (4.–5. Jh.) zurück.

MITTELALTER

Paulos von Aegina (7. Jahrhundert) · Er gehört zur byzantinischen Schule der Medizin und basierte seine Schriften (*Medicina pragmateia*) auf den Lehrwerken der Antike.
Antidotarium Mesuë (auch *Grabadin Mesuë, Pseudo-Mesuë*) · Das *Antidotarium* (Arzneibuch) wird dem Abu-Zakariya' Yuhanna Ibn-Masawaih (latinisiert Mesuë der Ältere, 777–857), zugeschrieben.
Lorscher Arzneibuch (um 785, auch *Codex Bamberginsis medicinalis 1*) Diese im deutschen Benediktinerkloster Lorsch anonym verfasste

Handschrift ist die erste deutschsprachige medizinische Rezeptsammlung und enthält 482 arzneiliche Rezepturen.
Walahfrid Strabo (808–849) · Als Abt von Reichenau und verankert in der Klosterheilkunde verfasste er das Lehrgedicht *Hortulus*, in dem 24 Pflanzen erwähnt sind.
Avicenna (Abū Alī al-Husain ibn Abdullāh ibn Sīnā, 980–1037) · Als Universalgelehrter wirkte Avicenna als Mediziner, Pharmakologe, Alchemist, Mathematiker, Philosoph, Astronom, Jurist, Dichter und Musiker. Sein *Kanon der Medizin* (Qānūn at-Tibb) war jahrhundertelang ein Standardwerk der Medizin.
Hildegard von Bingen (1098–1179) war eine bedeutende deutsche Universalgelehrte und Pharmakologin des Mittelalters. Ihre naturheilkundigen Werke sind in *Liber simplicis medicinae (Physica)* und *Liber subtilitatum diversarum naturarum creaturarum (Causae et curae)* verfasst. In *Physica* beschreibt sie 230 Kräuter und 70 Bäume mit ihrer Wirkung und hinterlässt um die 2000 Arzneien und Rezepturen.
Odo Magdunensis (11. Jh.) · Um 1065 verfasste er das botanische Lehrgedicht *Macer floridus*. Das Werk beschreibt knapp 80 Heilpflanzen und die ihnen zugeschriebenen Wirkungen. Dieses Buch ist im mittelalterlichen Europa zu einem Standardwerk der Kräuterheilkunde geworden.
Trota von Salerno (12. Jh.) ist die wichtigste Medizinerin und Gynäkologin der berühmten Ärzteschule von Salerno. Sie verfasste Werke der Heilkunde und Hautpflege und übte einen enormen Einfluss auf die spätere Entwicklung der Medizin aus.
Circa instans *(De simplicibus medicinis – Von den einfachen Arzneimitteln)* · Die Schrift entstand in der medizinischen Schule von Salerno um 1150 und beschreibt 270 pflanzliche Drogen in arzneilichen Monografien. Als mögliche Urheber kommen Matthaeus Platearius und Nicolaus Salernitanus in Frage.
Johann Wonnecke von Kaub (auch Johann von Cube, 1430–1503) verfasste das botanische Werk *Gart der Gesundheit*, das die Quelle für die Kräuterbücher des 16. Jahrhunderts bildet.

RENAISSANCE & NEUZEIT

Otto Brunfels (1488–1534) war Mediziner, Botaniker und Theologe und Autor zweier Kräuterbücher (*Herbarum vivae eicones* (1530–1536, in drei Teilen) und *Contrafayt Kräuterbuch* (1532–1537, in zwei Teilen).

Theophrastus Bombast von Hohenheim, (genannt Paracelsus, 1493–1541) übte einen großen Einfluss auf die spätere Medizin als Arzt und Alchemist aus. Er verfasste mehrere medizinische Werke, darunter *Wundt vnd Leibartznei*.

Hieronymus Bock (1498–1554) gehört zu den wichtigsten deutschen Botanikern. 1539 erschien sein Werk *Das Kreütter Buch*, das nach seinen botanischen, medizinischen und pharmakologischen Studien und Reisen entstand.

Leonhart Fuchs (1501–1566) war Botaniker und Arzt und Autor des Werkes *New Kreüterbuch* (1543). Er zählt zu den Vätern der deutschen Botanik (mit Otto Brunfels und Hieronymus Bock).

Pietro Andrea Mattioli (Mattioli, 1501–1577) war ein italienischer Botaniker und Autor des Buches Materia Medica (1544), das in deutscher Sprache als *Neuw Kreütterbuch* 1563 erschien. Später wurde sein Werk von Bernhard Verzascha (1628–1680) und Theodor Zwinger III. (1658–1724) als *Theatrum Botanikum* kompiliert und erweitert.

Tabernaemontanus (auch Jacobus Theodorus Tabernaemontanus, 1522–1590) · Als Apotheker und Mediziner verfasste er *Ein neuwes Artzney Buch* (später *Neuw Kreuterbuch*).

Nicholas Culpeper (1616–1654) · Der als Arzt, Apotheker und Astrologe wirkende Culpeper war der wichtigste Botaniker im England des Goldenen Zeitalters und Verfasser des medizinisch-botanischen Werkes *Complete Herbal*.

Moses Maimonides (Mosche ben Maimon; vmtl. 1135–1204) war ein in Spanien lebender jüdischer Arzt und Philosoph. Er verfasste mehrere Traktate der Medizin und Lebensführung, die Erkrankungen, Gegengifte oder Sexualität behandeln.

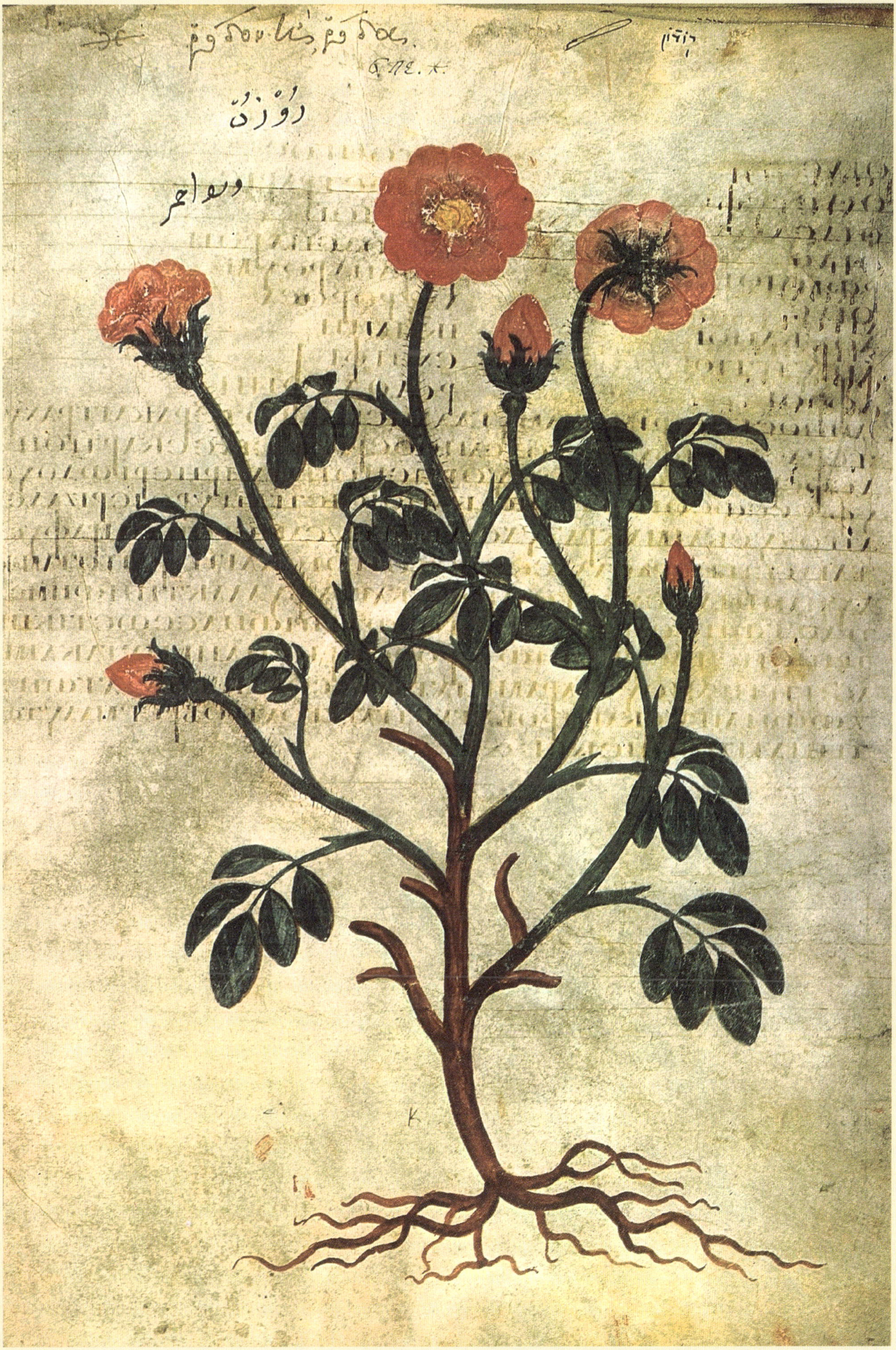

Moyse Charas (1619–1698) war ein französischer Arzt und Pharmakologe. Wegen seines protestantischen Glaubens verfolgt, führten ihn seine Wege in verschiedene Städte Europas. 1676 verfasste er die *Pharmacopée royale galénique et chymyque*.

Johann Georg Krünitz (1728–1796) · Der Arzt und Naturwissenschaftler setzte mit seinem Werk *Oekonomische Encyclopädie oder Allgemeines System der Staats-, Haus- u. Landwirthschaft, in alphabetischer Ordnung* in 242 Bänden neue lexigraphische Maßstäbe.

Johann Heinrich Zedler (1706–1751) · Als deutscher Buchhändler und Verleger ging er in die Geschichte ein als Initiator des *Grossen vollständigen Universal-Lexicons Aller Wissenschafften und Künste*, das sich zur umfassendsten deutschsprachigen Enzyklopädie des 18. Jahrhunderts entwickelte.

Samuel Hahnemann (1755–1843) · Als Arzt und Pharmakologe formulierte er die Grundlagen der Homöopathie. Zwischen 1793 und 1799 veröffentlichte er das *Apothekerlexikon* in vier Teilen.

Hermann Hager (1816–1897) war ein deutscher Apotheker, Chemiker und Enzyklopädist. Seine *Hagers Enzyklopädie der Arzneistoffe und Drogen* erschien 1875.

Sebastian Kneipp (1821–1897) entwickelte als naturheilkundiger Pfarrer ein eigenes Konzept der Naturheilkunde und Hydrotherapie und verfasste das Buch *So sollt ihr leben!: Winke und Rathschläge für Gesunde und Kranke zu einer einfachen, vernünftigen Lebensweise und einer naturgemäßen Heilmethode*.

King's American Dispensatory (1898) · In den USA verfasste 1854 der amerikanische Arzt John King ein Arzneibuch, das später vom Pharmazeuten John Uri Lloyd erweitert und als *King's American Dispensatory* (1898) zum Standardwerk der amerikanischen Pharmakologie wurde.

Gerhard Madaus (1890–1943) war Arzt und verfasste 1938 ein dreibändiges *Lehrbuch der biologischen Heilmittel*.

Maria Treben (1907–1991) war eine Kräuterkundige und verfasste das Buch Gesundheit aus der Apotheke Gottes.

WISSENSCHAFTLICHE QUELLEN

WHO (World Health Organisation)
Im Rahmen der Weltgesundheitsorganisation werden »Monographs on selected medicinal plants« erstellt, um Ländern weltweit den Zugang zu aktuellen wissenschaftlichen Erkenntnissen über Arzneipflanzen und Phytoarzneien zu ermöglichen. Insgesamt wurden über 130 Pflanzenmonografien veröffentlicht.

ESCOP (European Scientific Cooperative on Phytotherapy)
1989 gegründet, hat ESCOP als Ziel die Harmonisierung der Bewertungskriterien für Phytopharmaka und veröffentlichte über 120 Pflanzenmonografien.

Kommission E
Im Auftrag des früheren Bundesgesundheitsamts (BGA) in Berlin bewertete die Kommission E (1983–1994) etwa 380 Drogen nach wissenschaftlichen Kriterien und erstellte Positiv- und Negativmonografien.

Bundesinstitut für Risikobewertung (BfR)
Wurde als wissenschaftliche Einrichtung der Bundesrepublik Deutschland 2002 errichtet, um den gesundheitlichen Verbraucherschutz zu stärken. Ausgearbeitet werden Gutachten und Stellungnahmen zu Risiken im Bereich Chemikalien, Lebens- und Futtermittel und Risikobewertungen.

European Food Safety Authority (EFSA)
Ist eine Europäische Behörde für Lebensmittelsicherheit (European Food Safety Authority, EFSA) mit dem Ziel Verbraucherschutz. Sie evaluiert die Risiken zu Gefahren im Lebensmittelbereich.

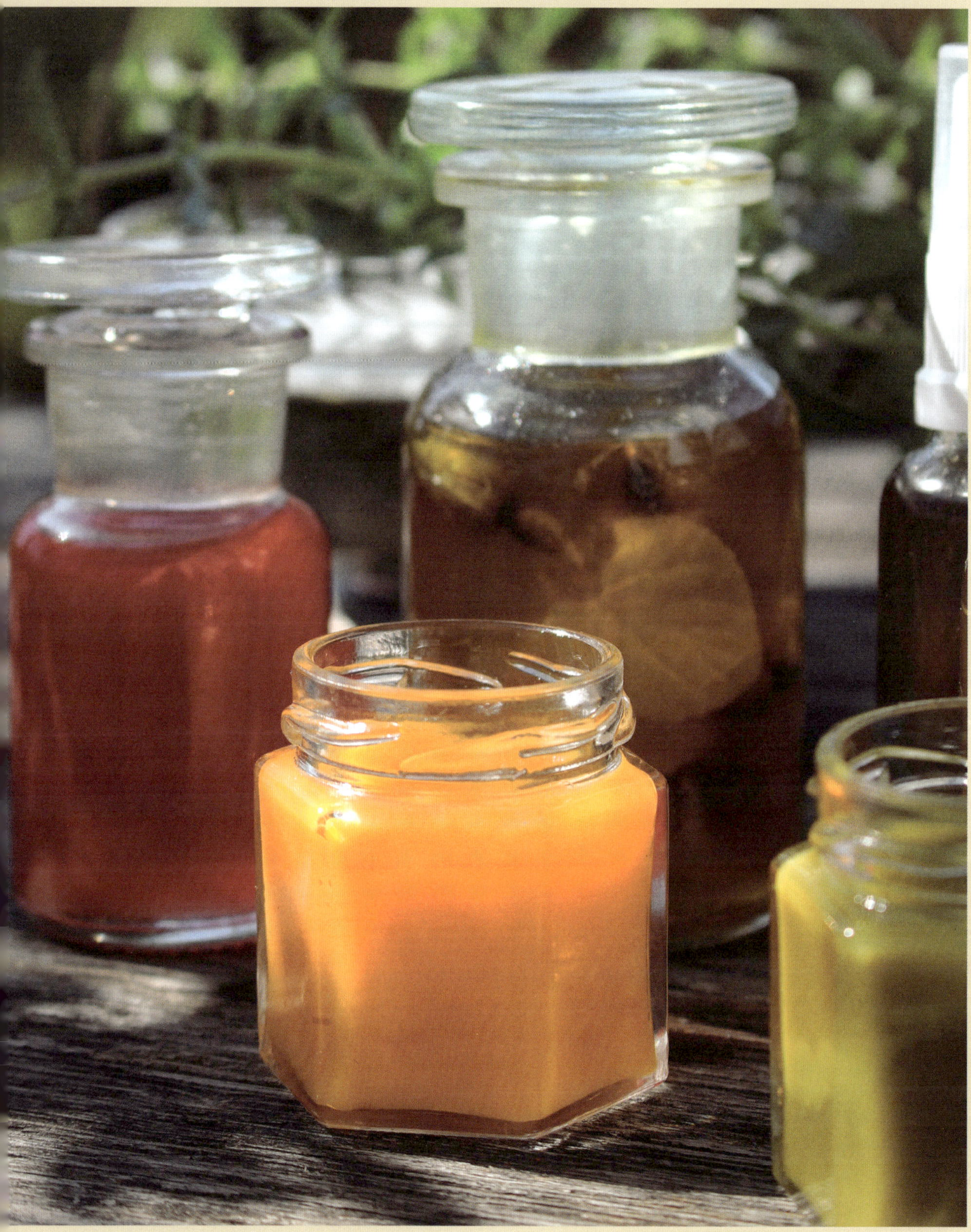

GRUNDLAGEN-WISSEN

ÖLE & SALBEN

Nach der modernen Definition gehören Öle (lat. Oleum) und Fette zur Gruppe der Lipide. Als lipophile (nicht wasserlösliche) Substanzen setzen sie sich aus Fettsäuren zusammen. Öle unterscheiden sich von Fetten durch eine flüssig-viskose Konsistenz bei Raumtemperatur, Fette hingegen sind fest oder halbfest. Diese Unterschiede entstehen durch den Sättigungsgrad der Fettverbindungen: Öle enthalten mehr ungesättigte Fettsäuren, Fette mehr gesättigte Fettsäuren. Basis für Öle und Fette bilden vor allem Pflanzen, Tiere, Erdölderivate (Vaseline) oder synthetische Stoffe.

ÖL- UND FETTARZNEIEN HEUTE

ÖLE, FETTE UND SALBEN IN DER MODERNEN ARZNEIMITTELHERSTELLUNG

Der Ursprung des Begriffes »Salbe« weist auf die Salbung mit geweihtem Öl (ahd. *salbon*) und auf die Begriffe Öl, Talg, Fett, Butter oder Schmalz hin. Etymologisch ist Salbe auch mit dem lateinischen Begriff *salvere* (retten, heilen) verwandt. Öl und Ölung leiten sich als Begriffe aus der lateinischen Bezeichnung *oleum* ab, das wiederum in der Antike synonym für Olivenöl verwendet wurde.

Salben (lat. *unguentum*) sind halbfeste Arzneimittel zur dermalen Anwendung oder zum Auftragen auf die inneren Schleimhäute. Für die Herstellung von Salben werden Öle oder Fette und Konsistenzgeber wie Wachs oder Harz auf eine halbfeste Konsistenz eingestellt. Der Deutsche Arzneimittel-Codex (DAC) definiert Salben als wasserfreie, halbfeste Einphasensysteme (aus einer Fettgrundlage bestehend). Nach dieser Definition sind die Salben der traditionellen Medizin zwischen Salben und Cremes einzuordnen, da sie durch die Zubereitungsarten und frischen Pflanzen einen gewissen Anteil an Wasser aufweisen.

CHARAKTERISTIKA ARZNEILICHER ÖLE UND SALBEN

Arzneiliche Öle, Fette und Salben enthalten aufgelöste, emulgierte oder dispergierte Wirkstoffe. Dadurch besitzen sie hautpflegende, hautschützende und feuchtigkeitsspendende Eigenschaften. In der Medizin und Kosmetik finden sie Anwendung als Hautpflege und Hautschutz, bei Hauterkrankungen, zur Versorgung von Wunden und Verletzungen. Bei gleichen Wirkstoffen ist die Wirkung von Ölen und Salben sehr ähnlich, Unterschiede ergeben sich durch ihr Einziehvermögen und die Haftbarkeit auf der Haut. Tendenziell eignen sich Salben besser für lokale Applikationen, Öle für großflächige Anwendungen (Ganzkörper, Massagen).

ARTEN VON ÖLEN UND SALBEN

Nach Wirkung und Verhalten auf der Haut werden Öle und Salben in mehrere Kategorien unterteilt:

- **Deckend (schützend):** Diese Öle und Salben bilden eine Schutzschicht an der Oberfläche der Haut. Feste Salben sind für solche Anwendungen besser als Öle, da sie länger an der Hautoberfläche haften. Angewendet werden sie bei Rötungen, Ekzemen, Hautirritationen, Akne, Hautverletzungen, Schwellungen, Hautpilzen uvm. **Beispiele:** Schafgarbenöl bei Entzündungen der Haut, Ringelblumensalbe als Wundregenerationsmittel oder Quittenöl bei gereizter Haut.

- **Durchdringend (penetrierend):** Diese Öle und Salben durchdringen die Haut und gelangen in die tieferen Gewebsschichten. Sie können die Durchblutung fördern, Gelenks- und Muskelschmerzen reduzieren, tiefere Verletzungen der Knochen, Verrenkungen oder Gewebstraumen heilen. **Beispiele:** Beinwellsalbe bei stumpfen Verletzungen, Harzsalben bei Eiterungen und Chilisalben bei Rückenschmerzen.

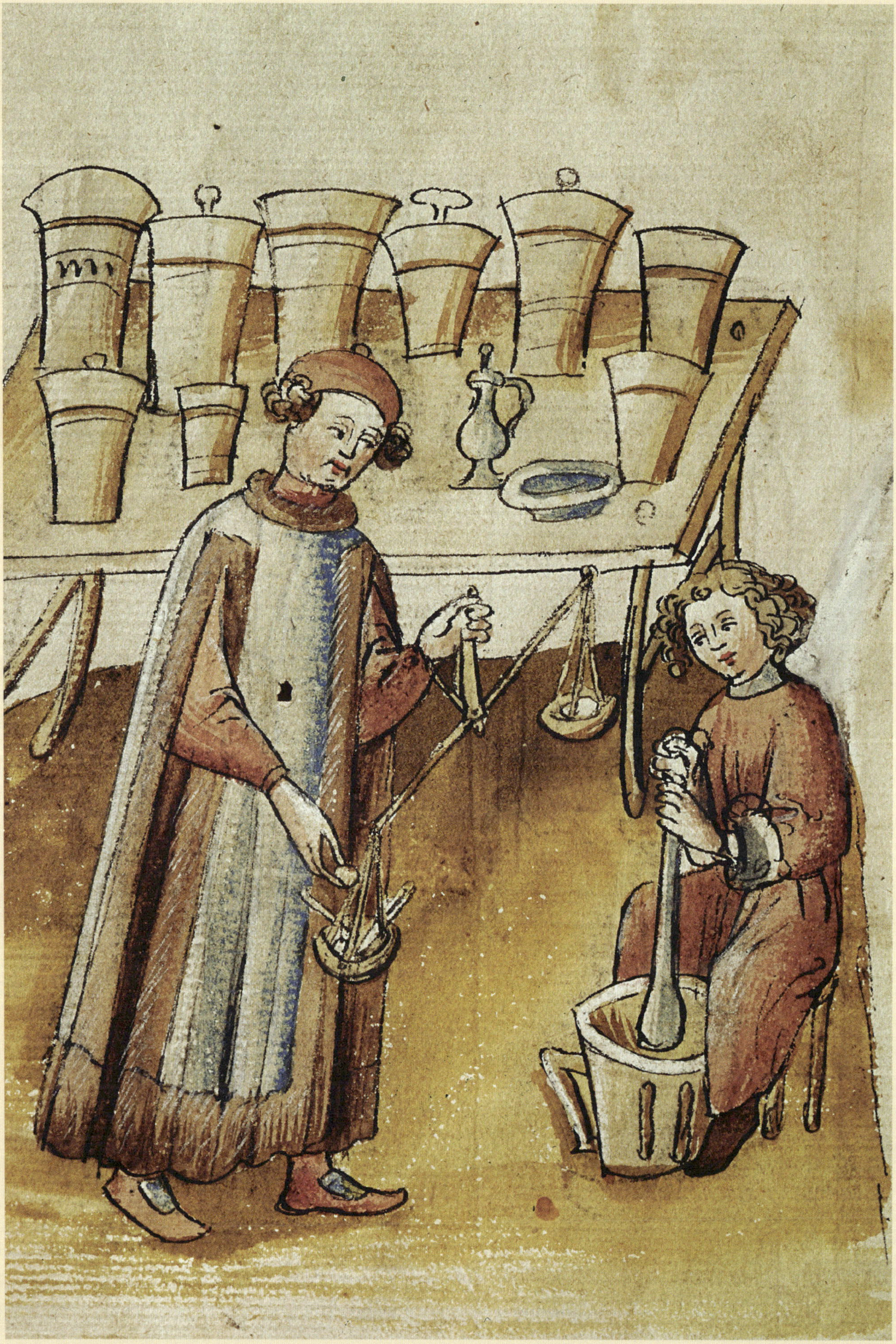

ÖLE UND SALBEN DER TRADITIONELLEN WELTMEDIZIN

WELCHE ARZNEIFORMEN SIND DOKUMENTIERT?

Richtungsweisend für die europäische und arabische Medizin war die hochentwickelte Heilkunde in der griechisch-römischen Zeit, die eine große Vielfalt an streichfähigen Arzneiformen festlegte, die im Mittelalter und in der Neuzeit übernommen wurden. Die folgende Aufzählung gibt einen Überblick über die im Buch vorgestellten historischen Öl- und Salbenrezepturen.

Unguentum, Salben

Entsprechen in etwa dem heutigen Verständnis der Salben und wurden mit Fetten hergestellt. Ihre Konsistenz ist tendenziell weich und geschmeidig und entspricht in etwa jener von Butter, woher sich auch die lateinischen Begriffe *unguentum* für Salbe und *unguere* für salben oder schmieren ableiten. Einige Beispiele dieser Arzneiformen:

Ceratum

Ihre Bezeichnung leitet sich ab von Wachs (lat. cera). Gemeint sind Wachssalben mit einem hohen Anteil (bis zu 1/3) Bienenwachs, die dadurch eine etwas festere Konsistenz als moderne Salben hatten.

Akopa

Diese Arzneiformen waren tonisierende Salben mit einer anregenden Wirkung bei Nervenbeschwerden, Schmerzen oder degenerativen Erkrankungen. Sie enthielten balsamische Stoffe und hatten eine etwas festere Konsistenz als Salben.

Pflaster

Unter Pflaster wurden auf eine Leinwand aufgetragene Arzneistoffe oder Salben in zähflüssiger oder fester Konsistenz, wie Harzpflaster oder Senfpflaster, bezeichnet. Pflaster werden bei Wunden, Schmerzen oder Verletzungen aufgetragen.

Liniment

Der Begriff Liniment wird erst im Spätmittelalter beschrieben und bezeichnet eine Arzneiform mit salbenartiger bis zähflüssiger Konsistenz. Linimente sind weicher als Salben, können einen Anteil Flüssigkeit enthalten und wurden für Salben, Massagen oder Einreibungen verwendet.

Suppositorium, Zäpfchen

Sie enthielten Fette, Wachs und Harze, oft wurden pulverisierte Kräuter und Gewürze untergemischt. Sie wurden überwiegend bei gynäkologischen Beschwerden und Hämorrhoiden rektal und vaginal verwendet (lat. *Suppositorium* leitet sich ab von *sub-* »unter« und *ponere* »legen, setzen«).

Kataplasma

Unter diesem Begriff werden meist warme oder heiße Auflagen mit Pflanzenbrei oder Mineralien zur Linderung der Schmerzen beschrieben.

Pomaden, Duftsalben

Diese Sondergruppe umfasst kosmetische Anwendungen mit Duftölen, Duftsalben oder Haarwachsen und ist gesondert von den oberen Anwendungen zu betrachten. Der Begriff Pomade leitet sich ab aus dem französischen *pommes* (Apfel), nachdem Äpfel als Rohstoff in Haarpomaden dienten.

SPEZIELLE SALBENARTEN

Einige als Salbe bezeichnete Hautmittel weichen deutlich von der modernen Definition einer Salbe ab. Dokumentiert ist eine große Diversität an »Salben«, die mit unterschiedlichen Grundlagen und in verschiedenen Konsistenzen zubereitet wurden. Allen gemein ist, dass sie auf die Haut aufgetragen wurden und eine pharmakologische Wirksamkeit hatten. Diese »Salben« sind als Medikamente zu verstehen, mit denen der Patient gesalbt wurde (zu verstehen als ein Heilmittel auftragen). Aus diesem Grund werden im Buch auch diese Salben-Arten angeführt und vorgestellt. Einige Beispiele:

Honigsalben

Damit gemeint sind nicht in Salben zugesetzter Honig, sondern Salben, die nur aus Honig und Kräutern bestanden. Diese Salben wurden bei Wunden oder als Auflage verwendet.

Zuckersalben

Ähnlich wie Honigsalben wurden Zuckersalben als Wundheilmittel eingesetzt.

Weinsalben

Weinsalben hatten natürlich eine flüssige Konsistenz und wurden als Einreibung oder als Augenmittel verwendet. Neben Weinsalben wurden auch Essigsalben therapeutisch angewendet.

Pulversalben

Ebenfalls wie eine Salbe wurden Pulver aus Kräutern oder Gewürzen verwendet – Hildegard von Bingen verwendet zum Beispiel für so eine Zubereitung pulverisierte Essigmutter –, die meist auf entzündete oder infizierte Stellen gestreut oder als Pflaster verwendet wurden.

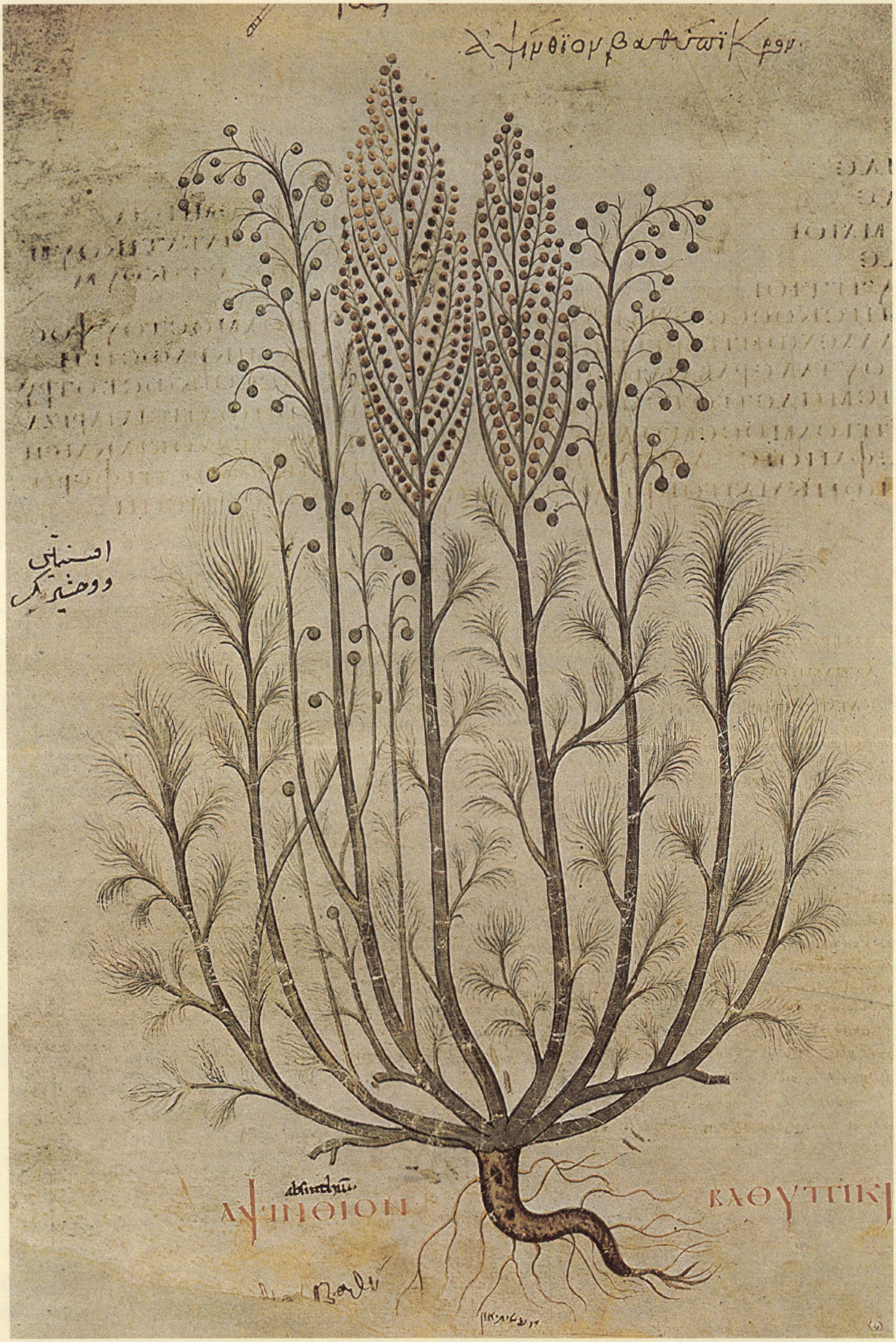

absinthiu
ΑΨΙΝΘΙΟΝ
ΒΑΘΟΥΤΤΙΚ

HERSTELLUNGSMETHODEN FÜR ÖLE UND SALBEN IN DER TRADITIONELLEN HAUTMEDIZIN

Dekokte (heiße Extraktionen): Die vielleicht interessanteste Methode der Herstellung von Ölen und Salben ist das Abkochen der Ansätze. Die Mehrheit aller Rezepturen der traditionellen Medizin werden als Dekokt durch lange Einkochzeiten bei hohen Temperaturen (bis zum Kochpunkt) hergestellt. Die heiß und lange extrahierte Ringelblumensalbe ist ein Beispiel einer solchen Herstellungsmethode. Die Vorteile dieser Methode liegen auf der Hand: sie ermöglicht schnelle, pharmakologisch wirksame und haltbare Öle und Salben. Auch zahlreiche weitere traditionelle Hautarzneien wie der bereits von Dioscorides angepriesene Wermut (Bild links) oder die legendären Salben der Heiligen Hildegard wurden durch Abkochung hergestellt. Leider wurde diese Methode zunehmend durch die Wasserbad-Extraktion und die Vorstellung verdrängt, solch intensive Extraktionsmethoden würden die Wirkung der Öle und Kräuter herabsetzen.

Während heute das Kochen von Ölen und Fetten als Synonym für Zerstörung von Wirkstoffen erachtet wird, erfüllt Feuer in der traditionellen Medizin die Rolle eines Geheimwirkstoffs: je höher die Dosierung, umso stärker die Wirkung der Arzneien. Nach der Elementenlehre steht Feuer für Gesundheit, Heilkraft, Vitalität, Regeneration und Verjüngung. Aus diesem Grund gelten bis heute intensiv gekochte Öle und Salben als besonders heilkräftig, da das Element Feuer die Pflanzenwirkstoffe zu einer heilsamen Essenz konzentriert.

Unbeeindruckt von der westlichen Vorstellung der Arzneimittelherstellung werden im Ayurveda manche fetthaltige Arzneimittel 100 Stunden und länger gekocht. Sesamöl wird erst durch eine Erhitzung auf 100 °C »reif« für die Herstellung von Medikamenten.

Aber was sagt die Wissenschaft? An diesem Punkt wäre es naheliegend zu sagen, die traditionelle Weltmedizin hatte nicht die Möglichkeiten wissenschaftlicher Forschung, um Öle und Fette genau zu analysieren. Doch gerade die Wissenschaft gibt der Medizingeschichte Recht und bestätigt in zahlreichen Studien die Erkenntnisse der traditionellen Weltmedizin.

Eine 2018 erschienene australische Studie zeigt, dass Öle selbst bei hohen Temperaturen von 180 °C und Kochzeiten von drei Stunden stabil bleiben und die Oxidation der Öle während dieser Zeit aufgrund der enthaltenen Antioxidantien nur minimal ansteigt. Die beste Resistenz gegenüber Denaturierungsprozessen inkl. Oxidation zeigten unter diesen Extrembedingungen drei verschiedene Olivenöl-Qualitäten (nativ extra, nativ und normal), gefolgt von Kokosfett und Avocadoöl. Sonnenblumenöl und Erdnussöl zeigten ebenfalls eine gute Stabilität gegenüber Hitze, nur bei Traubenkernöl stiegen die Oxidationswerte während dieses Vorgangs.

Mehrere Studien untersuchten in den letzten Jahren die Oxidationswerte in Ölen unter thermischer Einwirkung. Ihre Ergebnisse zeigen, dass die Hitzeresistenz der Öle abhängig ist von den enthaltenen Antioxidantien. Öle mit einem hohen Gehalt an Antioxidantien wie kaltgepresstes Olivenöl eignen sich somit aufgrund ihres chemischen Profils optimal für die Erhitzung und die Herstellung von heiß zubereiteten Ölen und Salben.

Im Sinne der traditionellen Weltmedizin bleibt es zu wünschen, dass wir unseren Mut zum Kochen von Arzneimitteln wiederfinden.

Malvis, A., et al.: Determination of the Thermal Oxidation Stability (...) of Commercial Extra Virgin Olive Oils (...), 2019

Mazeration (kalte Extraktionen) (lat. *macerare* = einweichen) bezeichnet eine kalte Extraktion durch Einlegen von Pflanzen in Öl über längere Zeiträume. Die Mazeration wurde überwiegend für die Herstellung von Extrakten aus Gewürzen, Blüten und Kräutern verwendet.

Mechanische Extraktionen: Bei dieser Methode werden die Pflanzenteile so lange mit Öl verrieben (Trituration), bis ein Pflanzenbrei entsteht. Genau genommen handelt es sich um eine Mazeration, bei der die pharmakologisch wirksamen Stoffe in sehr kurzer Zeit extrahiert wurden. Heute kann der Mörser durch eine Küchenmaschine oder einen Pürierstab ersetzt werden. Die so hergestellten Extrakte können sofort filtriert und verwendet oder als Mazerate, Infuse oder Dekokte weiter extrahiert werden. Mechanische Extraktionen können mit praktisch allen Pflanzenarten hergestellt werden.

Infuse (warme Extraktionen) werden durch die Erwärmung des Öls unter der Siedetemperatur hergestellt (60-80 C°). Zu dieser Form der Extraktion gehört die Sonnenextraktion (Solarisation, Besonnung), bei der die Ansätze täglich der Sonneneinstrahlung ausgesetzt werden und eine Temperatur von 40–80 C° erreichen können. Das vielleicht wichtigste Beispiel einer solchen Extraktion ist das als Sonnenmazerat hergestellte Johanniskrautöl. Auch das Schmelzverfahren bei der Zubereitung von Pechsalben gehört zu den Infusen, wie die modernen Zubereitung von Ölen und Salben auf Wasserbad (wobei anzumerken ist, dass diese Methode in der traditionellen Naturheilkunde nur wenig verwendet wurde und vor allem der alchemistischen Praxis entspringt).

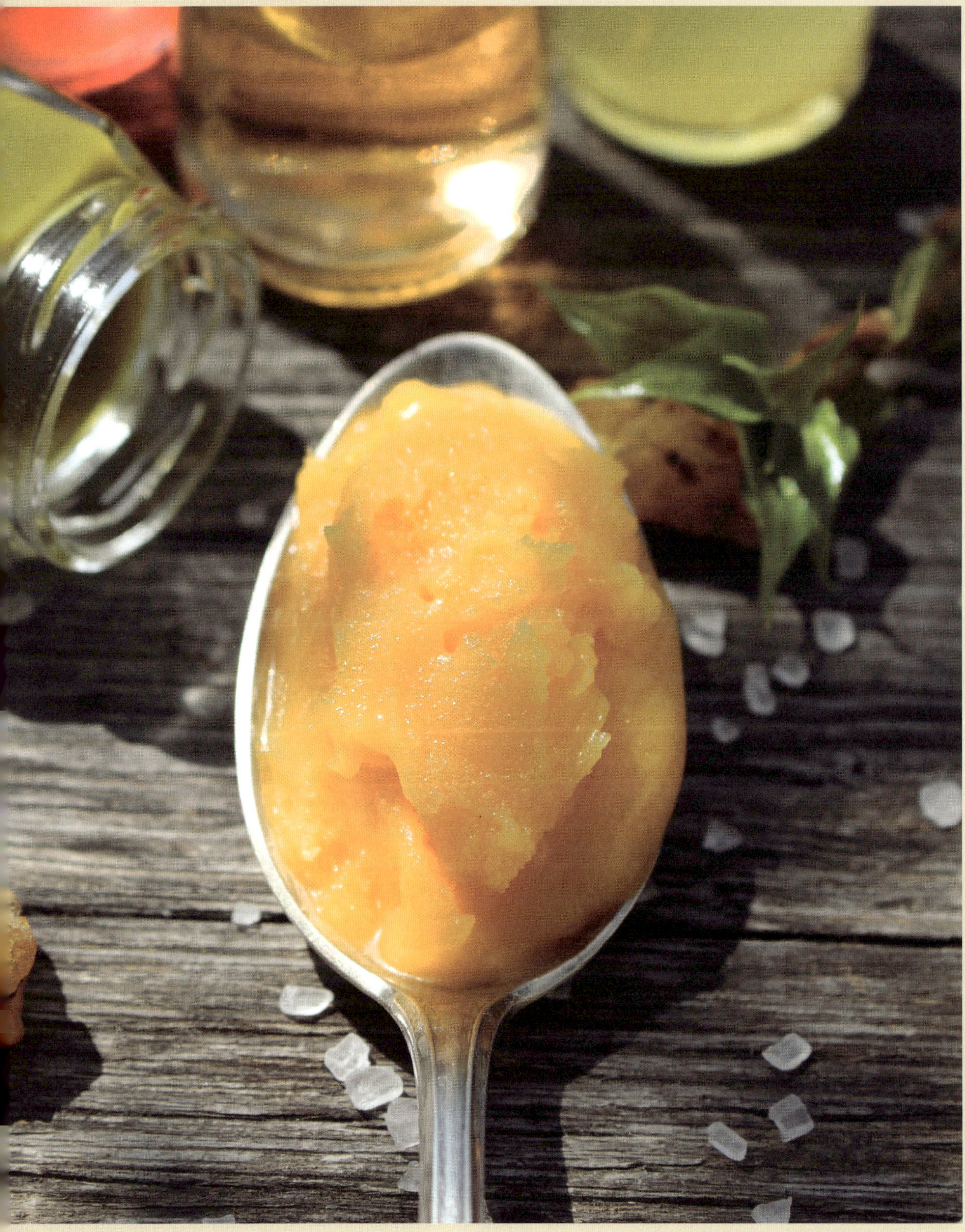

HEILÖLE & HEILFETTE

Öle begleiten von Beginn an die Kulturgeschichte der Menschheit. Gegenüber der heutigen Vielfalt ist die Auswahl an Ölen von der Antike bis in die Neuzeit in der traditionellen Medizin überschaubar. Die wichtigsten Medizinalöle sind Olivenöl im Mittelmeerraum, Sesamöl in Indien und im arabischen Raum und Mandelöl als Bestandteil von Duftsalben in der römischen Antike. Allen diesen Ölen gemein ist eine pharmakologische Wirkung und eine sehr gute Hautverträglichkeit, selbst bei überreizter Haut. Deutlich seltener erwähnt wurden Ölarten aus Pflanzen wie Hanf, Lein, Mohn, Erdnuss oder Buche, kaum Erwähnung finden hingegen Öle wie Sonnenblumenöl, Rapsöl oder Maiskeimöl, die später in der Naturheilkunde Einzug hielten.

HEILSAME ÖLE DER TRADITIONELLEN MEDIZIN

OLIVENÖL: UNIVERSALMEDIZIN DER ANTIKE

Olivenöl (*Oleum olivarum*) wird seit mindestens 8000 Jahren produziert, die ältesten Artefakte wurden im heutigen Israel und Jordantal entdeckt. Es ist das älteste und wichtigste Öl der Medizingeschichte, seine Bedeutung erkennt man auch darin, dass nach ihm alle weiteren Öl-Arten (lat. *Oleum*) benannt wurden. Gewonnen wird es aus den Früchten des Olivenbaums (*Olea europaea*), wodurch sich seine Bezeichnung »Baumöl« (mhd. *boumöl*) ableitet.

Als Öl der Bibel und der Antike fand Olivenöl während des römischen Reichs in Europa Verbreitung. Es hatte eine kultische Bedeutung und wurde als Weihöl verwendet, später findet es Einzug in christliche Rituale. Über die gut ausgebauten Handelswege im Mittelalter findet Olivenöl selbstverständlich Platz in den Rezepturen der Klostermedizin und bleibt bis heute in der modernen Phytotherapie als arzneiliches Öl in Gebrauch. Olivenöl wurde sowohl als Arzneimittel verwendet, wie auch als Trägersubstanz bei der Herstellung von Salben oder anderen Arzneiformen. Olivenöl ist ein nichttrocknendes Öl, das die Haut über lange Zeiträume schützt. Früh hatte es den Ruf eines Allheilmittels und wurde in der Medizin für die Behandlung von Wunden, Entzündungen, Ekzeme, Geschwüre, Verbrennungen, wie auch als Kosmetikum zur Pflege gereizter Haut verwendet.

Bereits in der Antike wurde zwischen verschiedenen Öl-Qualitäten unterschieden. Als besonders heilkräftig wurde das Öl aus den grünen Oliven beschrieben, das als Omphacium (auch Omphakinon) bezeichnet wurde. Dieses Öl ist intensiv, fruchtig und herb im Geschmack. Olivenöl enthält um die 1000 verschiedene Stoffe, darunter einen hohen Gehalt an Ölsäure, wie auch Palmitinsöure, Polyphenole, Chlorophyll, Carotine und Vitamin E. Aktuelle Studien belegen, dass das Fettsäureprofil des Olivenöls ihm eine ausgezeichnete Hitzestabilität verleiht und besonders resistent gegenüber Oxidationsprozessen ist.

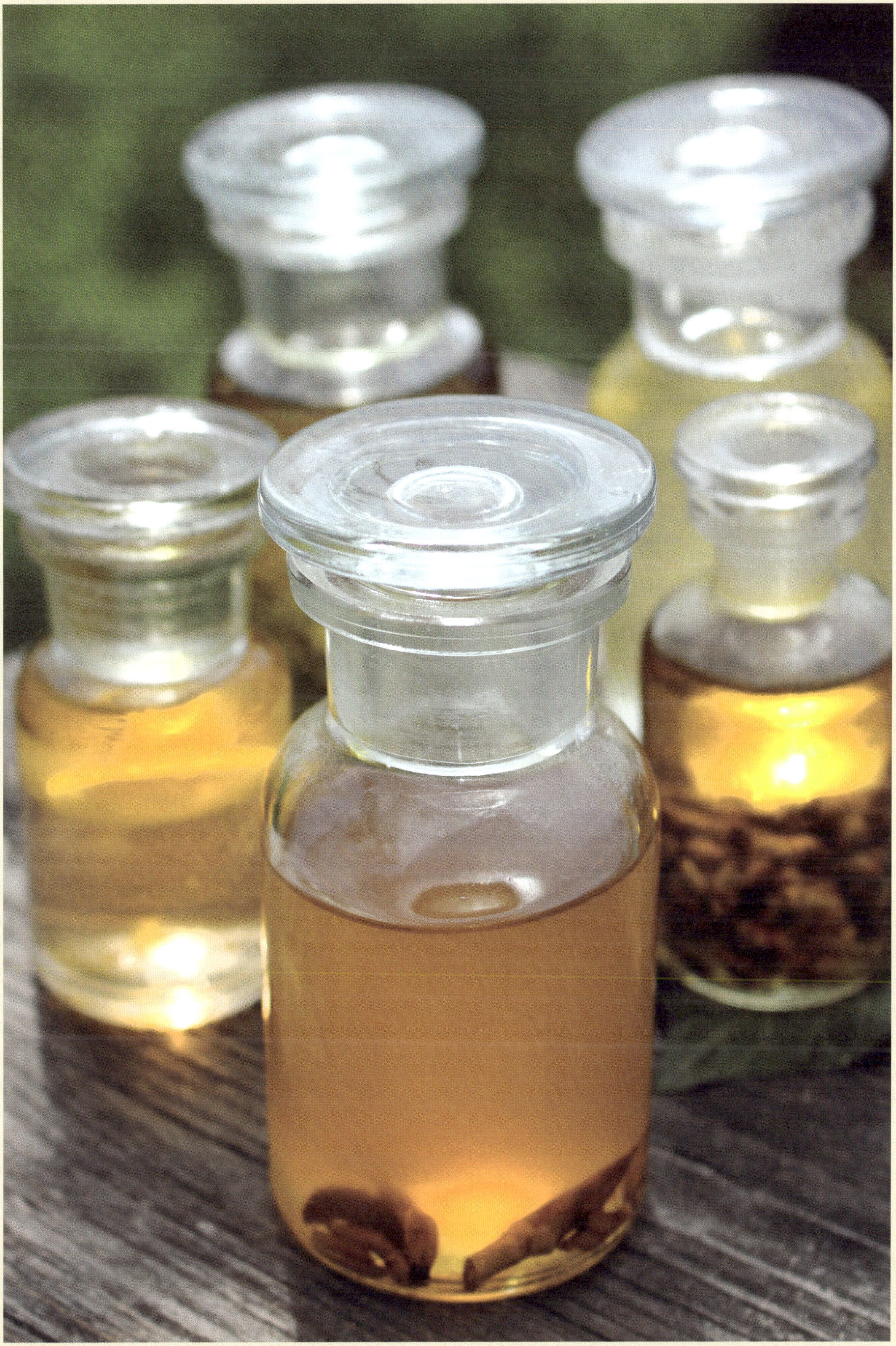

SESAMÖL: DAS MEDIZINALÖL ASIENS

Sesam (*Sesamum indicum*) ist eine der ältesten kultivierten Ölpflanzen und wird seit über 5000 Jahren verwendet. Heimisch in Indien und Pakistan, verbreitete sich die Pflanze bis in den Orient und nach Afrika. Heute sichert Sesam die Nahrungsgrundlage von vielen Millionen Menschen. Ebenso groß ist seine Bedeutung in der Medizingeschichte.

Das Öl enthält fast zur Hälfte Linolsäure, eine Verbindung, die sich auch in der menschlichen Epidermis findet. Darüber hinaus enthält es Palmitinsäure, Stearinsäure, Sesamin, Sesamolin, Sterole und Vitamin E.

Sesamöl ist das wichtigste Öl in Ayurveda-Therapien und in der arabischen Medizin und bildet seit Tausenden von Jahren die Grundlage für Medikamente und Therapien. In der arabischen Medizin des Mittelalters war Sesamöl genauso unverzichtbar, wie im heutigen Ayurveda, wo Sesamöl als Stirnguss (Shirodhara) und bei Massagen (Abhyanga) Anwendung findet. Als Therapeutikum wird Sesamöl als Arzneimittel bei Wunden, Hautschorf, Krusten, Hauttrockenheit, Hautreizungen und Lichtschäden verwendet.

MANDELÖL: DAS SCHÖNHEITSÖL DER RÖMER

Mandelöl aus den Samen des Mandelbaums (*Prunus dulcis*) ist das wichtigste kosmetische Öl der römischen Antike. Der Mandelbaum wird seit über 4000 Jahren kultiviert und sein Öl wurde als Schönheitsöl in Duftsalben und Pomaden verarbeitet. Mandelöl enthält über 85 % Ölsäure, Linolsäure, Palmitinsäure, Vitamin A, B und C, Kalium, Magnesium und Kalzium. Das Öl hat ein gutes Einziehvermögen, fördert die Durchblutung, wirkt entzündungshemmend und befeuchtet die Haut. Eine indische Studie zeigte 2007, dass Mandelöl Schutz vor Hautalterung und UV-Schäden bietet, weitere Studien belegen, dass die regelmäßige

Anwendung von Mandelöl als Massageöl in der Schwangerschaft die Bildung und Tiefe von Dehnungsstreifen positiv beeinflusst.

www.natur-kompendium.com: Mandelöl – Wirkung, Anwendung und Studien

LEINÖL: HEILSAMES ÖL UND KÜNSTLERFARBE

Die Pflanzengattung Lein (*Linum*) umfasst um die 200 Pflanzenarten und hat eine sehr alte Anwendungsgeschichte, die bis zu 10 000 Jahre zurückreicht. Zahlreiche Pflanzen dieser Gruppe werden als Nutzpflanzen zur Gewinnung von Fasern, als Nahrungsmittel und zur Herstellung von Farben in der Malerei verwendet.

In der Naturheilkunde wurde Leinöl bei gereizter und entzündeter Haut angewendet. Leinöl besteht zu über 90 % aus ungesättigten Fettsäuren, nämlich zu 45–70 % Omega-3-Fettsäuren (Linolensäure), bis zu 23 % Ölsäure und 24 % Linolsäure, darüber hinaus enthält es Vitamin E und Tocopherol.

FETTE: SALBENGRUNDLAGE DER TRADITIONELLEN MEDIZIN

ZU DEN WICHTIGSTEN SALBENGRUNDLAGEN der traditionellen Medizin gehören tierische Fette. Diese haben eine gute Haltbarkeit und bieten sich aufgrund ihrer streichfähigen Konsistenz für die Herstellung von Salben an. Pflanzliche Fette wie Kokosfett oder Kakaobutter kommen erst seit etwa 200 Jahren zur Anwendung und werden überwiegend als Bestandteil von Kosmetika und duftenden Pomaden in der Apothekerkunst erwähnt.

Generell wird tierischen Fetten durch die Nähe zu Menschen evolutionsbedingt eine bessere Bioverfügbarkeit als pflanzlichen Ölen zugeschrieben. Zu den wichtigsten Salbengrundlagen in Apotheken zählten bis ins letzte Jahrhundert neben Ölen Schweineschmalz und Butter. Sie wurden aus drei Gründen verwendet:

- als Arzneistoff, auf Grund ihrer pharmakologischen Eigenschaften,
- als streichfähige Salbengrundlage und
- als Konsistenzgeber zur Regulation der Festigkeit von Salben.

Die Verwendung von tierischen Fetten reicht bis in archaische Zeiten zurück. Hauptquelle für tierische Fette war die Jagd, ab dem Neolithikum kam die Nutztierhaltung hinzu, und damit fanden Fette domestizierter Tiere dauerhaft Einzug in die Naturapotheken. In Salbenrezepturen der traditionellen Medizin finden sich praktisch alle Fette von Nutz- und Wildtieren, allen voran Butter, als auch Fette von Schwein, Rind, Schaf, Huhn, Ziege, Hirsch, Gans, Ente, Dachs, Murmeltier usw. Jedes Tierfett wird mit seiner eigenen arzneilichen Wirkung beschrieben und gezielt als Heilmittel eingesetzt. Hühnerfett galt als gutes Fett bei Augenkrankheiten, Murmeltier und Dachs bei Schmerzen und Rheuma und Schweineschmalz und Ziegentalg bei Ekzemen und Wunden.

Bereits in der Antike und in der Klostermedizin wird zwischen verschiedenen Fettqualitäten wie Talg (festes Fett), Bauchfett, Nierenfett usw. unterschieden. Auch tierische Bestandteile finden aufgrund ihrer heilsamen Wirkung Platz in der Salbenherstellung: Knochen (Gelenke),

Knochenmark (Regeneration), Galle (antibakteriell), Blut (Lebendigkeit), Wolle (reizlindernd). Darüber hinaus wurde unterschieden zwischen frischen und alten Fetten. Entgegen unserer modernen Perspektive gelten alte (reife) Fette als heilkräftiger und wurden besonders zur Behandlung von chronischen oder schwer zu heilenden Hauterkrankungen, Verletzungen, Geschwüren oder Wunden eingesetzt.

TIERISCHE FETTE HEUTE: VERWENDEN ODER WEGLASSEN?

Dieses Buch hat nicht zum Ziel, Menschen, die vegan oder vegetarisch leben, für tierische Produkte zu begeistern. Sehr wohl aber Menschen, die Milch, Butter oder Fleisch zu sich nehmen zu sensibilisieren, wie wertvoll eigentlich tierische Produkte sind. Denn der höchste Respekt, den wir einem Tier zollen können, ist es als Heiltier zu erachten und die Heilkraft und Nährkraft aller seiner Teile zu kennen. Wertschätzung für alle tierischen Produkte zu haben bedeutet, ihre Kraft und ihren Nutzen zu kennen und diese als Arznei, Nahrung oder Kleidung zu verwenden. Dieses Wissen findet sich in der traditionellen Medizin.

Es wird uns heute glaubhaft gemacht, tierische Fette hätten ausgedient. Aber ist es wirklich ökologischer, Palmfett und Kokosfett aus Asien zu importieren, als die heimischen Tiere zu verwenden? Ich wiederhole, dies ist kein Plädoyer für die Verwendung von Tieren, sondern für die wertschätzende Anwendung ALLER Teile der Tiere.

An dieser Stelle ein kurzer persönlicher Exkurs. Ich habe lange Zeit vegan gelebt und dies ist noch immer eine Lebensform, die mir persönlich nahesteht. Durch meine Lehrtätigkeit in ländlichen Gebieten und die traditionelle Medizin zeigte sich die Notwendigkeit, tierische Produkte wie Butter, Bienenwachs oder Schweineschmalz auf den Lehrplan zu nehmen. Viele dutzende Male traf ich auf Menschen aus der Landwirtschaft, die Rinder, Hühner oder Ziegen halten, allerdings wenig über

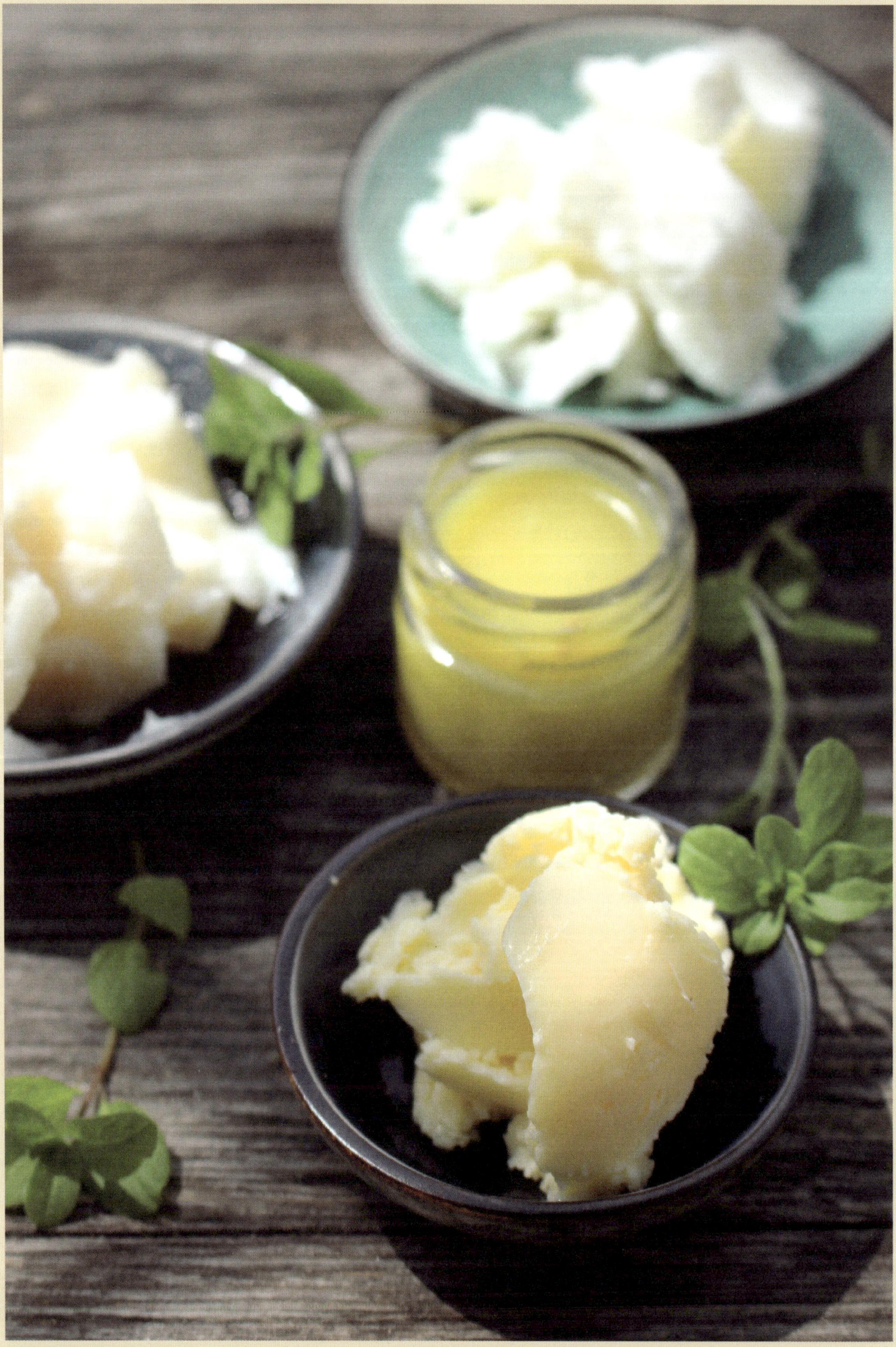

die Nutzung ihrer wertvollen Fette wissen und diese (leider) in der Regel entsorgen. Auf einer meiner Reisen lernte ich eine wunderbare Tiroler Ziegenbäuerin kennen, die auf 1400 Meter Höhe ihre Tiere hält. Sie erzählte, dass sie autark lebt und ihre Salben noch traditionell am Holzofen zubereitet. Als ich sie fragte, mit welchen Ölen und Fetten sie arbeitete, antwortete sie: »Mit Jojobaöl natürlich.«

Mit diesen Erfahrungen möchte ich keine Kritik ausüben, vielmehr eine gesellschaftliche Entwicklung und die moderne Vorstellung von Fortschritt hinterfragen. Auf diese Weise verschwinden im Zeitraffer Jahrtausende alte Traditionen, doch wir brauchen Selbstbewusstsein für das, was wir sind, für unsere heimischen Wurzeln und Traditionen. Diese Situation hat mich bewegt, das Thema tierische Fette in dieses Buch aufzunehmen. Denn auch dieses Wissen ist ein universelles Medizinwelterbe, das allen Menschen gehört und das es vor dem Vergessen zu bewahren gilt. So hochwertig moderne Salbengrundlagen sind, ist es kritisch zu hinterfragen, wie »Omas Ringelblumensalbe« als authentisch gelten soll, wenn sie mit Sheabutter zubereitet wird. Es ist an der Zeit, das Medizinerbe der früheren Generationen wiederzuentdecken und behutsam in die moderne Zeit zu transportieren.

HABEN TIERISCHE FETTE NOCH DIE QUALITÄT VON FRÜHER?

Wichtig zu wissen ist, dass die Heilkraft der Tiere genauso groß ist, wie die Qualität ihres Lebens war. Haben die Tiere gut und stressfrei gelebt, speichern sie in ihrem Organismus Heilsubstanzen, die sie an uns weitergeben. Tierische Fette sind das emotionale Gedächtnis der Tiere. Auch sie speichern Erfahrungen, Traumen oder Antibiotika und geben diese an uns weiter. Hat ein Tier ein würdiges Leben, hat es auf einer Wiese gegrast, die Sonne erlebt und seine Nahrung selbst aussuchen können, ist sein Fett ein Heilkonzentrat und unterstützt damit unsere Gesundheit.

Tierische Heilsubstanzen brauchen daher die höchste Qualität bei Einkauf, Herstellung und Anwendung, oft mehr, als es die Ernährung erfordert. Empfehlenswert ist es, neben einer biologischen, regionalen Qualität und Freilandhaltung, auch ganzheitliche Kriterien zu berücksichtigen, die den Tieren ein stressfreies Leben bis ans Ende garantiert. Alle wichtigen Qualitätskriterien für Auswahl und Einkauf von tierischen Fetten sind auf S. 62 ausführlich aufgezählt.

BUTTER: UNIVERSELLES MEDIKAMENT DER TRADITIONELLEN MEDIZIN

Von allen tierischen Fettgrundlagen verkörpert Butter am besten die nährende, mütterliche und heilsame Kraft der Natur. Denn Butter entsteht aus Milch, die wiederum aus einem naturalchemistischen Prozess der Fruchtbarkeit hervorgeht. In Ayurveda wird daher Butter als ein Lebenselixier erachtet, das Ojas (die subtile Lebensessenz) auf allen Ebenen nährt.

Butter hat zahlreiche positive Eigenschaften für die Haut: sie befeuchtet, wirkt reizlindernd und unterstützt die Hautregeneration. In der traditionellen Medizin wurde überwiegend Kuhbutter, aber auch Butter von weiteren Tierarten wie Schaf oder Ziege angewendet. Kuhbutter besteht aus etwa 80 % Milchfett und 20 % Wasser. Sie enthält einen hohen Anteil an Ölsäure und Buttersäure (kurzkettige gesättigte Fettsäuren), Carotinen, Mineralstoffen, Milchzucker, Proteinen, Milchsäure und über 230 (!) Aromastoffen. Die ältesten Darstellungen von Butter kommen aus Sumer und sind 5000 Jahre alt. Auch in der römischen Antike und in der Klostermedizin ist Butter eine wichtige Salbenzutat und wurde als Universalarznei bei praktisch allen Hauterkrankungen von Wunden und Verbrennungen bis zu Rissen und Entzündungen verwendet.

Je älter die Butter ist, umso mehr erhöht sich ihre Heilwirkung, wie die Heilige Hildegard von Bingen wusste, in deren Rezepturen verschiedene Butterqualitäten vorkommen wie frische Butter, Maibutter (Wiesenbutter), Winterbutter oder ranzige Butter – letztere wurde aufgrund ihres hohen Gehalts an Buttersäure als Desinfektionsmittel und zur Heilung alter Wunden und Geschwüre eingesetzt.

GHEE: DIE PHARMAZIE DES AYURVEDA

Im Ayurveda genießen Ghee-Salben bis heute einen exzellenten Ruf als Arzneimittel und man schreibt ihnen universelle Eigenschaften zu. Verwendet wird dafür Ghee, das durch Klärung der Butter und Entfernung der Feuchtigkeit und des Eiweiß-Anteils hergestellt wird. Ghee hat eine lange Haltbarkeit, eine goldene Farbe und eine nussige Note. Butter und Ghee enthalten ähnliche Stoffe, wenn auch in verschiedenen Konzentrationen. Ghee hat eine hohe Konzentration an Vitaminen und Mineralstoffen wie A, D, E, K, Natrium, Kalzium, Magnesium, Phosphor und Eisen. Die Buttersäure hat eine positive Wirkung auf die Verdauung, wirkt desinfizierend und antibakteriell.

Im Ayurveda wird Ghee als Allheilmittel erachtet. Es gehört neben Honig und Milch zu den Rasayanas, Lebensmitteln mit verjüngenden, regenerativen und heilsamen Qualitäten. Im Ayurveda wird Ghee bei nahezu jeder Hauterkrankung wie Ekzemen, Geschwüren, Wunden, Erfrierungen oder Verbrennungen angewendet.

SCHWEINESCHMALZ: BIO-CORTISON DER VOLKSMEDIZIN

Schweineschmalz gehört zu den hochwertigsten Fettarten und war noch bis vor ein paar Jahrzehnten die wichtigste Salbengrundlage in Apotheken. Ersetzt wurde es durch das minderwertige Erdölderivat Vaseline, das kurioserweise inzwischen von Apotheken und Kräuterfrauen in »traditionellen« Mitteln eingesetzt wird.

Schweineschmalz besitzt eine sehr gute Bioverfügbarkeit, die jener pflanzlicher Öle überlegen ist. Seine schmerzlindernde Wirkung hat ihm zu Recht den Ruf eines Bio-Cortisons eingebracht. Schweineschmalz wird sehr gut aufgenommen und ist eine optimale Trägersubstanz für den Transport von Wirkstoffen im Organismus. Zudem ist Schweineschmalz selbst eine kraftvolle Heilsubstanz – die Ringelblumensalbe erreicht ihre höchste Wirksamkeit durch Schweineschmalz, die kaum durch Öle oder andere Fette zu übertreffen ist. Schweineschmalz hat eine ausgeprägte pharmakologische Wirkung und wurde bei allen Hauterkrankungen wie Verletzungen, Wunden, Schmerzen, Läsionen, Schwellungen oder Entzündungen als Salbe verwendet. Im Alpenraum kennt fast jedes Kind Schweineschmalz-Salben oder Auflagen, die als »Fleck« bei Halsschmerzen, Verbrennungen, Lungenerkrankungen, Entzündungen oder Wunden aufgetragen wurden.

Wenig bekannt ist, dass Schweineschmalz gesünder als sein Ruf ist. Es besteht aus etwa 60 % ungesättigten Fettsäuren und enthält 10 % mehrfach ungesättigte Fettsäuren. Zudem finden sich zahlreiche Mikronährstoffe wie Retinol, Tocopherol, Niacin, Vitamin E und Aminosäuren. Schweineschmalz hat eine seidig-cremige Konsistenz und eine ausgezeichnete Auftragbarkeit. Hochqualitatives Schweineschmalz riecht übrigens neutral und überrascht selbst Menschen, die eigentlich kein Faible für tierische Fette haben.

TALG: DIE »KAKAOBUTTER« DER TIERE

Talg (lat. *Sebum*) wird auch als Unschlitt bezeichnet und ist eine in traditionellen Salben oft eingesetzte Fettgrundlage. Als Talg wird das Nieren- und Bauchfett von Paarhufern wie Hirsch, Ziege, Schaf oder

Rind bezeichnet. Die Zusammensetzung von Talg kann variieren, allerdings weist jeder Talg eine hohe Anzahl an gesättigten Fettsäuren auf. Talg ist dadurch fest, haltbar und eignet sich hervorragend als Konsistenzgeber für Salben. Er hat eine weiße oder hellgelbe Farbe, eine wachsartige Konsistenz und schmilzt bei Körpertemperatur, ähnlich wie Kakaobutter. Der Geruch von Talg ist dezent bis angenehm, Rindertalg kann sogar ein zartes Vanille-Aroma aufweisen.

Während Fette und Öle einen glänzenden Schmierfilm auf der Haut hinterlassen, fühlt sich Talg deutlich weniger fettig an und macht die Haut samtig. Dadurch »entfettet« Talg Öle und Fette und macht sie beim Auftragen angenehmer und matter. Auf der Haut ist Talg reizlindernd und eignet sich ausgezeichnet als Grundlage bei Entzündungen, Wunden, Ekzemen, Geschwüren oder Verbrennungen. Ziegenfett ist besonders heilkräftig bei Neurodermitis, Ekzemen und schwer heilenden Wunden. Zudem haftet es sehr gut, eignet sich auch als Pflaster und schützt über lange Zeiträume die Haut.

Talg ist bei Zimmertemperatur schnittfest und muss mit weicheren Grundlagen wie Öl vermischt werden. Aus diesem Grund wurden die früheren Talg-Salben mit Ölen und/oder Fetten vermischt, um eine optimale und streichfähige Konsistenz zu erreichen.

DIE ELEMENTENLEHRE UND DIE TRADITIONELLE HAUTMEDIZIN

IN DER MODERNEN PHYTOTHERAPIE wird die pharmakologische Wirkung einer Pflanze anhand ihrer primären und sekundären Pflanzenstoffe bestimmt. Anders in der traditionellen Medizin, in der die Wirkung der Pflanze primär durch Beobachtung, Geschmack, Geruch, Aussehen oder Haptik erkannt wurde.

Weltweit bilden solche Modelle die Grundlage der Medizin und finden sich gleichermaßen in TCM (Fünf-Elemente-Lehre), Ayurveda (Tridoshas) oder der Klostermedizin (Vier-Elemente-Lehre). Gemeinsamer Nenner dieser Systeme sind universelle Elemente, die der Natur zugrunde liegen. In der Traditionellen Europäischen Medizin (TEM) legte der griechisch-römische Arzt Galen von Pergamon die Grundlage der Vier-Elemente-Lehre. Galen schaffte eine intuitive und gleichzeitig naturwissenschaftliche Systematik, die von der Antike bis in die Neuzeit die Basis der europäischen Medizin bildete. Er ordnete die Naturprozesse den Elementen Luft, Feuer, Erde und Wasser zu und beschrieb jedes Element mit zwei Qualitäten, die warm oder kalt, feucht oder trocken sein können. An diese Struktur lassen sich Gesundheits- und Krankheitsprozesse, Organe, Pflanzen oder Therapien einfach bestimmen.

Auch die Naturheilkunde der Hildegard von Bingen basiert auf den Elementen Luft, Feuer, Erde und Wasser, die ihre Entsprechung in den Rhythmen des Jahreskreises und des Menschen wiederfinden (siehe Bild rechts).

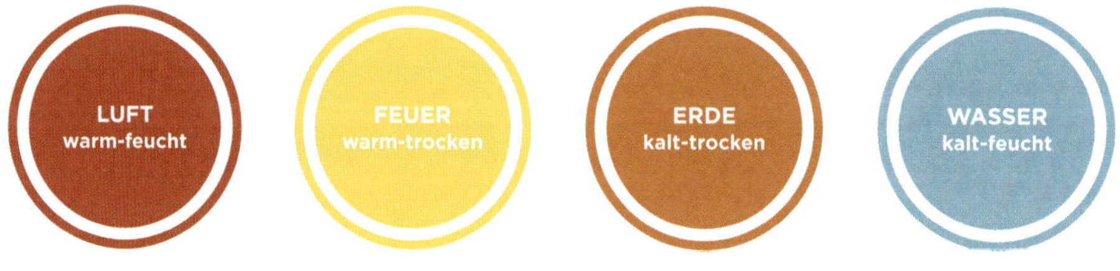
LUFT
warm-feucht
FEUER
warm-trocken
ERDE
kalt-trocken
WASSER
kalt-feucht

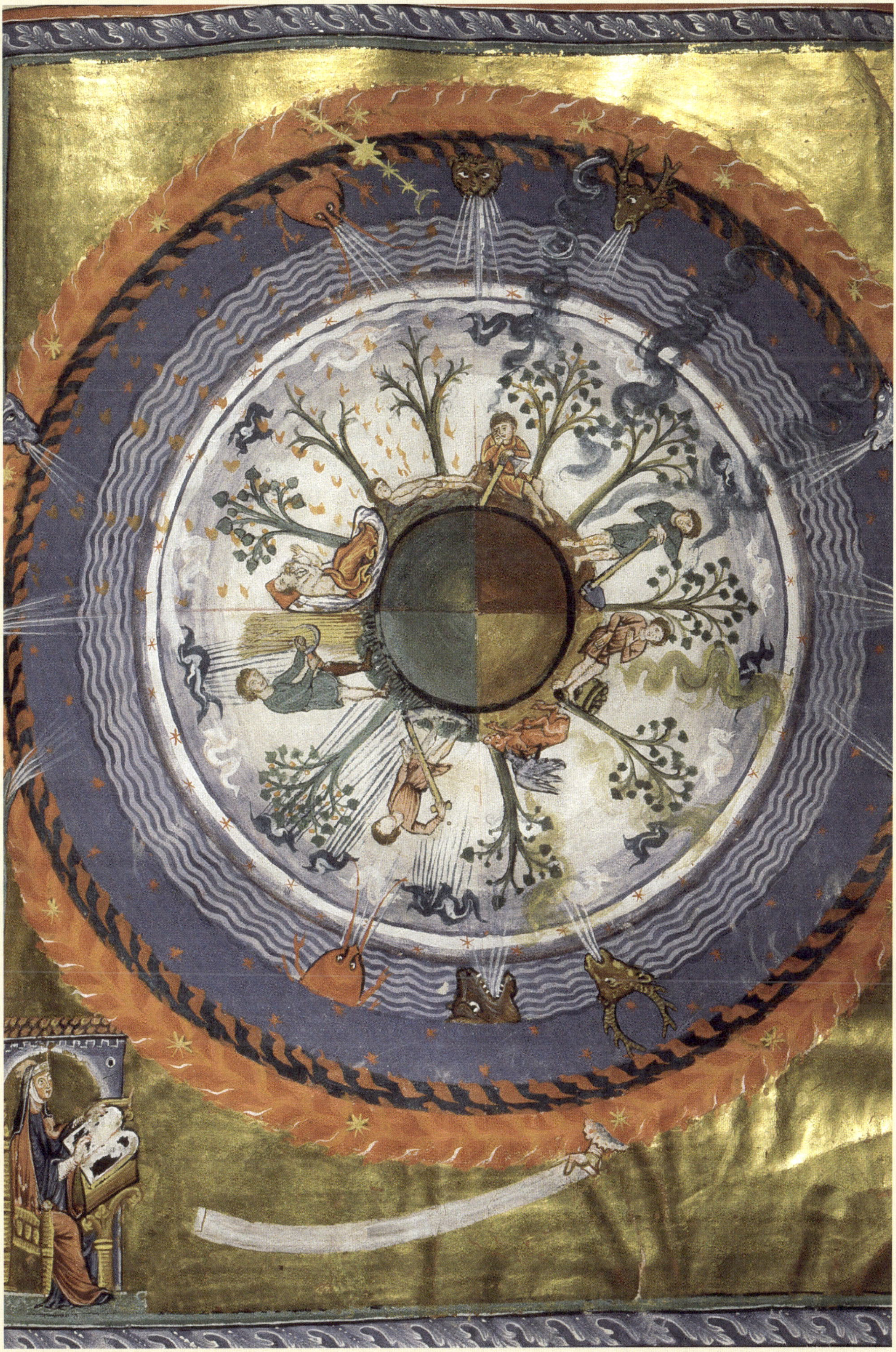

LUFT

Das Element Luft fördert die Vitalität, Regeneration und Verjüngung der Haut bei chronischen und degenerativen Entzündungen, Wunden und Erkrankungen wie Rheuma, Gicht, Neurodermitis, Schmerzen oder Arthritis - überall dort, wo die Selbstheilungskräfte der Haut beeinträchtigt sind.

Die Luft-Qualität ist feucht und warm (wie unser Atem). Luft entspricht Frühling, steht für eine intensive Regenerationskraft und verkörpert die Energie des Sprießens und Keimens.

Organ und Temperament Hauptorgan für das Element Luft ist Blut. Darüber hinaus werden Atmung, Herz und Lebensenergie dem Element zugeordnet. Die Luft-Qualität widerspiegelt sich in Kindern und Menschen mit resilientem Charakter, die viel Temperament und Lebensfreude in sich tragen und als Sanguiniker (lat. *sanguis* = Blut) bezeichnet werden.

Pflanzen mit Luft-Signatur sind jung, haben embryonale, zarte und grüne Pflanzenteile, wirken ätherisch, duften zart und blumig und ranken sich in luftige Höhen. Zu ihnen gehören Knospen, Keimlinge, junge Triebspitzen, Cambium (Wachstumsschicht der Rinde), Vogelmiere, Rosenblüten oder Hopfen, wie auch süße und saftige Pflanzen. Auch Pflanzensäfte mit Chlorophyll werden dem Element Luft zugeordnet.

Beispiele für Luft-Arzneien im Buch:
· Vogelmieren-Öl bei Neurodermitis
· Unguentum Humulus
· Lebenskraft-Tannensalbe
· Arthritisöl mit Rose und Veilchen
· Apfelknospen-Schmerzöl
· Holunder-Efeu-Brandsalbe
· Unguentum Populeum – Antibiotische Brandsalbe

LUFT
warm-feucht

FEUER

Das Element Feuer unterstützt die Abheilung chronischer Hauterkrankungen, Schmerzen, Verletzungen, feuchten Entzündungen wie Eiterungen und Wunden und hat zudem eine stimmungsaufhellende, wärmende und antidepressive Wirkung. Indikationen sind schwer heilende Wunden, Depressionen, allgemeine Schwäche, Kältezustände.

Die Qualität von Feuer ist warm und trocken. Feuer entspricht Sonne und Sommer, generiert Kraft, Gesundheit, Vitalität und Macht.

Organ und Temperament Als Organ ist die Gelbe Galle (Leber und Galle) zugeordnet – nach der Elementenlehre steuert dieses Organ alle weiteren Organe und ist der „Lebensmotor" des Organismus. Als Lebensalter entspricht Feuer der fruchtbaren Lebenszeit. Menschen mit einem Feuer-Temperament sind Macher und Führer und werden als Choleriker (lat. *cholis* = Galle) bezeichnet.

Pflanzen mit Feuer-Signatur sind kraftvolle Pflanzen mit einer durchblutungsfördernden bis reizenden Wirkung. Sie haben gelbe bis rote Farben, duften intensiv, schmecken bitter, scharf oder intensiv aromatisch, sind sinnlich und aphrodisierend. Feuer-Signatur tragen Johanniskraut, Arnika, Chili, Harze oder Zimt.

Beispiele für Feuer-Arzneien im Buch sind:
· Oleum Hyperici – Johanniskrautöl-Konzentrat
· Heiliges Salböl der Bibel
· Schmerzsalbe mit Spanischem Pfeffer (Chili)
· Traditionelle Harzsalben
· Honig-Kren-Salbe gegen Hautflecken
· Libido-Öl aus der Medizinschule von Salerno
· Wundliniment Unguentum Aegyptiacum

FEUER
warm-trocken

ERDE

Das Element Erde fördert die Regeneration von Knochen, Muskeln und Gewebe, wirkt abschwellend, blutstillend, adstringierend, kühlend und beruhigend bei Entzündungen, Verbrennungen oder Wunden, übermäßigen Blutungen, Verletzungen von Knochen und Gewebe. Indikationen sind offene Verletzungen, Schwellungen, Entzündungen und Blutungen.

Erde ist kalt bis lauwarm und trocken. Das Element entspricht dem Herbst, Zeit der nährenden (Lebens-)Ernte.

Organ und Temperament Dem Element Erde zugeordnet ist der Melancholiker (lat. *melan* = schwarz, *cholis* = Galle) und als Hauptorgan entspricht die Schwarze Galle dem Element Erde. Anatomisch ist dieses Organ nicht im Organismus zu finden, allerdings entspricht seine Wirkung jener von Leber und Galle in seelisch-emotionalen Prozessen. Die Schwarze Galle entgiftet bei Trauer, Depression oder Frust und spielt daher eine enorm wichtige Rolle für die menschliche Gesundheit. Ebenso entsprechen dem Element Erde mineralische Prozesse in Knochen, Muskeln, Haaren oder Nägeln. Als Temperament sind Melancholiker künstlerisch, introvertiert und sensibel.

Pflanzen mit Erde-Signatur sind mineralisch, kühl, erdig, holzig oder faserig, sauer und zusammenziehend, oft rot-bräunlich. Wurzeln, Samen und ausladende Früchte tragen die Erde-Signatur, darunter Rosskastanie, Gundelrebe oder Weißkraut.

Beispiele für Erde-Arzneien im Buch sind:

- Erste-Hilfe-Öl mit Wegerich
- Abschwellende Kohl-Salbe
- Narbensalbe mit Hagebutte
- Blutstillendes Sanguinaria-Öl – Menstruationsöl
- Hämorrhoiden-Creme mit Rosskastanie
- Salzsalbe bei Gelenkschmerzen
- Geschwülstsalbe mit Essigmutter
- Asche-Heilsalbe bei Ausschlag und Juckreiz

ERDE
kalt-trocken

WASSER

Das Element Wasser kühlt, beruhigt und befeuchtet bei Sonnenbrand, Brandwunden, Entzündungen, Hauttrockenheit und Hautfalten. Indikationen bei trockener, rissiger und schuppiger Haut, Entzündungen, Verbrennungen, Wunden, Schwellungen und Psoriasis.

Wasser ist feucht und kalt. Es ist das Element des Winters und entspricht dem weisen Lebensalter. Wasser ist ein gutes Transportmittel für alles Erstarrte, bringt in Fluss und kühlt.

Organ und Temperament Hauptqualität des Elements Wassers ist Phlegma (lat. Schleim) und entspricht schleimigen Körpersekreten, Schleimhäuten und Gehirn. Phlegmatiker sind diplomatisch, rationell bis unterkühlt.

Pflanzen mit Wasser-Signatur enthalten viel Wasser und Schleimstoffe, kühlen und befeuchten. Darunter finden sich Sukkulente und schleimstoffhaltige Pflanzen wie Gurke, Eibisch und Beinwell.

Beispiele für Wasser-Arzneien im Buch sind:
· Lilienöl zur Hautregeneration
· Wundheilsalbe mit Hauswurz
· Schneesalbe gegen Erfrierungen
· Traumakonzentrat mit Beinwell
· Unguentum de Althea

WASSER
kalt-feucht

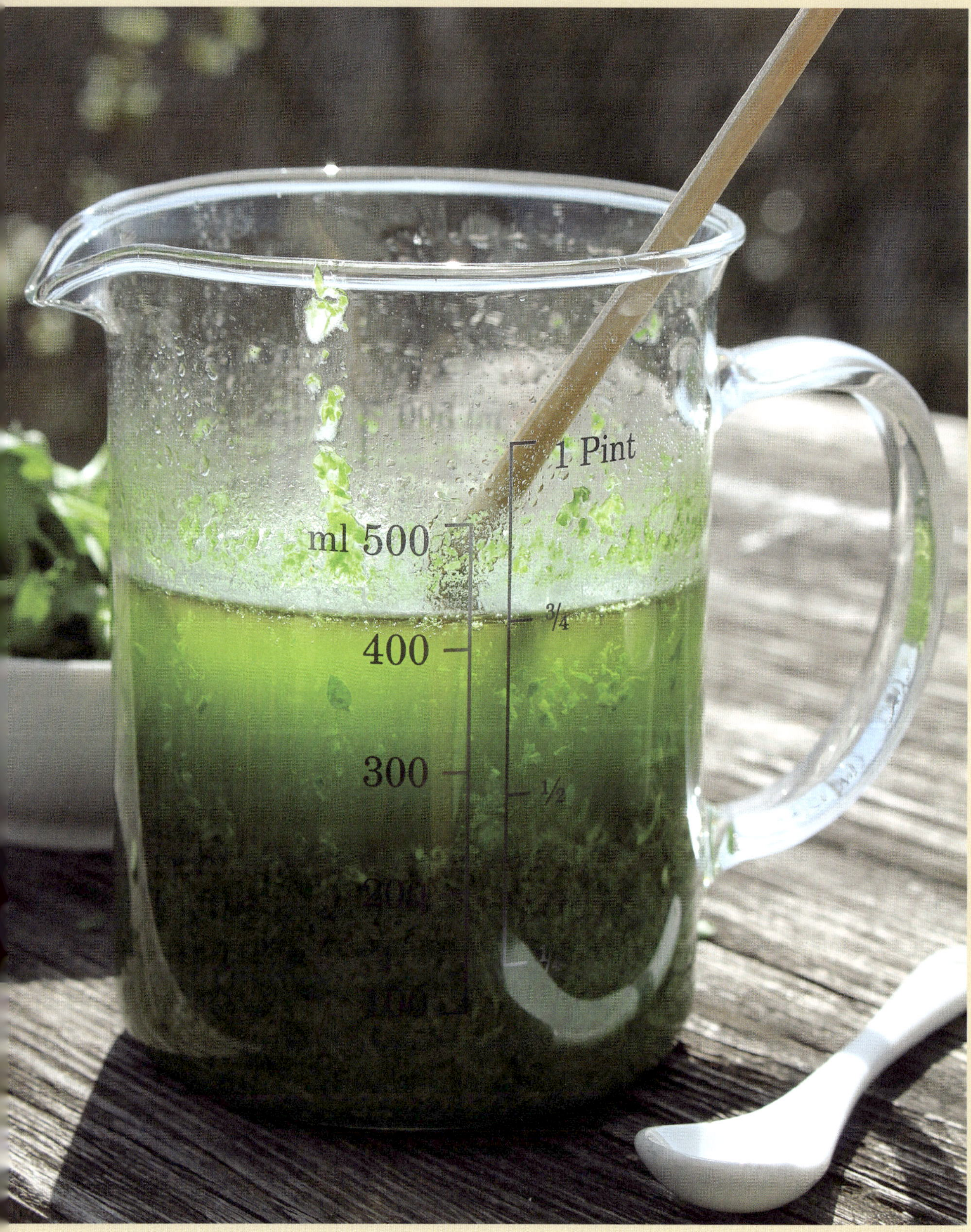
1 Pint
ml 500
¾
400
300
½

ZUTATEN & ZUBEHÖR

Die Wirkung der Arzneien der traditionellen Hautmedizin wird von der Qualität ihrer Rohstoffe erheblich beeinflusst. Aus diesem Grund sollen biologische, naturbelassene und ursprüngliche Naturprodukte für die Herstellung der Arzneien im Buch verwendet werden.

BIOLOGISCHE QUALITÄT FÜR DIE TRADITIONELLE HAUTMEDIZIN

BIOLOGISCHE NATURPRODUKTE EINKAUFEN

Wichtige Anregungen für den Einkauf:

- **Wo einkaufen?** Bezugsquellen sind Bioläden, Direktvermarktung, Bauernläden, Drogeriemärkte, Apotheken.
- **Was einkaufen?** Ursprüngliche, naturbelassene und vollwertige Naturprodukte, biologische Naturprodukte oder aus der Demeter-Landwirtschaft, regionale Rohstoffe.
- **Was ist zu beachten?** Machen Sie keine Kompromisse bei der Qualität der Rohstoffe und vermeiden Sie Produkte, die durch Einsatz von Pestiziden, Raubbau an der Natur, an Tieren oder Menschen entstanden sind.

TIERISCHE ARZNEISTOFFE IN HÖCHSTER QUALITÄT

Besonderer Sorgfalt bedarf die Auswahl von tierischen Produkten, an die die höchsten Qualitätsansprüche zu stellen sind. Tierische Fette und Produkte sollen folgende Kriterien erfüllen:

- Biologische und regionale Landwirtschaft
- Naturbelassene Tierhaltung
- Tiere aus Freilandhaltung mit natürlicher Fütterung und natürlichen Lebenskreisläufen
- Demeter-Qualität unter Berücksichtigung ganzheitlicher Tierhaltungskriterien
- Alte Tierrassen, Kühe mit Hörnern, Mutterkuhhaltung
- Heimische Tiere, keine Tiertransporte
- Wilde Tiere aus nachhaltiger Jagd
- Stressfreies Leben bis ans Ende und stressfreie Schlachtung
- Schnelle und schonende Verarbeitung der tierischen Produkte
- Tabu sind: Hochertragsrassen, Produkte unklarer Provenienz, Tiertransporte usw.

Tipp: Empfehlenswert ist es, Kontakt mit Landwirten, Imkern und Jägern aufzunehmen und genauere Auskunft über die Qualität ihrer Produkte einzuholen.

Vegane Alternativen
Die traditionelle Hautmedizin setzt zahlreiche tierische Produkte ein. Wer auf tierische Produkte verzichten möchte, kann die tierischen Fettgrundlagen durch pflanzliche Fette ersetzen (z. B. Kokosfett, Sheabutter, Kakaobutter). Allerdings ist zu beachten, dass mit der Änderung des Fettes auch die Wirkung der Arzneien verändern wird (tierische Rohstoffe haben in der Regel eine intensivere Wirkung).

EINKAUFEN, SAMMELN UND VERARBEITEN VON HEILKRÄUTERN

Was ist beim Einkauf von Kräutern und Gewürzen zu beachten?

Für die Herstellung von Ölen und Salben sollten nur Kräuter und Gewürze in biologischer, naturbelassener oder arzneilicher Qualität gekauft werden. Bezugsquellen für Kräuter sind:

- Kräuteranbauer
- Bioläden
- Drogerien
- Bauernläden
- Apotheken

Wo kann ich Heilpflanzen selbst sammeln?

- im Garten
- im Wald
- auf Naturwiesen
- überall, wo naturbelassene Pflanzen wachsen
- an Standorten frei von Umwelteinflüssen und fern von intensiver Landwirtschaft, stark befahrenen Straßen, Industrieanlagen, Hundeplätzen usw.

Welche Pflanzen haben eine pharmakologische Wirkung?

Geeignete Pflanzen für die Zubereitung von Ölen und Salben sind zum Beispiel:

· Gartenkräuter	Salbei, Lavendel, Thymian, Rosmarin, Ysop ...
· Wildpflanzen	Dost, Quendel, Schlüsselblume, Johanniskraut, Veilchen ...
· Blüten	Kamille, Rose, Lavendel, Kapuzinerkresse, Mädesüß ...
· Früchte	Himbeere, Brombeere, Sanddorn, Hagebutte, Schlehe ...
· Gemüse	Kraut, Sellerie, Karotte, Kürbis ...
· Wurzeln	Karde, Nelkenwurz, Blutwurz ...
· Bäume	Weide, Linde, Birke, Walnuss, Tanne ...
· Gewürze	Zimt, Kardamom, Muskatnuss, Gewürznelken, Vanille ...
· Junge Triebe	Knospen, Triebspitzen, Kätzchen, Rinde ...

Was und wann sammeln?

Gesammelt werden sollten nur Pflanzen, die:

· eindeutig erkannt werden,

· jung, kraftvoll und gesund sind.

Optimale Sammelzeiten sind:
· bis Mittag
· an Sonnentagen
· zu Vollmond bei oberirdischen Pflanzenteilen
· zu Neumond bei unterirdischen Pflanzenteilen
· Wurzeln im Frühling
· alle anderen Pflanzenteile während der Wachstumsphasen

Wieviel sammeln?
Wenig sammeln. Besonders für Öle und Salben werden deutlich geringere Mengen benötigt, als in der Kulinarik. Bereits mit einer Handvoll Kräuter kann ein Öl oder eine Salbe zubereitet werden.

Wie sammeln?
· Maximal ein Drittel des Bestandes sammeln
· Pflanzenteile mit einer Schere oder einem scharfen Messer schneiden
· Wurzeln vorsichtig ausgraben
· Kräuter vor oder während der Blüte sammeln
· Rinde (keine Borke) von 1–2 cm dicken Ästen
· Knospen, Blüten und Kätzchen vorsichtig lösen

Wie transportieren?
Frische Pflanzenteile in einem befeuchteten Tuch oder Glas nach Hause transportieren. Sollten die Pflanzen nicht unmittelbar verarbeitet werden, können sie 1–3 Tage feucht und kühl (z. B. Kühlschrank) aufbewahrt werden.

Wie waschen?
Wurden saubere Pflanzenteile gesammelt, kann dieser Schritt übersprungen werden.
Falls notwendig, Pflanzenteile mit kaltem oder lauwarmem Wasser waschen und abtropfen lassen.

Wie trocknen?
In der traditionelle Medizin wurde die Trocknung der Pflanzen im Ganzen praktiziert. Dafür werden die Pflanzen gebündelt und kopfüber an einem warmen und dunklen Ort getrocknet.

PRAXISWISSEN PFLANZENSÄFTE & PFLANZENPULVER

PFLANZENSÄFTE SELBST HERSTELLEN

In den Rezepten der traditionellen Naturheilkunde wird immer wieder die Anwendung von Pflanzensäften erwähnt. Entsaftet werden die Pflanzenteile wie folgt:

Pflanzensäfte mit der Kräuterpresse

Frische Pflanzenteile zerkleinern und in der Kräuterpresse auspressen.

Pflanzensäfte mit der Kartoffelpresse

Frische Pflanzenteile zerkleinern und mit Quellwasser (Mineralwasser) bedecken. In der Küchenmaschine mixen und fest durch die Kartoffelpresse drücken. Den so gewonnenen Pflanzensaft erneut abseihen und Trübstoffe entfernen.
Rohe Pflanzensäfte sollen unmittelbar vor der Weiterverarbeitung hergestellt werden und sind nur kurze Zeit (einen Tag) im Kühlschrank haltbar.

Pflanzenpulver selbst herstellen

Pulverisierte Gewürze und Kräuter stehen ebenfalls auf den Zutatenlisten in Ölen und Salben.

Pflanzenpulver im Mörser

Die getrockneten Pflanzenteile in Stücke schneiden und im Mörser zu Pulver verreiben.

Pflanzenpulver in der Küchenmaschine oder Gewürzmühle

Die getrockneten Pflanzenteile grob schneiden und in der Maschine fein mixen. Anschließend sieben und gröbere Stücke entfernen.
Das Pflanzenpulver licht- und luftdicht aufbewahren.

ARBEITSGERÄTE UND ZUBEHÖR FÜR DIE HERSTELLUNG VON ÖLEN UND SALBEN

FÜR DIE REZEPTUREN IM BUCH ist eine normale Küchenausstattung ausreichend. Optimal sind kleine beschichtete Töpfe, deren Beschichtung nicht mit dem Inhalt reagiert. Empfehlenswert sind Mörser oder Pürierstab, kleine Trichter und Siebe. Damit können Sie bereits losstarten. Wer professionell Öle und Salben herstellen möchte, kann auf folgendes Zubehör zurückgreifen:

FÜR DIE ZUBEREITUNG

Töpfe und Gefäße

- Feuerfeste Töpfe aus Glas, Kupfer, Emaille, Edelstahl, Ton oder Keramik

Verpackung

- Aus Glas: Einmachgläser, Schraubgläser, Apothekergläser
- Flaschen mit Weithals und Normalhals in verschiedenen Größen
- Sprühflaschen aus Glas

Zu vermeiden sind Aluminiumdosen, Kunststoffgläser und -flaschen

Mixen, zerkleinern, entsaften

- Mörser aus Stein zum Verreiben von frischen und trockenen Pflanzen
- Kaffee- oder Gewürzmühle
- Küchenmaschine mit Zerkleinerungsfunktion (z. B. Minimixer, Smoothie-Maker, Handmixer)
- Pürierstab
- Kräuterpresse für Pflanzensäfte
- Kartoffelpresse (zum Auspressen der Kräuteröle und -salben)
- Küchenmesser, verschiedene Größen
- Schere

Filtrieren

- Feinsiebe in verschiedenen Größen, Teefilter, Kaffeefilter (aus Edelstahl, Keramik, Gold)
- Tücher aus Stoff wie Gaze oder Mull. Bei Verwendung von Stoffen ist zu beachten, dass Stoffe während des Herstellungsvorgangs mit Chemikalien wie Bleichmittel in Kontakt kommen. Aus diesem Grund ist es empfehlenswert, die Stoffe vorab mit einem biologischen Reinigungsmittel zu waschen.
- Nussmilchbeutel, Passiertuch oder sehr feine Netze
- Trichter in verschiedenen Größen

Weiteres Zubehör

- Löffel, Rührlöffel, Schöpfer
- Küchenwaage mit Gramm-Anzeige
- Gläser, Tassen, Schüsseln in verschiedenen Größen
- Schneidebrett
- Geschirrtücher
- Schneebesen
- Zangen und Pinzetten

DESINFIZIEREN DER VERPACKUNG UND DES ZUBEHÖRS

In der traditionellen Hautmedizin wurden überwiegend Naturmaterialien zur Lagerung der Arzneien verwendet. Einige Beispiele, die auch heute verwendet werden können, sind Gefäße aus:

- **Ton:** unglasierter Ton besitzt desinfizierende, antibakterielle, mineralisierende, entzündungshemmende und hautregenerierende Eigenschaften.
- **Kupfer:** unterstützt die Abheilung bei chronischen Hauterkrankungen wie Neurodermitis, besitzt konservierende Eigenschaften und hat nach der Elementenlehre eine wärmende, stimmungsaufhellend und mild antidepressive Wirkung
- **Silber:** wirkt entzündungshemmend, kühlend und beruhigend bei Entzündungen, Infektionen und Schwellungen
- **Holz:** Dosen aus Zirbe, Birke, Fichte, Tanne oder Lärche wirken antibakteriell und imprägnieren die Öle und Salben mit ihren ätherischen Ölen und Harzen, wodurch ihre Wirksamkeit erhöht wird.
- **Steingut, Porzellan, Email und Glas:** sind weitgehend neutral und interagieren nur wenig mit dem Inhalt. Sie eignen sich sehr gut für die Langzeitaufbewahrung von Ölen und Salben.

Nicht empfehlenswert hingegen sind Flaschen und Dosen aus Kunststoff, Aluminium oder Blei (leider wurden solche Verpackungen in der Medizingeschichte ebenfalls angewendet, obwohl sie toxische Stoffe abgeben).

Hinweise auf Desinfektionsmethoden bei der Abfüllung von Ölen und Salben sind kaum überliefert. Allerdings ist nach meinen Erfahrungen anzumerken, dass etwa 80 % der Verkeimungen sich mit ein paar einfachen Hygieneschritten vermeiden lassen:

1. Hände waschen.

2. Arbeitsgeräte und Zubehör

Sollten vor der Verwendung mit Essig oder Alkohol (40–80 %) besprüht werden.

3. Verpackung desinfizieren

- Gläser (oder Flaschen) mit 1/10 Essig oder Alkohol (40 %) befüllen.
- Verpackung verschließen und gut schütteln, bis alle Innenwände und Deckel mit der Flüssigkeit benetzt sind und eine Minute stehen lassen.
- Alkohol (oder Essig) ausgießen und für die Desinfizierung weiterer Gläser verwenden. Gläser auf einem sauberen Küchenpapier kopfüber trocknen lassen.

4. Abfüllen

- Nach der Desinfizierung des Zubehörs und Verpackung vermeiden Sie den Kontakt mit Innenflächen.

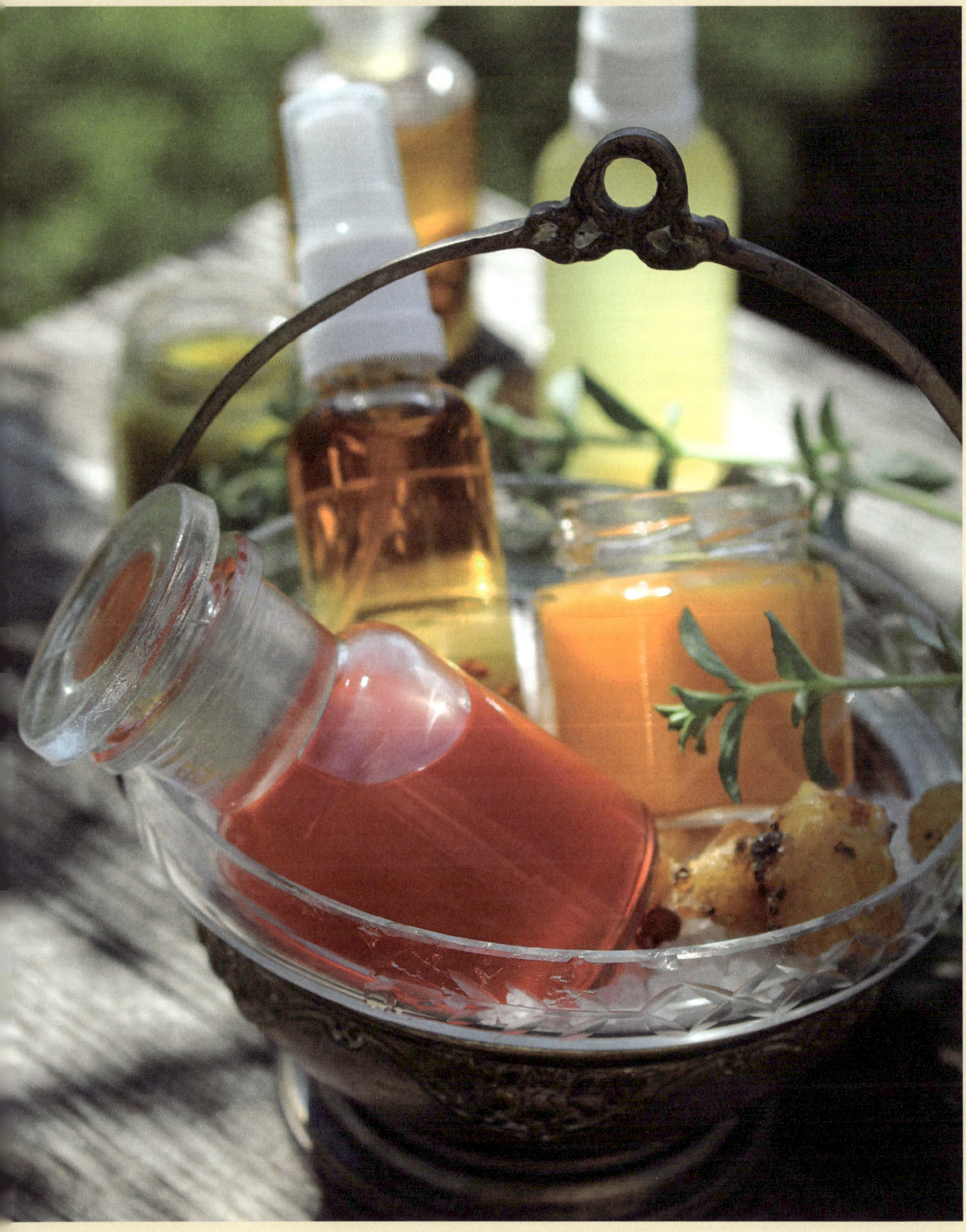

DIE GROSSE NATUR-APOTHEKE

PRAXISWISSEN UND REZEPTUREN FÜR HEILÖLE, SALBEN UND HAUTCREMES

In diesem Kapitel wird die Herstellung von Arzneimitteln in der Praxis vorgestellt. Darin zeige ich, wie modern, lebendig und wirksam traditionelle Hautmedizin ist. Zudem fasst dieses Kapitel auch Naturarzneien zusammen, deren Herstellungsmethoden von mir perfektioniert, erweitert oder neu entwickelt wurden. Diese Rezepturen werden zur Abgrenzung von altüberlieferten Methoden in Folge entsprechend gekennzeichnet.

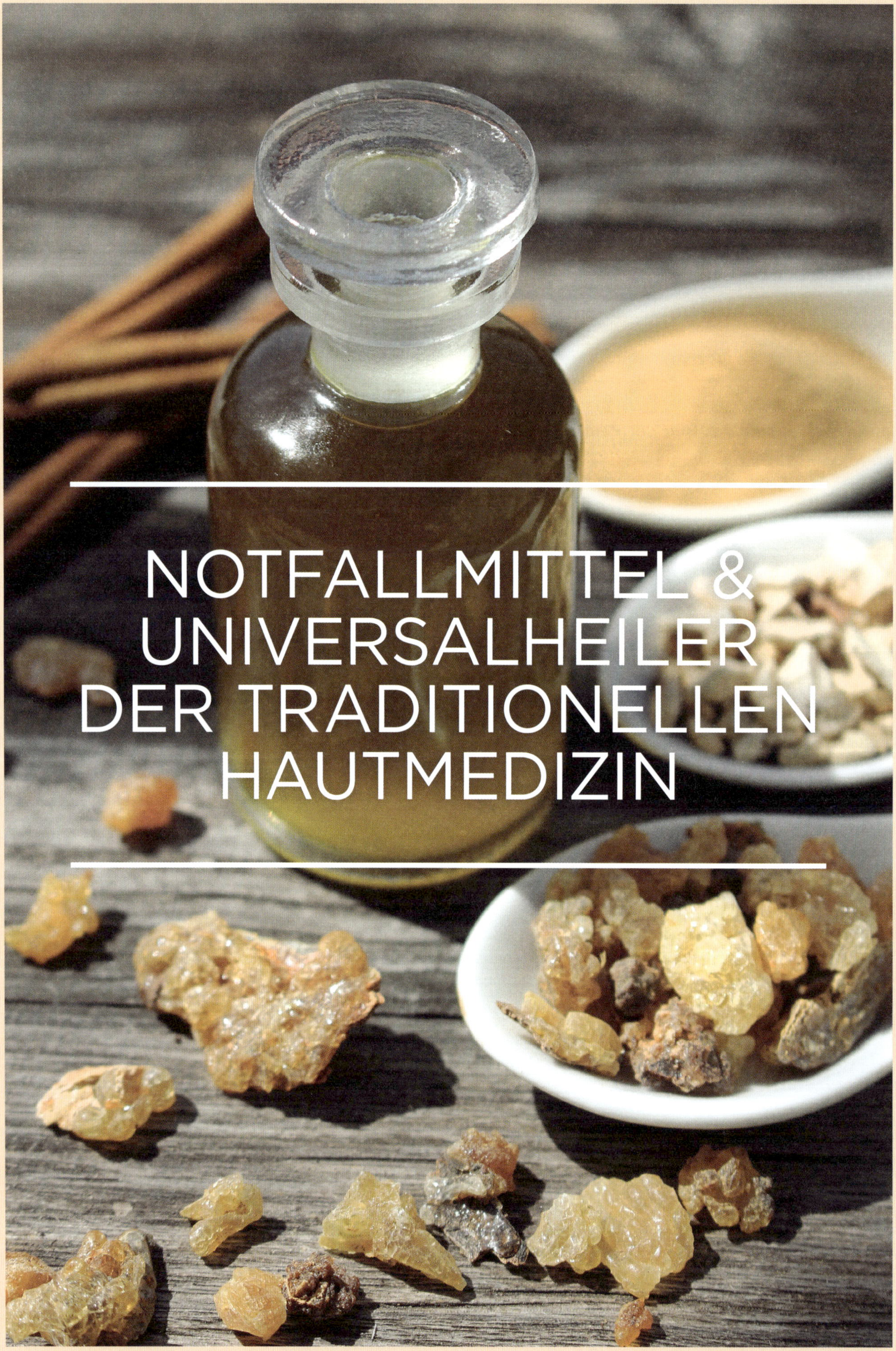

NOTFALLMITTEL & UNIVERSALHEILER DER TRADITIONELLEN HAUTMEDIZIN

HARZE: DIE BAUMAPOTHEKE DER WELTMEDIZIN

Harze sind das Blut der Bäume
Harze (*Resina*) sind aufgrund ihrer antibakteriellen und wundheilenden Wirkung weltweit die Basis für Öle, Salben oder Pflaster. Harze sind Baumsekrete, die sich nach Verletzungen der Baumrinde als Wundverschluss bilden. Ebenso kann Harz in embryonalen Pflanzenteilen wie Knospen (Schwarzpappel) oder Zapfen (Fichte) gebildet werden. Harze bestehen aus einem Komplex an Harzsäuren, ätherischen Ölen und Terpentin-Ölen. Anfangs sind Harze flüssig und klebrig, mit der Zeit trocknen sie, die flüchtigen öligen Anteile verdunsten und das Harz wird fest. Jedes Harz hat ein spezifisches Gemisch an Inhaltsstoffen, die auch sein charakteristisches Aroma und die eigene arzneiliche Wirkung bewirken. Zahlreiche Harze wie Weihrauch enthalten auch einen Anteil an Polysacchariden (Mehrfachzucker). Harze lösen sich in Ölen, Fetten und Alkohol (70 %), Gummiharze können sich partiell auch in Wasser oder Wein auflösen.

WEIHRAUCH UND MYRRHE SIND GOLD

Weihrauch
Mit einer mehr als 5000 Jahre dokumentierten Anwendung ist Weihrauch das wichtigste Harz der Medizingeschichte. Gewonnen wird er überwiegend im arabischen Raum und Nordafrika aus Weihrauch-Arten wie *Boswellia sacra* und *Boswellia serrata*. Weihrauch ist das kultische und biblische Harz par excellence – bereits sein deutscher Name (Weih-Rauch) verweist ein heiliges Harz.

Weihrauch ist eine gut erforschte Arzneipflanze und besteht überwiegend aus Harzsäuren (v. a. Boswelliasäure), ätherischen Ölen (Thujen, Myrcen, Cymol) und Gummi (Schleimstoffe). Weihrauch hat eine antiinflammatorische Wirkung und wird bei entzündlichen Gelenks- und Darmerkrankungen eingesetzt, darunter rheumatoide Arthritis, ebenfalls bei Morbus Crohn, Colitis ulcerosa, Asthma, Depressionen und zur Steigerung der Gedächtnisleistung. In Hautanwendungen wirkt Weihrauch entzündungshemmend und wundheilend bei Infektionen, Wunden, Ekzemen, Geschwüren oder Hämorrhoiden.

Myrrhe

Der balsamische Strauch *Commiphora myrrha* (auch *Balsamea myrrha*) gehört zu den biblischen Harzen der traditionellen Weltmedizin. Wissenschaftliche Studien attestieren Myrrhe eine antibakterielle, blutstillende, krampflösende, desinfizierende, antioxidative und adstringierende Wirkung. In der Medizin wird Myrrhe verwendet zur Behandlung von Magen-Darm-Spasmen und Entspannung der glatten Muskulatur, bei Blutungen und Wunden, bei Entzündungen der Mundschleimhäute und bei chronischen Magen-Darm-Erkrankungen wie Colitis ulcerosa. Zudem findet Myrrhe Anwendung als Antioxidans, Magen-Darm-Tonikum (durch Bitterstoffe) und als milder Stimmungsaufheller und Antidepressivum.

Weitere Harze der Medizingeschichte

Neben Weihrauch und Myrrhe finden zahlreiche weitere Harze Anwendung in den Salben, Ölen und Pflastern der Medizingeschichte. Besonders beliebt waren Mastix, das Harz der Mastixpistazie (*Pistacia lentiscus*) und Terebinthe (*Pistacia terebinthus*). Ebenso finden Harze von Zypressen (*Cupressus*), Kiefern-Arten (*Pinus*), Tanne (*Abies*), Lärche (*Larix*), Galbanum (*Ferrula gumosa*) und Styrax (*Styrax officinalis*) Anwendung in den Arzneien der früheren und modernen Medizin.

DIE HARZE DES ALPENRAUMS

Pech, Kolophonium und venezianisches Terpentin

Die wichtigsten europäischen Harze liefern Kieferngewächse wie Europäische Lärche (*Larix*), Schwarzföhre (Österreichische Kiefer, *Pinus nigra*), Gemeine Fichte (*Picea abies*), Weißtanne (*Abies pectinata*) oder Zirbelkiefer (*Pinus cembra*). Reines Harz wird im Alpenraum auch als Pech oder Terpentin bezeichnet und findet in Ölen, Salben oder Hautcremes pharmakologische Anwendung. Die Harze der Koniferen-Arten haben ein ähnliches pharmakologisches Profil: sie wirken antibiotisch, durchblutungsfördernd, entzündungshemmend, lassen Abszesse und Eiterungen reifen und ziehen Dornen heraus - ein Grund, warum Harzsalben auch als Zugsalben bezeichnet werden.

Harze wurden nicht nur in der Naturheilkunde, sondern auch in der Industrie verwendet. Ab dem Mittelalter florierte in Österreich die Pechgewinnung und sicherte in den Hochzeiten die Existenzgrundlage von etwa 1600 Familien. Für die Industrie wurde das Harz in der Regel mittels Destillation in seine Hauptbestandteile Terpentinöl (flüssig) und Kolophonium (fest) getrennt. Sowohl Terpentinöl als auch Kolophonium haben eine arzneiliche Wirkung und finden sich als Arzneistoffe in den Rezepturen der traditionellen Medizin.

MEDIZINALHARZ & LÖRGETPFLASTER

Bereits im antiken Griechenland wurde das honigartige und zähflüssige Lärchenharz (Lärchenpech, Lörget) zu Arzneimitteln verarbeitet. Anders als bei der Gewinnung von Kiefern- und Fichtenpech, die durch die Anritzung der Baumrinde gewonnen werden, bohrt man bei der Lärche den Harzkanal an der Basis des Stammes an. Nach der Bohrung wird die Stelle mit einem Stopfen aus Lärchenholz verschlossen, um das Harz zu sammeln und später der Harzkanal wieder geöffnet. Als *Terebintina laricina* erhielt Lärchenharz eine positive Monographie von der ehemalige Kommission E, die seine pharmakologische Wirkung

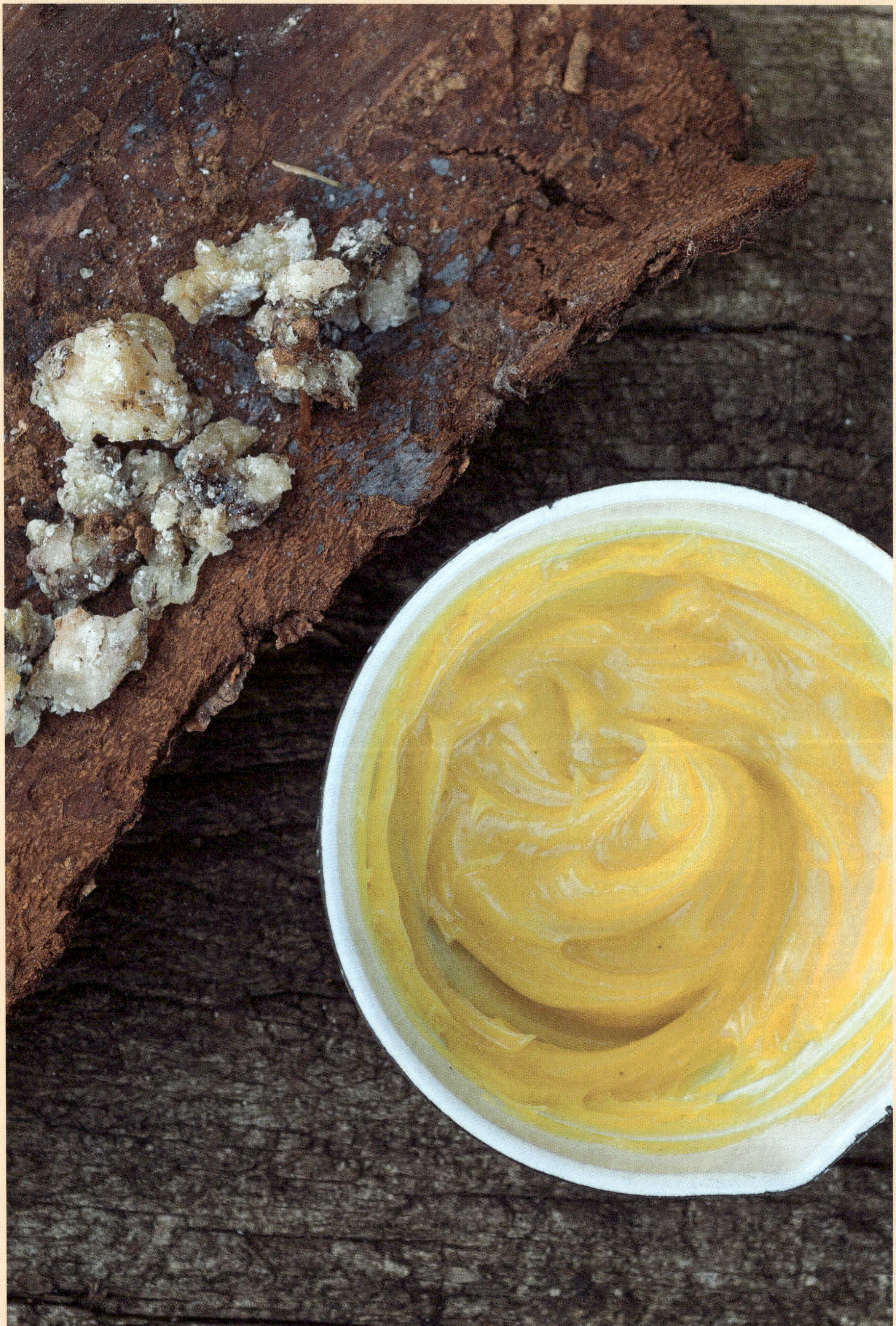

bei der Behandlung von rheumatischen und neuralgischen Beschwerden, bei Katarrhen und Furunkeln bestätigte. Im ganzen Alpenraum findet das Harz Anwendung in der legendären Lärchenpechsalbe, manchmal wird es sogar in reiner Form aufgetragen. Eine solche Ur-Wundheilsalbe wird im Südtiroler Ultental angewendet. Das Harz wird direkt auf Wunden aufgetragen und löst sich von allein, wenn die Wundheilung abgeschlossen ist.

VON WALDWEIHRAUCH ZU BURGUNDERHARZ

Aus der Taiga und den borealen Vegetationszonen eingewandert, ist die Europäische Fichte (*Picea abies*) der Brotbaum der alpinen Forstwirtschaft. Fichtenharz ist somit eines der wichtigsten europäischen Harze. Ungereinigtes Fichtenharz wird auch als Waldweihrauch (*Olibanum sylvestris*) bezeichnet und enthält oft Stücke von Rinde, Nadeln oder Zapfen.

Das beste Fichtenharz findet man an der (ameisenreichen) Basis des Baumes oder auf einem Ameisenhaufen. Die Ameisen reichern es mit der antirheumatischen Ameisensäure an, wodurch das Harz noch heilkräftiger wird. Nicht ganz uneigennützig, wie Schweizer Forscher herausfanden, denn die Überlebensrate der Ameisen verdoppelt sich, wenn sie das antibiotische Fichtenharz entlang von Duftmarkierungen verteilen. Gereinigtes Fichtenharz wird auch als Burgunderharz bezeichnet. Als autochtoner Ersatz für Weihrauch findet Burgunderharz auch in kirchlichen Ritualen Anwendung.

Université de Lausanne, Chapuisat Group: Social Evolution

Scinexx.de: Ameisen nutzen Harz als Antibiotikum, 2007

TANNENPECH UND ARVENHARZ

Genauso heilkräftig, aber deutlich seltener, sind die Harze von Tanne und Zirbe, die ebenfalls Bestandteil alpiner Salben sind. Das zitrusartige Tannenpech findet Erwähnung in der historischen Literatur, darunter bei dem heilkundigen Peter von Ulm (1453): »Nym dannen pech, weiß oder rotz oder sie payde, vnd zulaß es [...] so let es sich zu puluer machen vnd ist gut zu uil salben.« Auch das *Ross Artzney Büech* (1598) beschreibt das heilsame Tannenpech. »Wann ain roß die flusgallen hat [...] nimb alts schmer vnd dannen bech, misch das zusamen, salb das roß offt damit. So wirdts gesundt.«

Eine Besonderheit ist das Harz der majestätischen Zirbe (auch Arven, Zirbel, Cirmolo), das außerhalb des natürlichen Habitats kaum zu finden ist. Das Harz hat einen sehr feinen, samtigen Duft und ist mild auf der Haut. In Österreich und der Schweiz wird es genauso zu Zugsalben verarbeitet und bei Eiterungen, Schnittwunden oder Hautrisse verwendet.

PECHSALBEN: DIE NOTFALLAPOTHEKE DER BERGHEILKUNDE

SIE TRAGEN NAMEN wie Harzsalbe, Pechsalbe oder Zugsalbe und werden mit verschiedenen Harzen hergestellt. In Österreich wird die »echte« Pechsalbe mit Lärchenharz oder Fichtenharz zubereitet, es können aber je nach Region auch Kiefer, Tanne oder Zirbe verarbeitet werden. Denn allen Harzarten gemein ist ein hoher Anteil an Harzsäure, ätherischen Ölen, Bitterstoffen, Antioxidantien und natürlich ein ähnliches Wirkungsspektrum.

WIE WERDEN GUTE HARZSALBEN HERGESTELLT?

Echte Pechsalben bestehen nur aus Harz, Fett (oder Öl) und Bienenwachs. Charakteristisch ist ein hoher Anteil an Harz, der ein Drittel und mehr betragen kann – dies verleiht der Salbe ihre wundheilende und durchblutungsfördernde Wirkung. Um das Harz nicht zu überhitzen, werden die Salben im Schmelzverfahren unter dem Siedepunkt hergestellt. Die Herstellung erfolgt direkt am Feuer, bei milder Hitze und das Harz wird so lange erwärmt, bis es schmilzt und sich mit den weiteren Inhaltsstoffen verbindet. Enthält das Harz Verunreinigungen, setzen sich diese am Boden des Topfes ab. Nach der Herstellung wird die Salbe durch ein Tuch filtriert.

Pechsalben sind aufgrund ihres hohen Harzanteils sehr lange haltbar und können bei entsprechender Lagerung drei Jahre und länger verwendet werden.

Es gibt unzählige Rezepturen von Pechsalben und natürlich wird Harz auch in Kombination mit Pflanzen wie Ringelblume, Beinwell oder Johanniskraut verwendet. In der Regel enthalten diese Salben weniger Harz. In ursprünglichen traditionellen Salben hingegen wurden keine ätherischen Öle zugesetzt, da bereits die Harze über einen hohen Anteil an ätherischen Ölen verfügen.

ANGEWENDET WERDEN PECHSALBEN AUF DREI ARTEN:

1. Als Salbe lokal aufgetragen z. B. gegen Ekzeme
2. Als großflächige Einreibung z. B. bei Brustschmerzen
3. Als Pflaster oder Auflage auf ein Tuch 1 cm dick aufgetragen, z. B. bei Gelenksschmerzen

WELCHE ARZNEILICHE WIRKUNG HABEN HARZSALBEN?

- **Durchblutungsfördernd und wärmend**
  bei Gewebsläsionen, Blutergüssen, Schwellungen, Prellungen, Quetschungen
- **Wundheilend und hautregenerierend**
  bei Wunden, Brandverletzungen, Schnitten, Abschürfungen, Geschwüren, Hautrissen
- **Schmerzlindernd, krampflösend und entzündungshemmend**
  bei Gewebsläsionen, Schwellungen, Prellungen, Quetschungen, Muskelschmerzen, Zerrungen, Gelenkserkrankungen, Rückenschmerzen, Nervenschmerzen
- **Herausziehend (Zugwirkung)**
  bei Eiterungen, Splittern, Dornen, tiefen Stichen, Schmerzen bei Rheuma und Arthritis
- **Antibiotisch, desinfizierend, antiseptisch**
  bei Hautinfektionen und Entzündungen wie Ekzemen, Herpes, Furunkeln, Psoriasis
- **Befreiend und antibakteriell für die Atemwege**
  bei Erkältungen, Asthma, Rhinitis, Husten, Bronchitis, Schluckbeschwerden

HARZSALBEN DER TRADITIONELLEN HAUTMEDIZIN

SÜDTIROLER LÄRCHENPECHSALBE

1 Teil Schweineschmalz
1 Teil Lärchenpech
1 Teil Bienenwachs

Alle Inhaltsstoffe vermischen und in einem Topf am Herd bei sanfter Wärme schmelzen lassen.

Die fertige Lärchenpechsalbe in Gläser füllen.

HARZSALBE AUS TRANSSYLVANIEN

6 EL Schweinefett
3 EL Tannenharz (auch Fichte oder Lärche möglich)
1 EL Wasser
1 EL Honig
1 EL Bienenwachs

Alle Zutaten in einen Tontopf füllen und in der Resthitze eines Brotbackofens (oder im Backofen bei 100 °C) schmelzen lassen.

Herausnehmen, falls notwendig durch ein Tuch oder Sieb filtrieren.

Die Salbe rühren, bis die Masse erkaltet und in Gläser füllen.

AKOPON NACH PAULOS VON AIGINA

100 g Schweineschmalz
50 g Rindertalg
50 g Kolophonium
50 g Harz
50 g Oesypon (S. 183)
50 g Wachs

Alle Zutaten vermischen und bei sanfter Wärme schmelzen lassen.

Falls notwendig durch ein Tuch oder Sieb filtrieren und in ein Glas füllen.

ALLHEILSALBE – 100 JAHRE ALTE REZEPTUR AUS DEN NORDKARPATEN

Allheilsalbe bei Verletzungen, Schmerzen, Schwellungen, Läsionen, Wunden

1 Teil Butter
1 Teil frische Arnikablüten
1 Teil Harz
1 Teil Bienenwachs

Arnika zerkleinern und zerstoßen. Alle Zutaten in ein feuerfestes Gefäß geben und bei niedriger Temperatur 1 Stunde erhitzen.

Über Nacht kaltstellen. Die Prozedur zweimal wiederholen.

Durch ein Tuch filtrieren und in einem Tontopf aufbewahren.

FICHTENHARZSALBE MIT SCHAFGARBE

Bei Verletzungen, adaptiert nach dem Ethnobotaniker Simion Florea Marin (19. Jh.)

100 g Schweineschmalz
100 g Fichtenharz
Eine Tasse (100 ml) Schafgarbe (Blüten und Blätter, geschnitten)
50 g Bienenwachs

Die Schafgarbe zerkleinern und im Mörser zerstoßen. Alle Zutaten in ein feuerfestes Gefäß geben und bei niedriger Temperatur heiß werden lassen, bis das Fichtenharz flüssig wird.

Die Salbe filtrieren und in ein Glas füllen. Für eine intensivere Wirkung die Salbe über Nacht erkalten lassen und erneut erwärmen.

Durch ein Tuch filtrieren und in einem Tontopf aufbewahren.

KÖNIGSSALBE – UNGUENTUM BASILICUM, AUCH RESIN CERATE

Dieser Name hat nichts mit Basilikum, wohl aber mit dem daraus abgeleiteten Begriff von König (von Griechisch basilikos) zu tun. Seit der Antike werden diese als Zugsalben verwendeten Königssalben bei Geschwüren und schwer heilenden Wunden verwendet.Nach *The Physiomedical Dispensatory* (1869) wirkt es als »ein sanft stimulierender Verband gegen träge Geschwüre und Verbrennungen«.

240 g Schweineschmalz
150 g Harz
100 g Bienenwachs

Alle Zutaten bei schwacher Hitze zum Schmelzen bringen, anschließend filtrieren und in Gläser füllen.

Für eine anregende und durchblutungsfördernde Wirkung: 300 g Terpentinöl und 250 g Leinsamenöl zugeben

Eine weitere Zusammensetzung der Zugsalbe nach DAB:

9 Teile Erdnussöl
3 Teile gelbes Wachs
3 Teile Kolophonium
3 Teile Hammeltalg
2 Teile Terpentin

Alle Zutaten bei schwacher Hitze schmelzen und den Königsbalsam in Gläser füllen.

HINWEIS: VERTRÄGLICHKEIT DER PECHSALBEN

Zu beachten ist, dass Pechsalben eine durchblutungsfördernde Wirkung haben und Reizungen hervorrufen können. Während der Behandlung kann Kribbeln, Brennen oder Rötungen entstehen. Sollte dieses Gefühl unangenehm oder schmerzhaft sein, sollte die Salbe mit warmem Wasser und Seife abgewaschen werden. Bei Gesichtsbehandlungen sollte danach Sonnenexposition vermieden werden.

DIE RINGELBLUME – NOTFALLMITTEL DER TRADITIONELLEN HAUTMEDIZIN

EINE GANZE APOTHEKE IN EINER RINGELBLUME

Die Ringelblume (*Calendula officinalis*) gehört zur traditionellen europäischen Medizin wie Fichtenharz, Johanniskraut oder Buttersalben. Im mediterranen Raum heimisch, ist sie eine recht anspruchslose und einfach hochzuziehende Pflanze und blüht lange in jedem noch so kleinen Garten, vom Flachland bis in die Berge. Sie wird oft als Ersatz für Berg-Arnika erachtet, die nur schwer kultiviert werden kann, wobei anzumerken ist, dass die Ringelblume vor allem als Therapeutikum für oberflächige Hautbeschwerden anzuwenden ist, während Arnika die tieferen Haut- und Gewebsschichten anspricht.

Da viele Menschen Kindheitserinnerungen mit der Ringelblume verbinden, ist der Bezug zu ihr entsprechend emotional. In vielen Regionen Europas, von den Alpen bis zu den Karpaten, ist die Ringelblume das Erste-Hilfe-Mittel der Hausapotheke. Zudem gehört die Ringelblume zu den vielseitigsten Arzneipflanzen und trägt in sich eine ganze Apotheke. Ein weiterer Grund ihrer Beliebtheit ist ihre ausgezeichnete Verträglichkeit – vom Säugling bis Menschen mit überreizter Haut hat die Ringelblume eine breite Toleranz.

ARZNEIPFLANZE MIT BREITEM WIRKUNGSSPEKTRUM

Die Kommission E stellte der Ringelblume bereits 1986 eine Positivmonografie als pharmakologisch wirksame Pflanze in der Behandlung von schwer heilenden Wunden und bei innerer Anwendung im Bereich der Mund- und Rachenschleimhaut. Das Wirkungsspektrum der Ringelblume in der modernen und traditionellen Medizin ist kongruent. Diese arzneiliche Wirksamkeit geht auf Carotinoide, Flavonoide, Schleimstoffe, Harze, Saponine, Triterpene, Bitterstoffe, ätherische Öle und Gerbstoffe zurück. Die Pflanze wirkt wundheilend, antibakteriell, adstringierend, entzündungshemmend, entkrampfend, tumorhemmend

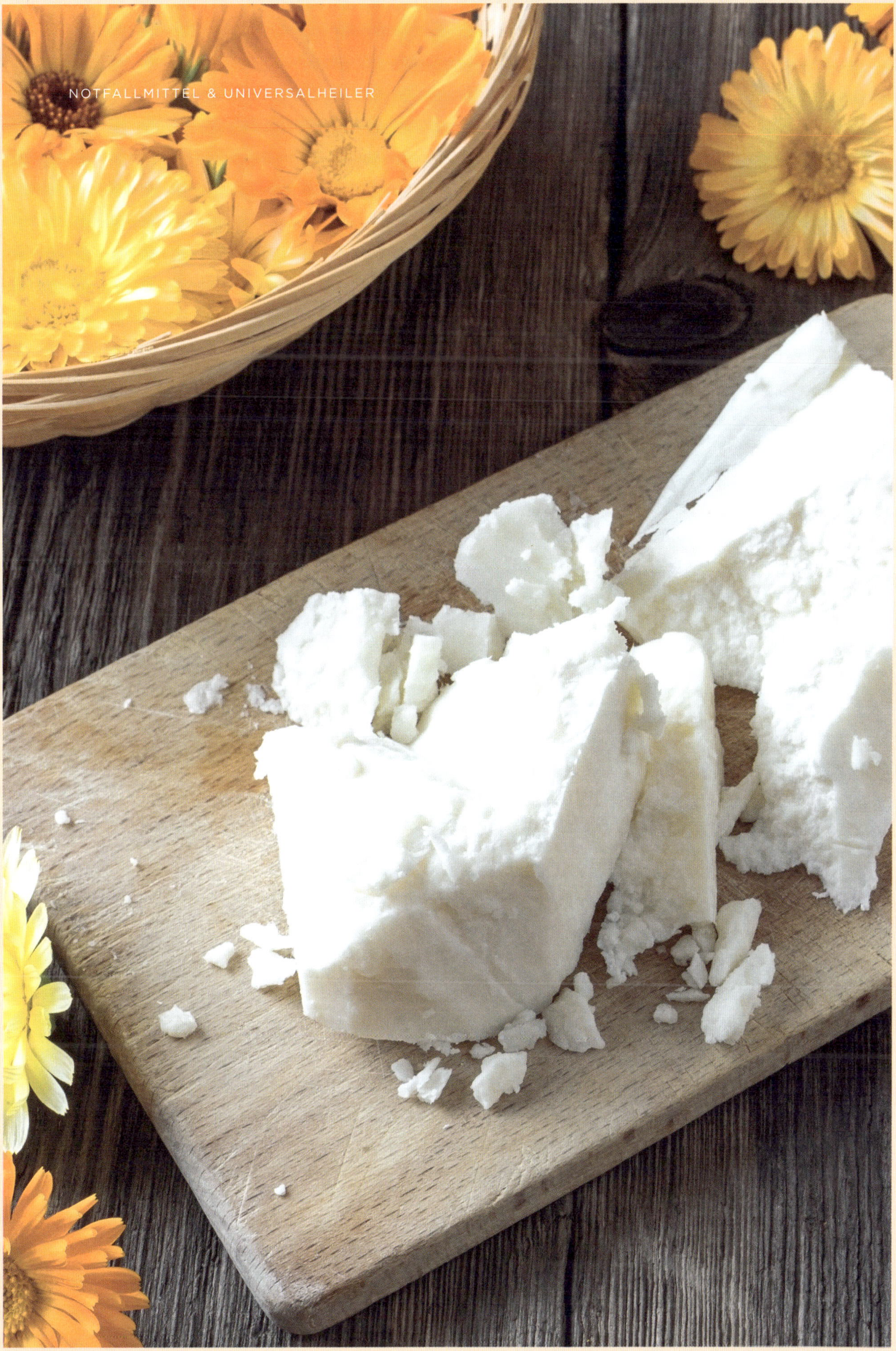

und zytotoxisch. Ringelblume wirkt bei Verletzungen, Narben, Läsionen, Brandwunden, Hautinfektionen, Schwellungen, Insektenstichen, Juckreiz, Dermatitis, Hautreizungen, offenen Wunden, Geschwüren, Furunkeln, Abszessen, Ekzemen, Sonnenbrand und verschiedenen Formen von Hauttumoren.

Calendula, Ringelrose, ponsa solis: Arzneipflanze der traditionellen Hautapotheke

Als »calendula« beschreibt die Heilige Hildegard als Erste die Ringelblume im deutschsprachigen Raum. Äußerlich therapiert sie Räude (Krätzmilbe, Bläschen) am Kopf mit einer kalt zubereiteten Schweinefettsalbe mit Ringelblume, eingenommen wirke die Pflanze gegen Vergiftungen. Albertus Magnus bezeichnet die Pflanze als »ponsa solis« und verweist auf ihre Wirkung als Mittel gegen den Biss wilder Tiere. Die *Phytanthoza iconographia* (J. W. Weinmann, 1737) erwähnt die Pflanze bei Kropf und als Mittel gegen entzündete Augen. Die wichtigsten Bücher des Mittelalters, *Macer floridus* und *Gart der Gesundheit,* beschreiben ebenfalls die Arzneiwirkung der Ringelblume. Äußerlich wird die Pflanze erwähnt als Mittel gegen Wunden, Hautflecken, Warzen, Verbrennungen, Quetschungen, Entzündungen, Stiche, Geschwüre, Krebs, Skrofeln (Geschwülste), Eiterungen, schwer zu heilende Wunden, Ausschlag, Juckreiz, Vergiftungen, bei Magenschmerzen und Beschwerden, bei entzündeten Brüsten, als Pflanze zur Förderung der Menstruation und bei Uterusbeschwerden, Augenentzündungen und Kopfschmerzen.

Was macht eine gute, traditionelle Ringelblumensalbe aus?

Es gibt tausende Rezepturen, jede Familie hat ihr Geheimnis, aber die besten Ringelblumensalben sind aus meiner Sicht die einfachsten. Die klassische Ringelblumensalbe wird mit frischen Ringelblumen und Schweineschmalz oder Butter zubereitet – tierische Fette sind optimal für die Extraktion und Aufnahme der Salbe. Die Ringelblumenmenge ist großzügig bemessen und beträgt etwa 1:1 zum Fettanteil. Die Mehrheit der traditionellen Rezepturen verwendet nur Ringelblume und Fett.

Manchmal wird etwas Talg oder Bienenwachs zugesetzt, um die Festigkeit und Haltbarkeit zu verbessern. Obwohl die klassische Ringelblumensalbe puristisch ist, gibt es auch Rezepturen mit Harzen oder Kräutern wie Beinwell, Schafgarbe oder Blutwurz. Die Zugabe von Tinkturen in traditionellen Ringelblumensalben ist kaum dokumentiert. Vaseline, ätherische Öle oder Sheabutter, die manche moderne Salben enthalten, kommen in den echten traditionellen Salben nicht vor.

Blütenblätter oder Blütenkopf?
Traditionelle Ringelblumensalben verwenden in der Regel den ganzen Blütenkopf mit Kelchblättern, manchmal sogar Stiele und Blätter. Die moderne Methode, bei der nur die orangefarbenen Blütenblätter verwendet werden, wird in dieser Form kaum in der traditionellen Medizin beschrieben. Die ganzen Blütenköpfchen konzentrieren deutlich mehr wundheilende Wirkstoffe als die Blütenblätter – neben Carotinen und Flavonoiden, enthalten diese Schleimstoffe, ätherische Öle, Chlorophyll, Harze und Mineralstoffe. Daher ist es empfehlenswert, Blüten, Blätter und Stängel zu verwenden (siehe das Rezept von Maria Treben). Auch Krünitz setzt die Blätter der Ringelblume ein, um »die verhärteten Ränder in den Geschwüren« zu behandeln. In den Wurzeln vermutet die Medizinforschung Stoffe mit antitumoralen Eigenschaften.

Die Ringelblume hat eine ausgezeichnete Verträglichkeit, in Ausnahmefällen kann die Pflanze Dermatitis bei Personen mit Korbblütlerallergien auslösen. Die Folge sind Rötungen, Ausschläge und Juckreiz, die 1–2 Tage nach dem Kontakt mit der Pflanze auftreten. In diesem Fall sollen nur die orangen Zungenblüten (ohne Kelchblätter) für die Herstellung von Ölen und Salben verwendet werden. Bei Kindern und Menschen mit sensibler Haut ist es daher empfehlenswert, einen Verträglichkeitstest an einer kleinen Hautstelle zu machen oder nur die Zungenblüten in Hautpräparaten zu verarbeiten.

WIE WIRKEN DIE RINGELBLUMENSALBEN?

Die Ringelblume wirkt wundheilend, entzündungshemmend und hautregenerierend und kann angewendet werden bei:

- Verletzungen wie Wunden, Hämatomen, Läsionen, Schwellungen, Geschwüre
- Brandverletzungen wie Brandwunden, Sonnenbrand, Strahlungsschäden, auch bei Erfrierungen
- Narben und Rissen wie Operationsnarben, Schwangerschaftsstreifen, Hämorrhoiden, Dammriss, Fersenrisse
- Ekzemen und Juckreiz wie allergische Reaktionen, Insektenstiche, Quaddeln
- Entzündungen wie Akne, Furunkel, Hautreizungen, Abszesse, Tierbisse, Hautinfektionen
- Chronische Erkrankungen wie Psoriasis, Neurodermitis, chronische Schmerzen
- Hauttumoren und schwerwiegenden Hauterkrankungen, Hauttrockenheit bei schuppiger und alternder Haut, Scheidentrockenheit,
- Babypflege bei Windeldermatitis

WIE WERDEN RINGELBLUMENSALBEN ANGEWENDET, WIE LANGE SIND SIE HALTBAR?

Die Salbe wird mehrmals am Tag auf die betroffenen Stellen aufgetragen.
Als Pflaster wird die Salbe 1 cm dick auf eine sterile Mullbinde aufgetragen und mit einem Pflaster auf den zu behandelnden Stellen fixiert. 1- bis 2-mal täglich den Verband wechseln.

Die Salben sind 1 Jahr und länger bei kühler und dunkler Lagerung haltbar. Für die Anwendung ist eine Spatel empfehlenswert.

EINE GUTE RINGELBLUMENSALBE NACH MARIA TREBEN

Eine sehr gute Rezeptur hinterließ die Kräuterkundige Maria Treben: »2 gehäufte Doppelhände Ringelblumen (Blätter, Stengel und Blüten) werden klein geschnitten.

500 g Darmfett vom natürlich gefütterten Schwein oder gutes Schweinefett wird so erhitzt, als ob man Schnitzel backen würde. In dieses heiße Fett gibt man die geschnittenen Ringelblumen, lässt überprasseln, rührt um und zieht von der Herdplatte weg.

Zugedeckt lässt man alles einen Tag stehen. Am nächsten Tag erwärmt man leicht und filtert durch ein Leinentuch in vorbereitete, saubere Gefäße.«

INTENSIVE RINGELBLUMENSALBE NACH GABRIELA NEDOMA

BEI WUNDEN, EKZEMEN UND HAUTGESCHWÜREN

Obwohl es hunderte Rezepturen mit Ringelblumen gibt, ist eine der häufigsten Fragen in meinen Ausbildungen, wie pharmakologisch wirksame und haltbare Ringelblumensalben und -öle hergestellt werden können. Diese »perfekte« Rezeptur für eine konzentrierte und haltbare Ringelblumensalbe entwickelte ich auf Basis der traditionellen Medizin und unterrichte ihre Herstellung auch in meinen Lehreinheiten. Besonders daran ist ein gewisser Anteil an natürliche Feuchtigkeit, wodurch die Wirkstoffe der Ringelblume sehr gut in die Haut einziehen. Die Salbe ist hypoallergen, hat eine ausgezeichnete Verträglichkeit und kann auch Kindern aufgetragen werden.

Ein Glas (500 ml) frische Ringelblumen, kleingeschnitten

500 g Schweineschmalz, Butter, Ziegenfett (Veganer können auch Kokosfett oder Olivenöl verwenden)

50 g Bienenwachs

3 EL Ringelblumentinktur oder Alkohol 40 %

3 EL Wasser

½ TL Natursalz

Alle Zutaten in ein feuerfestes Gefäß füllen.

Erwärmen, bis das Bienenwachs schmilzt und die Pflanzenteile mit dem Pürierstab mixen.

Zum Kochen bringen und 10 Minuten kochen lassen.

Herd abdrehen und den Topf zudecken.

Die Salbe in der Resthitze stehen lassen, bis sie vollständig erkaltet.

Die Salbe erneut zum Kochen bringen und einige Minuten köcheln lassen.

Zudecken, erkalten lassen und die obere Prozedur weitere 1- bis 3-mal wiederholen.

Die fertige Salbe durch ein Tuch oder Feinsieb filtrieren und in Gläser füllen.

Haltbarkeit: 1 Jahr, kühl und dunkel gelagert

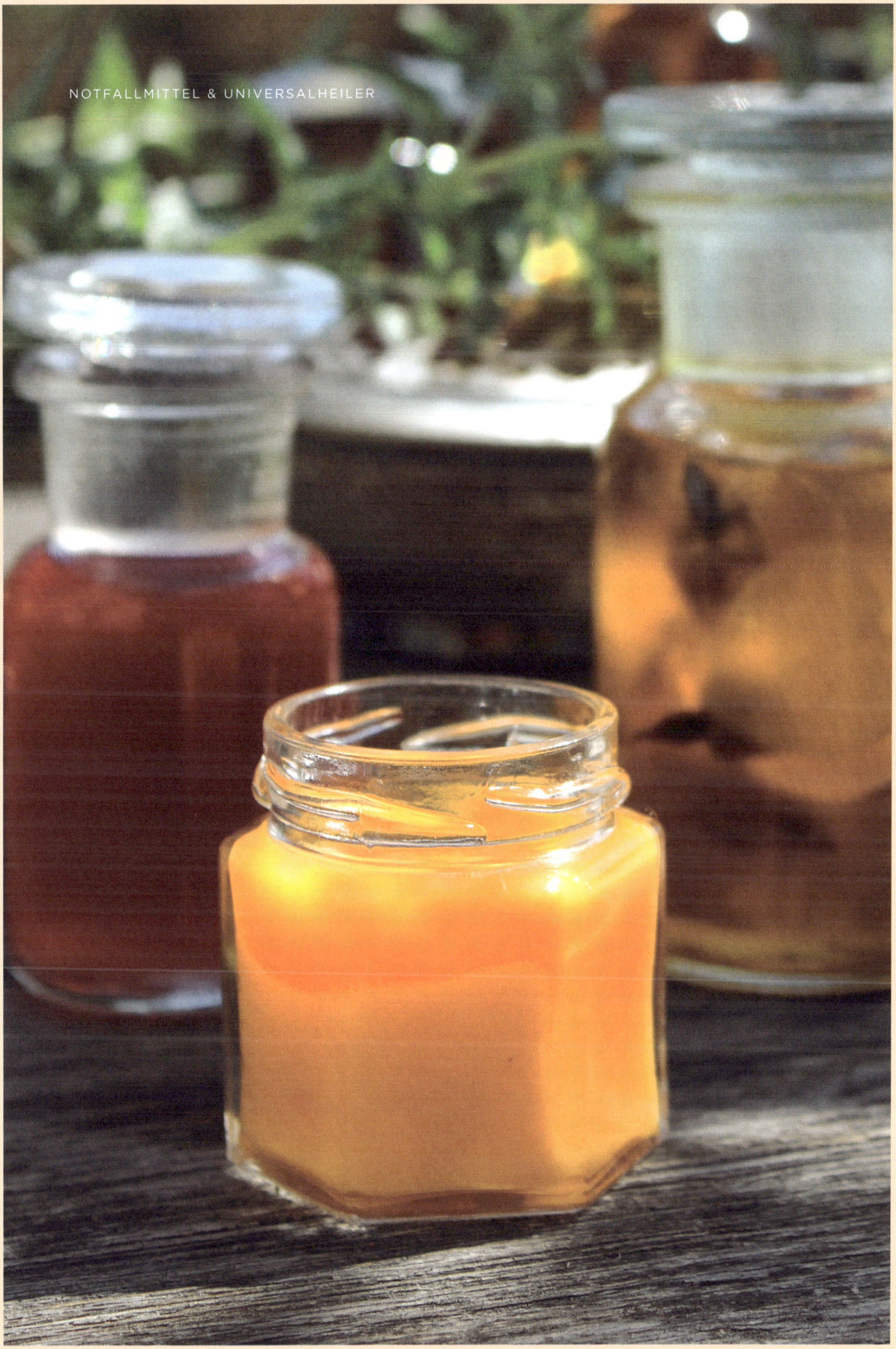

ZIEGENBUTTERSALBE MIT RINGELROSEN NACH RICHARD WILLFORT

GEGEN KREBS, GESCHWÜRE UND WUNDEN

TRADITIONELLE HAUTMEDIZIN

Eine besondere Salbe ist die Ringelrosenbutter – sie gilt als Mittel bei schwer heilenden Wunden und Magenbeschwerden. Madaus schreibt: »In Schlesien werden die Blätter der Ringelblume zerquetscht und mit Ziegenbutter vermengt. So erhält man die berühmte Ringelrosenbutter, die, dem verdorbenen Magen aufgeschmiert, Wunder wirken soll.« Darüber berichtet auch Richard Wilfort in seinem Buch *Gesundheit durch Heilkräuter* und vermerkt: »Die frischen Blüten und Blätter zerquetscht ... auf Wunden (aufgelegt), als Wundsalbe verwendet, (bringt) diese bald zum Abheilen. Diese Salbe heilt selbst krebsartige Geschwüre und Geschwülste ab, wird bei offenen Füßen, Beinfraß (Ulcus cruris), Schenkelgeschwüren und bösen, eiternden, nicht heilenden Wunden mit bestem Erfolg angewendet.«

MODERNE PHYTOTHERAPIE

Wissenschaftliche Belege für die krebshemmende Wirkung der Ringelblume sind relativ neu, wenn auch vielversprechend. Eine 2018 erschienene Studie stellte fest: »Extrakte und isolierte Verbindungen haben ein zuverlässiges Potenzial bei der Krebstherapie, sowohl in der Behandlung als auch in der Palliativversorgung gezeigt.« Zudem wurden in Tierversuchen chemopräventive, antitumorale und antimetastatische Effekte festgestellt, wie auch eine Hemmung des Tumorwachstums um 60 % und eine um 43 % verlängerte Lebensdauer der Tiere. Ebenfalls zeigt die Ringelblume in einer aktuellen Studie eine hautschützende Wirkung gegenüber den toxischen Effekten durch Strahlung bei Krebstherapien (Radiotoxizität).

Umso bemerkenswerter ist, dass die traditionelle Naturheilkunde die krebshemmende Wirkung der Ringelblume schon lange dokumentiert. Der Arzt Gerhard Madaus sammelte in seinem Standardwerk *Lehrbuch der biologischen Heilmittel* (1938) einige dieser Zeugnisse. Er verweist auf Mattioli, der die Ringelblume als *Herba Cancri* (Cancer = Krebs) beschreibt, sowie auch auf die Bezeichnung *Verrucaria* (lat. *verucula*), mit der eine Pflanze gegen Warzen und Hautgewächse bezeichnet wird. Er führt fort: »Durch die Arbeiten des schwedischen Arztes J. P. Westring (*Erfahrungen über die Heilung der Krebsgeschwüre*, aus dem Schwedischen von Sprengel übersetzt 1817.) … wurde die Aufmerksamkeit der Ärzte wieder auf die Ringelblume als Mittel gegen Krebs und ansteckende Krankheiten gelenkt.« Westring verwies auf Überlieferungen aus dem 17. und 18. Jahrhundert und verwendet einen »Aufguss zu Spülungen bei Uteruskrebs, peroral verordnete er gleichzeitig ein Extrakt der Ringelblumen«. Sebastian Kneipp wendet die mit Schmalz zubereitete Ringelblumensalbe aus Blättern und Blüten gegen Geschwüre, die »bösartig und giftig aussehen« an. Christoph Wilhelm Hufeland beschreibt sie ebenfalls als Mittel gegen Krebs.

ZIEGENBUTTERSALBE MIT RINGELROSEN NACH RICHARD WILLFORT

1 Glas (200 ml) mit Ringelblumen (Blüten und Blätter, kleingeschnitten)
300 g Ziegenbutter

Ziegenbutter in einen Topf füllen und warm werden lassen, bis sie flüssig wird.

Ringelblumen zugeben und umrühren.

Für eine intensivere Extraktion sollen die Ringelblumen vorab mit 2 EL Alkohol im Mörser zu einer Paste verrieben werden (der Alkohol verhindert die Oxidation und verbessert die Extraktion).

Die gemörserten Pflanzenteile zur Ziegenbutter geben.

Auf dem Herd auf kleinster Stufe 1 Stunde ziehen lassen.

Die Ringelrosensalbe filtrieren, Rückstand gut auspressen.

Die fertige Salbe in Gläser füllen und kalt werden lassen.

Wirkung: Nach Richard Willfort wundheilend, entzündungshemmend und hautregenerierend bei Hauterkrankungen wie Geschwüren, Geschwülsten, Ekzemen, Wunden und Hautverletzungen.

Anwendung: Bei Magenbeschwerden die Salbe im Magenbereich sanft einmassieren. Bei Hauterkrankungen die Salbe mehrmals täglich auf die betroffenen Stellen auftragen. Als Pflaster ca. 1 cm dick auf eine sterile Mullbinde auftragen und auf die betroffenen Stellen binden. 1- bis 2-mal täglich den Verband wechseln. Für die Verwendung eine Spatel benutzen.

Haltbarkeit: 1 Jahr im Kühlschrank haltbar.

Kodiyan, J., & Amber, K. T.: A Review of the Use of Topical Calendula in the Prevention and Treatment of Radiotherapy-Induced Skin Reactions, 2015

Arora, D. et al.: A review on phytochemistry and ethnopharmacological aspects of genus Calendula. (2013)

JOHANNISKRAUT: ARNIKA DER NERVEN

WUNDHEILPFLANZE UND WUNDERPFLANZE

»Seine Tugend kann gar nicht beschrieben werden, wie groß sie eigentlich ist und gemacht werden kann ... Es ist nicht möglich, dass eine bessere Arznei für Wunden in allen Ländern gefunden wird.« Hinter dieser euphorischen Beschreibung der wundheilenden Wirkung des Johanniskrauts (*Hypericum perforatum*) steckt kein anderer als der Arzt und Alchemist Theophrastus Bombast von Hohenheim, besser bekannt als Paracelsus, der es bei Quetschungen, Kontrakturen (steife Gelenke) und Wunden empfiehlt.

Mit seinem Urteil steht Paracelsus nicht allein da. Bereits in der Antike beschrieb Dioskurides dsas Johanniskraut als Mittel gegen Feuerbrandwunden. Im Mittelalter beschreibt es Konrad von Megenberg als reinigend bei Geschwüren und Giften und Mattioli erkennt die blutstillende, wundheilende und schmerzlindernde Wirkung der Pflanze. Berücksichtigt man auch die Überlieferungen der Volksmedizin, demnach Johanniskraut nicht nur Erkrankungen, sondern selbst den Teufel durch seine Kraft vertreiben kann, lässt sich nun sagen, dass Johanniskraut ein großer Hautheiler der traditionellen Weltmedizin ist.

Mehr als 50 Indikationen sind in der traditionellen Medizin dokumentiert, einen kurzen Überblick gibt Madaus: Schwellungen, Ischia, Hexenschuss, Blutungen, Gicht, Verrenkungen, Brüche, Verschleimungen der Lunge, Neuralgien, ausbleibende Menstruation, Ulcus cruris, Bronchial-Katarrhe, Schleimhautreizungen, Halsschmerzen, Hämorrhoiden, Läsionen, Quetschungen, Trauma, Schlaflosigkeit, Rheumatismus, steife Gelenke u.a.

Wirkstoffe und Wirkstoffmechanismen

Als Arzneipflanze hat Johanniskraut eine synergetische Wirkung, bedingt durch einen Komplex an Phytochemikalien: Hypericine (Antrachinon-Derivate, etwa 1,5 %), Hyperforin (Phloroglucin, 2 % in Blüten,

4 % in Früchten) und Antioxidanzien (bis zu 4 % Flavonoide). Der rote Farbstoff Hypericin ist ein effektiver Dopaminhemmer, fördert Entspannungszustände und reduziert Depressionen. Darüber hinaus besitzt Hypericin antivirale Eigenschaften. Im Hinblick auf seine photosensibilisierende Wirkung, bei Verwendung der ganzen Pflanze, sind Nebenwirkungen kaum zu erwarten. Erst in hohen Konzentrationen und bei der Verwendung des Hypericins als Monosubstanz ist eine phototoxische Wirkung möglich.

Durch seine photosensibilisierende Wirkung bewirkt Hypericin den Tumorzelltod (u. a. bei Hautkrebs) und die Tumorschrumpfung und aktiviert die Immunantwort gegenüber Krebszellen. Bestätigt sind Kreuzrektionen der Johanniskraut-Präparate mit einer Reihe an Medikamenten, deren Wirksamkeit sie herabsetzen können, durch Aktivierung mancher Proteinarten in der Leber. Die genauen Wirkungsmechanismen des Hypericins sind bis heute nicht restlos geklärt. Auch Hyperforin unterstützt aktiv die antidepressive Wirkung des Johanniskrauts und verfügt über antibakterielle, antikanzerogene, wundheilende und antivirale Eigenschaften. Die Medizinforschung attestiert Hyperforin eine zentrale Rolle für die antidepressive Wirkung des Johanniskrauts – seine stimmungsaufhellende Wirkung beruht auf der Regulation des aus dem Gleichgewicht geratenen Neurotransmitterstoffwechsels (Serotonin, Noradrenalin und GABA bei Hyperforin).

Arzneipflanze mit anerkannter Wirkung

Zahlreiche Forschungsarbeiten untersuchten in den letzten Jahrzehnten die Wirkungsmechanismen des Johanniskrauts. Am besten erforscht ist die neuromodulierende Wirkung von Johanniskraut bei der Behandlung von Depressionen, und vergleichbare Resultate zeigen es als modernes Antidepressivum. Auch seine schmerzreduzierende Wirkung nach Verletzungen und Operationen scheint auf einer neuromodulierenden Wirkung zu beruhen. Wissenschaftlich belegt ist die wundheilende Wirkung von Johanniskraut, die durch die Stimulation der Kollagenproduktion zu

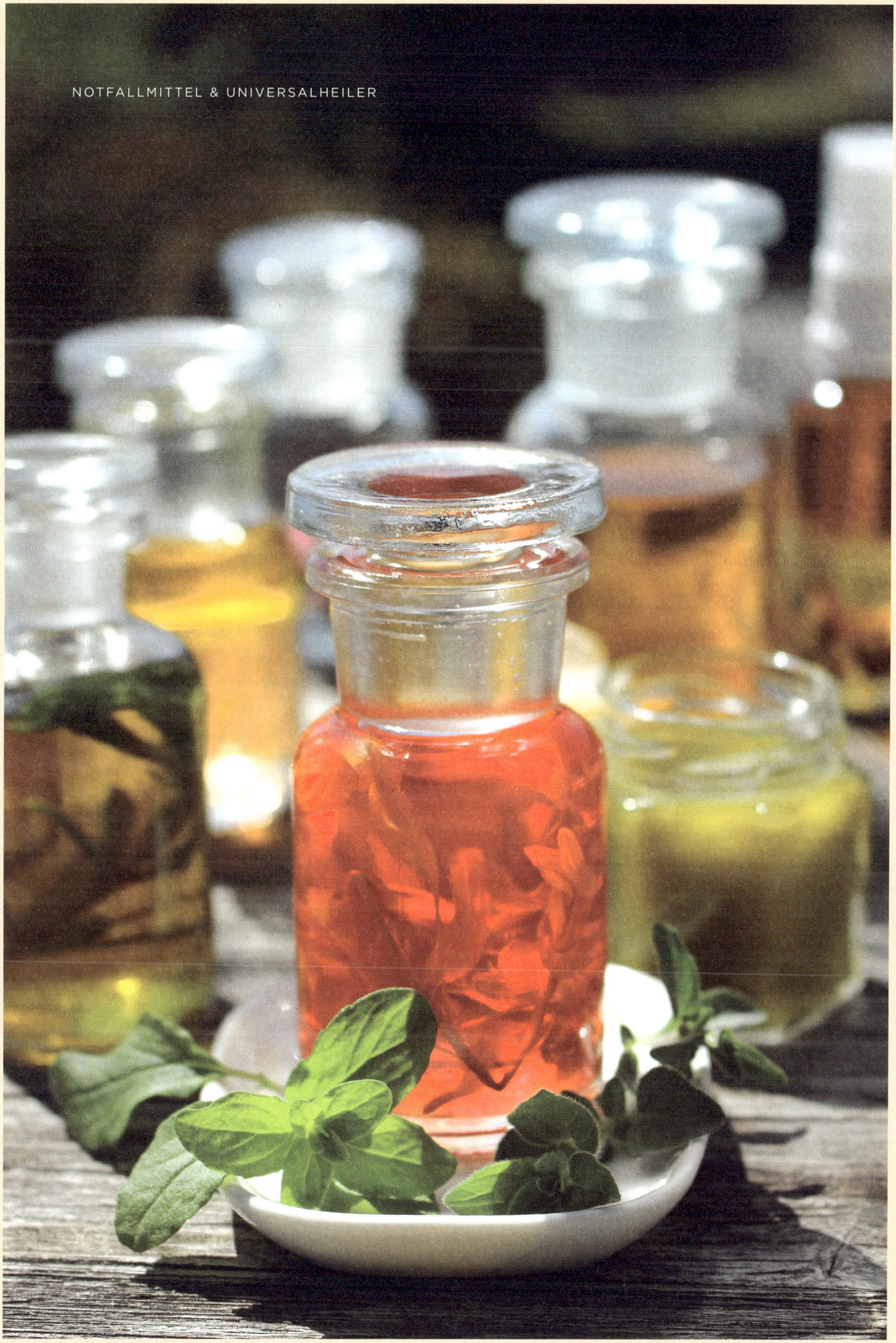

einer schnelleren Reepithelisierung (Neubildung eines Teils der Haut bei der Wundheilung) von Wunden führt.

2018 erstellte die European Medicine Agency (EMA) eine umfangreiche Bewertung der Johanniskraut-Präparate. Sie empfiehlt die Arzneipflanze als »*well-established use*« (gut etablierte Anwendung) und zieht das Fazit, dass Johanniskraut: »in der Volksmedizin eine lange Tradition bei der Behandlung von Stimmungsschwankungen, Angstzuständen, und als Nerventonikum hat. Die kutane Anwendung von Ölpräparaten ist auch aufgrund langjähriger medizinischer Verwendung und Erfahrung plausibel.« Die Photosensibilisierung durch Johanniskraut gehört zu den zentralen Wirkungsmechanismen der Pflanze. Die Phototoxizität des Johanniskrauts tritt bei Menschen hingegen nur selten auf - sofern die Präparate nicht überdosiert werden. Bei Hautanwendungen ist die Verträglichkeit von Johanniskraut sehr gut.

SOLL JOHANNISKRAUT IM DUNKELN EXTRAHIERT WERDEN?

In der modernen Phytotherapie wird die Besonnung des Johanniskrautöls aus zwei Gründen hinterfragt. Einerseits beruhen diese Empfehlungen auf dem Hyperforin-Gehalt der Pflanze, ein nicht photostabiler Wirkstoff. Die These, Johanniskraut sollte aus diesem Grund im Dunkeln extrahiert werden, wird durch aktuelle wissenschaftliche Studien widerlegt. Hyperforin ist zwar ein wichtiger Wirkstoff für die antidepressive Wirkung des Johanniskrauts, allerdings zeigt eine aktuelle Studie, dass seine pharmakologische Wirkung erhalten bleibt, selbst dann, wenn das Hyperforin schrittweise entfernt wird und seine antidepressive Wirkung viel mehr auf eine Synergie aus Hypericin und Flavonoiden zurückzuführen ist.

Butterweck, V. et al.: Step by step removal of hyperforin and hypericin, 2003

Deutsche Apotheker Zeitung: Johanniskraut: Hauptwirkstoff Hyperforin, 1998

Interessant sind auch die Ergebnisse eines italienischen Forscherteams, die die Annahme widerlegte, die Sonneneinwirkung würde zu einer Zerstörung des Hyperforins führen. Entgegen der heute zunehmend verbreiteten Lehrmeinung, Johanniskrautansätze sollen nur kurz oder gar nicht in die Sonne gestellt werden, wurden bei kurzen Extraktionen mit getrockneten Pflanzen die schlechtesten Ergebnisse festgestellt und dass die höchste Konzentration an Hyperforin in einem 28 Tage lang besonnten Öl aus frischen Pflanzen zu finden war.

Isacchi, B. et al.: Analysis and stability of the constituents of St. John's wort oils (...), 2008

JOHANNISKRAUTÖL LANGE ODER KURZ EXTRAHIEREN?

Ein weiterer Einwand gegen die Jahrtausende alte Methode der Sonnenextraktion betrifft die potenzielle Oxidation der Ansätze durch die lange Sonnenexposition. Grundsätzlich ist diese Problematik durch die Zugabe von Vitamin E (Tocopherol) zum Öl vermeidbar, das eine antioxidative Wirkung besitzt. Allerdings selbst ohne Vitamin E bleiben die sonnenbeschienenen Ansätze stabiler, als die moderne Lehrmeinung vermuten lässt. 2016 erschien eine Studie, die das Verhalten von Johanniskraut bei einer Extraktion von 40 Tagen (6 Wochen) in der Sonne untersuchte. Die Anzahl an freien Fettsäuren stieg zwar etwas an, aber die Werte blieben selbst 6 Monate nach der Herstellung des Öls und der Lagerung bei Raumtemperatur stabil. Erst bei 12-monatiger Lagerung bei Zimmertemperatur stiegen die Werte signifikant an.

Arsić, I.: Preparation and Characterization of St. John's Wort Herb Extracts Using Olive, Sunflower and Palm Oils, 2016

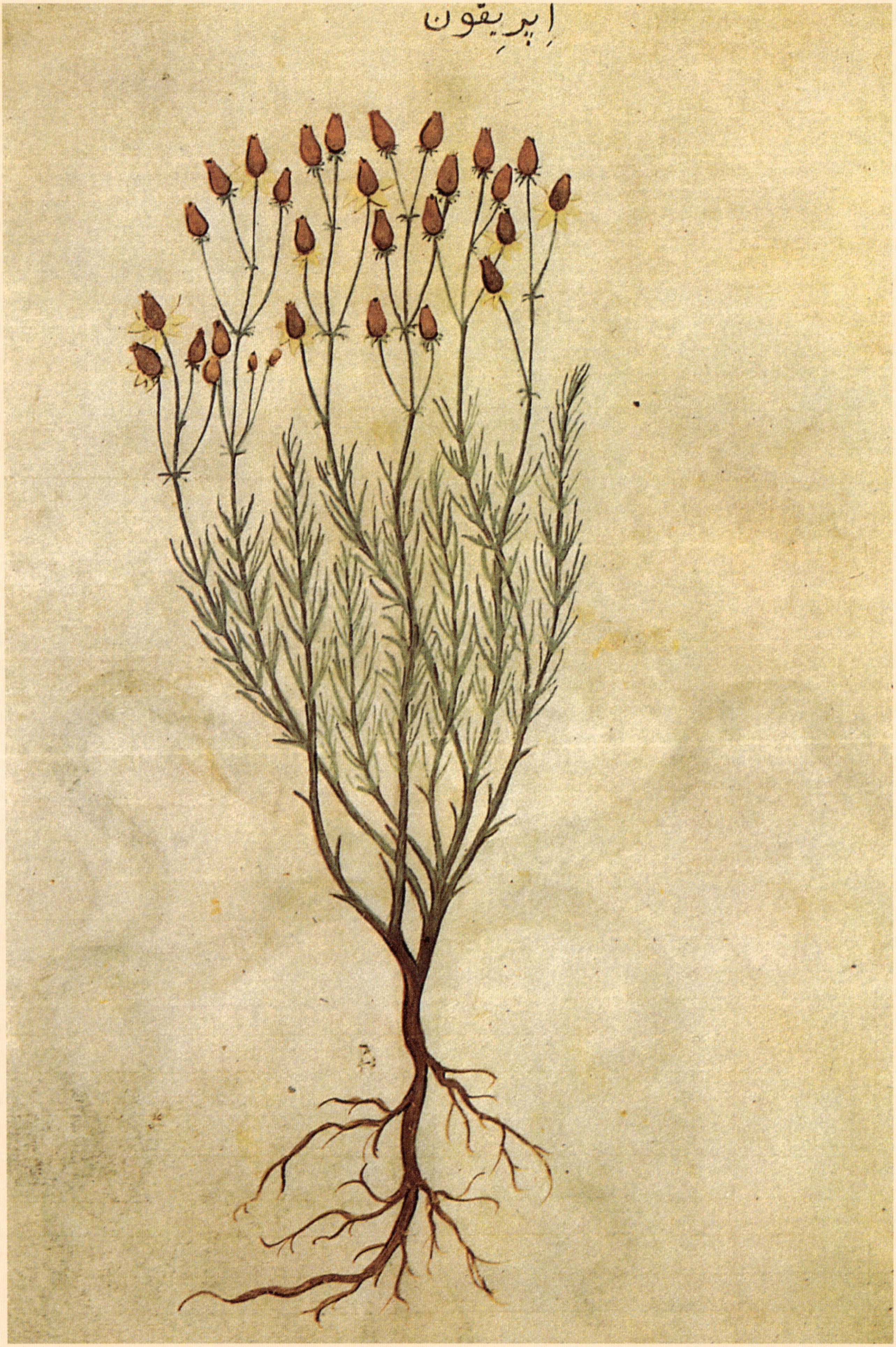
إيرِيقون

JOHANNISKRAUTÖL NACH SEBASTIAN KNEIPP

Die klassische Methode der Volksmedizin ist erdenklich einfach und wurde unter anderem bei Sebastian Kneipp dokumentiert:

---

frische Blüten werden mit Olivenöl übergossen und 6 Wochen in die Sonne oder in die Nähe des Ofens gestellt.

Über dieses Öl schreibt Kneipp: »Das Johanniskrautöl ist ein herrlicher Balsam, der besonders gut bei Schwellungen, Hexenschuss, Gicht, Verrenkungen ist.

In tausend Fällen hilft es rasch und ist das beste Mittel zur Verhütung des Aufliegens bei Kindern, Kranken und bei bettlägerigen alten Leuten.

Linde, K. et al: St John's wort for major depression, 2008

Pharmazeutische Zeitung: Metaanalyse: Johanniskraut wirksam bei Depressionen, 2017

European Medicines Agency: Assessment report on Hypericum perforatum L., herba (Draft), 2018

Deutsche Apotheker Zeitung: Phytopharmaka: Wie Johanniskraut wirkt, 2001

Deutsche Apotheker Zeitung: Johanniskraut: Welcher Bestandteil bestimmt die Wirkung?, 1997

Bachmann, C.: Wirksamkeit eines hochdosierten Johanniskraut-Extraktes bei mittelschweren Depressionen, 2017

Oztürk, N. et al.: Wound-healing activity of St. John's Wort (Hypericum perforatum L.) on chicken embryonic fibroblasts, 2007

Altan, A. et al.: The effect of Hypericum Perforatum on wound healing of oral mucosa in diabetic rats, 2018

Kıyan, S. et al.: Investigation of acute effects of Hypericum perforatum treatment in experimental thermal burns, 2015

Nayak, S. B. et al.: Wound-Healing Potential of Oil of Hypercium perforatum in Excision Wounds of Male Sprague Dawley Rats, 2017

Raak, C. et al.: Hypericum perforatum to improve post-operative Pain Outcome after monosegmental Spinal microdiscectomy (HYPOS), 2018

Galeotti, N.: Hypericum perforatum (St John's wort) beyond depression: A therapeutic perspective for pain conditions, 2017

Bertholf R., Winecker R.: Chromatographic Methods in Clinical Chemistry and Toxicology, Wiley 2007

DAS JOHANNISKRAUTÖL DES NICHOLAS CULPEPERS

Eine weitere Rezeptur hinterließ der Mediziner Nicholas Culpeper. Sein Johanniskrautöl wird am Feuer zubereitet und mit Terpentin und Safran zubereitet:

Nehmen Sie die Spitzen von Johanniskraut vier Unzen (120 g),

ziehen Sie sie drei ganze Tage in ein Pfund altes Öl (370 g), in der Hitze oder der Sonne,

dann drücken Sie sie heraus, wiederholen Sie die Infusion ein zweites oder drittes Mal,

(fügen Sie Wein hinzu und) dann kochen Sie sie, bis der Wein fast verbraucht ist,

drücken Sie sie heraus, und indem Sie drei Unzen Terpentin (90 g) und ein Skrupel (1,3 g) Safran hinzufügen, kochen Sie es ein wenig und bewahren Sie es auf.

JOHANNISKRAUTÖL-KONZENTRAT NACH GABRIELA NEDOMA

UNIVERSALMITTEL BEI WUNDEN, NARBEN, VERLETZUNGEN, SCHMERZEN, SONNENBRAND

»Wie stelle ich ein perfektes Johanniskrautöl her?«, ist eine der am häufigsten gestellten Fragen in meinen Ausbildungen. Besonders bei Johanniskrautöl gibt es unzählige Methoden und zum Teil auch widersprüchliche Informationen, die Verunsicherung stiften können. Sollen nur Blüten oder auch Blätter verwendet werden? Werden die Pflanzen frisch verwendet oder vorher angetrocknet? Soll das Öl in der Sonne oder im Dunkeln extrahiert werden? Muss der Deckel offen bleiben? Wann wird das Kondenswasser vom Deckel abgewischt? Wie oft soll man den Ansatz schütteln? Was tun, wenn die Pflanzenteile aus dem Öl herausragen?

Aus diesem Grund entwickelte ich unter Berücksichtigung der traditionellen Medizin und der aktuellsten wissenschaftlichen Studien eine 100 % sichere Methode. Besonders daran: dieses Verfahren erspart zahlreiche Arbeitsschritte, liefert immer optimale Ergebnisse und eine besonders intensive Extraktion der Pflanzenstoffe.

Sobald der Ansatz hergestellt ist, wird es für die nächsten 4-6 Wochen in die Sonne gestellt. Somit entfallen Schritte wie Schütteln, Deckel abwischen oder das Bewegen der Ansätze. Das Ergebnis: ein intensives Rotöl mit einem hohen Wirkstoffgehalt und einer langen Haltbarkeit.

200 g frische Johanniskrautblüten und -blätter
100 g frische Johanniskrautfrüchte
500 g Olivenöl (oder Mandelöl, Sesamöl, Distelöl)
50 g Alkohol 40 %
Ein Einweckglas mit Glasdeckel und breiter Mündung (ca. 800 ml)
Wahlweise: 5 ml Vitamin E dem Öl zugeben, um die Oxidation des Öls zu verhindern.

Johanniskrautblüten und -Blätter von den Stängeln abziehen.

Pflanzenteile in ein Einweckglas mit Glasdeckel füllen und mit Alkohol übergießen.

Glas verschließen, gut schütteln und 1 Stunde stehen lassen.

Öl zugeben, schütteln und in die Sonne stellen.

2 Wochen stehen lassen, anschließend die Johanniskrautfrüchte zugeben (enthalten viel Hypericin).

Gut schütteln und den Ansatz für weitere 2-4 Wochen in die Sonne stellen.

Johanniskrautöl filtrieren und in eine saubere Flasche füllen.

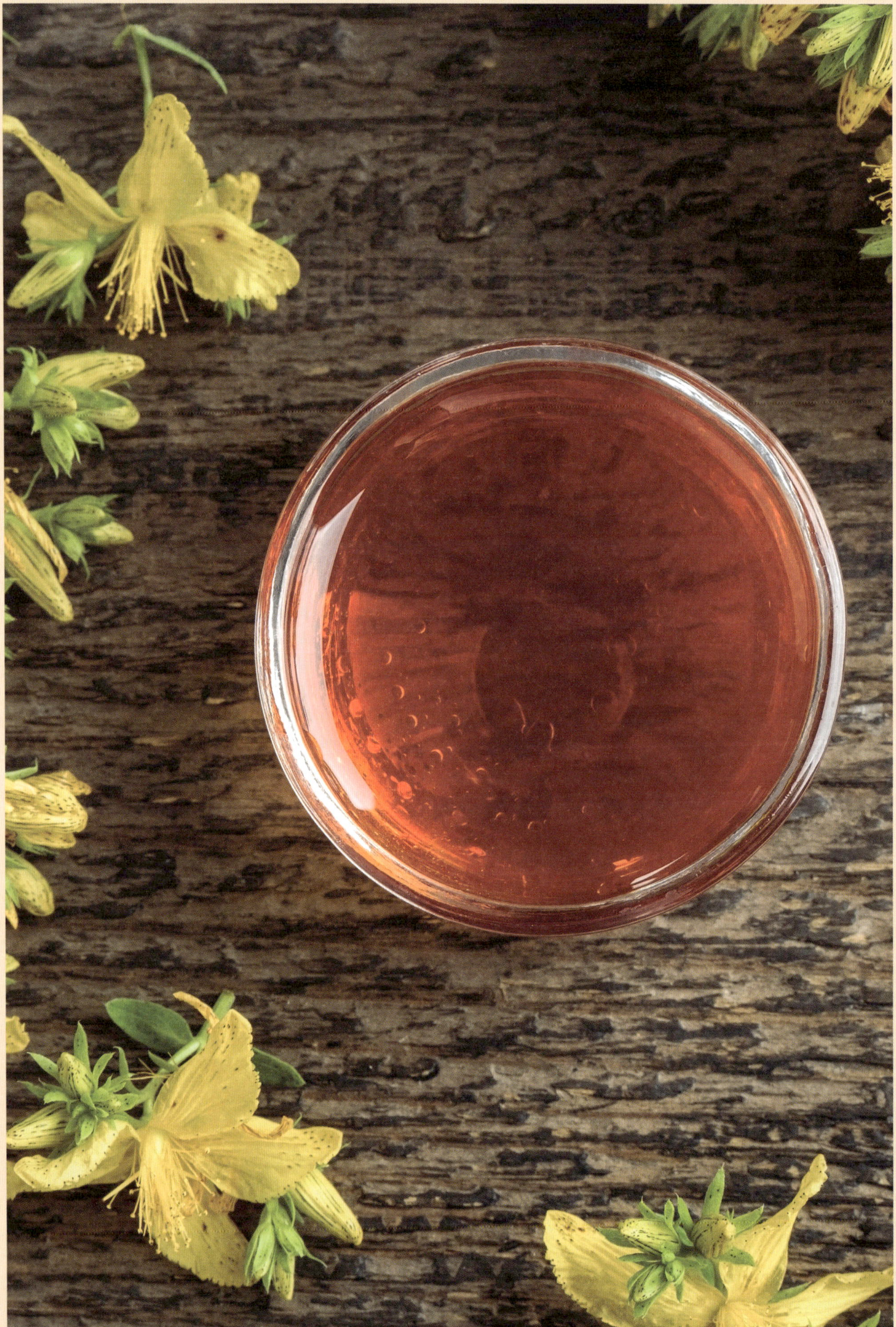

Für die Anwendung sind kleine Sprayflaschen (50 ml) empfehlenswert.

Ergibt ein konzentriertes Rotöl, mit einer intensiven pharmakologischen Wirkung.

Wirkung: Das Öl wirkt wundheilend, hautregenerierend, entzündungshemmend bei Wunden, Narben, Stichen, Schnittverletzungen, Verbrennungen, Sonnenbrand, Psoriasis, Neurodermitis, Rheuma, Ekzemen, Abszessen, Juckreiz, Ausschlag, Schmerzen und hat auch eine stimmungsaufhellende Wirkung bei Depressionen.

Anwendung: Dermal in lokalen Anwendungen das Öl 2- bis 4-mal täglich auf die betroffenen Stellen auftragen und sanft einmassieren. Bei Schmerzen das Öl auf eine sterile Mullbinde auftragen, auf den zu behandelnden Stellen fixieren und über Nacht einwirken lassen. Als Antidepressivum das Öl 1- bis 2-mal täglich großflächig auf Rücken, Bauch, Brust, Hände und Füße auftragen. Zusätzlich kann auch 1 EL Öl eingenommen werden. Die Wirkung stellt sich nach etwa 4 Wochen ein.

Bitte beachten: Bei der Einnahme von Medikamenten, Antibabypille, Antidepressiva, Immunsuppressiva, in der Schwangerschaft und Stillzeit sollte die Anwendung der Pflanze vorab mit einem Arzt oder Therapeuten besprochen werden. Achten Sie darauf, während Johanniskrauttherapien keine intensiven Sonnenbäder vorzunehmen, besonders wenn Sie ein heller Hauttyp sind. Nebenwirkungen sind bei Johanniskraut zwar selten, können aber nicht ausgeschlossen werden – in diesem Fall ist das Öl sofort abzusetzen.

Haltbarkeit: 1 Jahr, kühl und dunkel gelagert.

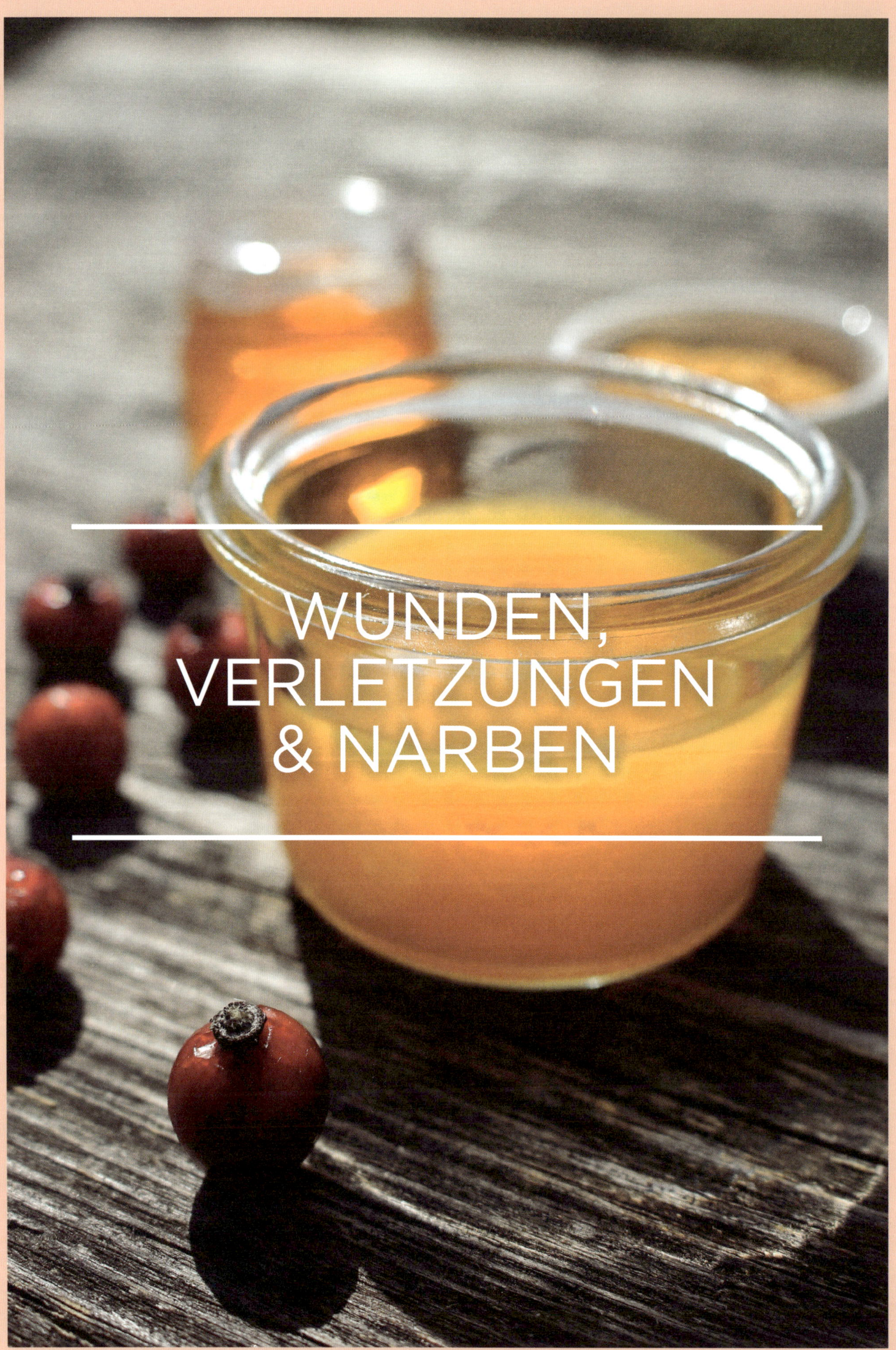

WUNDEN, VERLETZUNGEN & NARBEN

NARBENSALBE MIT HAGEBUTTEN

WIRKT BEI NARBEN, HAUTALTERUNG, DERMATITIS, HAUTGESCHWÜREN, ENTZÜNDETEN GELENKEN, RHEUMA, ARTHRITIS

TRADITIONELLE HAUTMEDIZIN

Die Rose (*Rosa*) ist eine der wichtigsten Hautpflanzen der traditionellen Medizin. Blütenknospen und Blüten wurden bereits in der Antike für die Zubereitung von Ölen, Salben und Bädern verwendet. Auch Blätter, Rinde und Wurzeln sind durch ihre kühlende und adstringierende Wirkung bewährte Mittel bei Hautentzündungen, Geschwüren oder Wunden. Selten hingegen sind Erwähnungen der Hagebutte als Hautmittel in der Medizingeschichte, obwohl die Begriffe Hagebutte und Hundsrose (*Rosa canina*) auf ihre Hautanwendung verweisen könnten.

MODERNE PHYTOTHERAPIE

Aktuelle wissenschaftliche Studien attestieren der Hagebutte antioxidative, antirheumatische, antiarthritische, antimikrobielle, antidiabetische, entzündungshemmende und antitumorale Eigenschaften. Der Wirkungsmechanismus der Hagebutte ist komplex und beruht auf einzigartigen Synergieeffekten zwischen Polyphenolen, den Vitaminen C, E, B und Carotinoiden. In dermalen Anwendungen zeigt das Hagebuttenkernöl einen signifikant besseren Wundheilungsverlauf, eine schnellere Narbenbildung und Reepithelisierung. Eingenommen führt die Hagebutte zu einer Verbesserung von Hautbeschwerden bei atopischer Dermatitis, Neurodermitis oder Lichtalterung.

Für die Narbensalbe sollten getrocknete und pulverisierte Hagebutten verwendet werden, um die Wirkstoffe aus den aufgebrochenen Kernen freisetzen zu können. Die Herstellungsmethode dieser Salbe gewährleistet eine intensive pharmakologische Wirkung. Die Gattung *Rosa* besteht aus rund 100 Arten, von *Rosa canina* bis zur Apothekerrose *Rosa gallica* und für diese Salbe können Hagebutten aller Rosenarten verwendet werden – vorausgesetzt die Pflanzen sind naturbelassen und nicht mit Pestiziden belastet.

NARBENSALBE MIT HAGEBUTTEN

50 g Hagebuttenpulver (getrocknete und pulverisierte Hagebutten)
300 g Sesamöl (oder andere Ölarten)
30 g Bienenwachs
Je 50 ml Wasser und Alkohol 40 %

Alle Zutaten in einen Topf füllen und zum Kochen bringen.

Die Salbe 10 Minuten köcheln lassen, während des Kochvorgangs ab und zu bis zum Boden rühren, um das Anhaften der Pflanzenteile zu verhindern.

Temperatur reduzieren, zudecken und die Salbe über Nacht
erkalten lassen.
Am nächsten Tag die Salbe zum Kochpunkt bringen und ein paar Minuten köcheln lassen.

Die fertige Salbe durch ein Feinsieb filtrieren und in Gläser füllen.

Wirkung: Die Hagebuttensalbe wirkt wundheilend, antiinflammatorisch, antioxidativ und hautregenerierend bei Narben, Wunden, Ekzemen, Hautentzündungen, Akne, Hautirritationen, Lichtschäden, Alterungsprozessen, entzündeten Gelenken, Rheuma, Arthrose.

Anwendung: Die Salbe auf die betroffenen Stellen dünn auftragen und sanft einmassieren. Zur Verbesserung der Hautbeschaffenheit kann die Salbe auch als tägliche Gesichts- und Handpflege verwendet werden. Für die Anwendung eine Spatel verwenden.

Haltbarkeit: 1 Jahr.

Mármol, I. et al.: Therapeutic Applications of Rose Hips from Different Rosa Species, 2017

Cavalcante, L. et al.: Healing incisional surgical wounds using Rose Hip oil in rats, 2017

Valerón-Almazán, P.: Evolution of Post-Surgical Scars Treated with Pure Rosehip Seed Oil, 2015

ERSTE-HILFE-ÖL MIT WEGERICH

BEI WUNDEN, VERBRENNUNGEN UND DERMATITIS

MODERNE PHYTOTHERAPIE

Über 200 Arten zählt die Familie der Wegeriche (*Plantago*), darunter mehrere potente Arzneipflanzen wie Spitzwegerich (*P. lanceolata*) und Indischer Wegerich (*P. psyllium*). Der bescheidene Breitwegerich (*P. major*) ist der Hautexperte der Pflanzenfamilie und eine Notfallpflanze für Blutungen, Juckreiz und Wunden. Auch Spitzwegerich unterstützt die Wundheilung, wie Pfarrer Sebastian Kneipp schrieb: »*Wie mit Goldfäden näht der Wegerich den klaffenden Riss zu und wie an Gold nie Rost ansetzt, so flieht dem Spitzwegerich jede Fäulnis.*« Tatsächlich geht die wundheilende Wirkung des Breitwegerichs aus von einem Gemisch an Phytochemikalien wie Iridoidglycosid Aucubin, Gerbstoffe, Polysaccharide, Chlorophyll, Mineralstoffe und Polyphenole, darunter Plantamajosid.

Zudem wurde Wegerich eine antikanzerogene Wirkung nachgewiesen durch seinen hohen Gehalt an Flavonoiden (Luteolin, Apigenin, Hispidulin und Baicalein), die Krebszellen zum Absterben bringen und zytotoxisch gegen Adenokarzinome (Brustkrebs) wirken können.

Plantago-Arten werden in der modernen Phytotherapie auch zur Behandlung von Pilz- und Virusinfektionen, wie auch gegen MRSA-Bakterien wie *Pseudomonas aeruginosa*, *Staphylococcus aureus* oder *Escherichia coli* angewendet. Die Wirkung von Breitwegerich in der Bekämpfung von Pilzen wie *Candida albicans* ist vergleichbar mit jener moderner Antimykotika.

TRADITIONELLE HAUTMEDIZIN

Bereits der Arzt Antonius Musa (1. Jh. v. C.) beschrieb Wegerich als Heilmittel bei Wunden, Geschwüren, Eiterungen, Blutungen, Giften, Bissen, Schmerzen, Geschwulsten und Fisteln. Auch für Dioskurides sind Wegeriche heilsam bei »fressenden Geschwüren, Karbunkeln (eitrige Hautinfektion), … Feuerbrandwunden, Geschwülsten, Drüsen an den Ohren, an der Scham und am Halse … (sie) vernarben alte und ungewöhnliche Geschwüre und heilen bösartige Geschwüre, verbinden auch die Wundränder.« Diese Überlieferungen sind insofern interessant, da eine 2018 erschienene iranische Studie die tradierten Anwendungen von Breitwegerich wissenschaftlich untersuchte und zahlreiche Übereinstimmungen fand. Dazu gehört seine Anwendung bei tiefen Wunden, Verbrennungen, Karbunkeln, Ekzemen, Herpes, Urticaria, Furunkeln, Fieber, Entzündungen und Schwellungen.

Sammeln und Verarbeiten von Wegerich

Für dieses Rezept kann sowohl Breit- als auch Spitzwegerich verwendet werden. Junge und gesunde Blätter sammeln, waschen und abtropfen lassen. Die Pflanzenteile werden frisch (nicht wie oft empfohlen angewelkt) verarbeitet, da die wundheilenden Stoffe Feuchtigkeit für die Extraktion brauchen. Aus diesem Grund wird auch etwas Alkohol dem Öl zugesetzt.

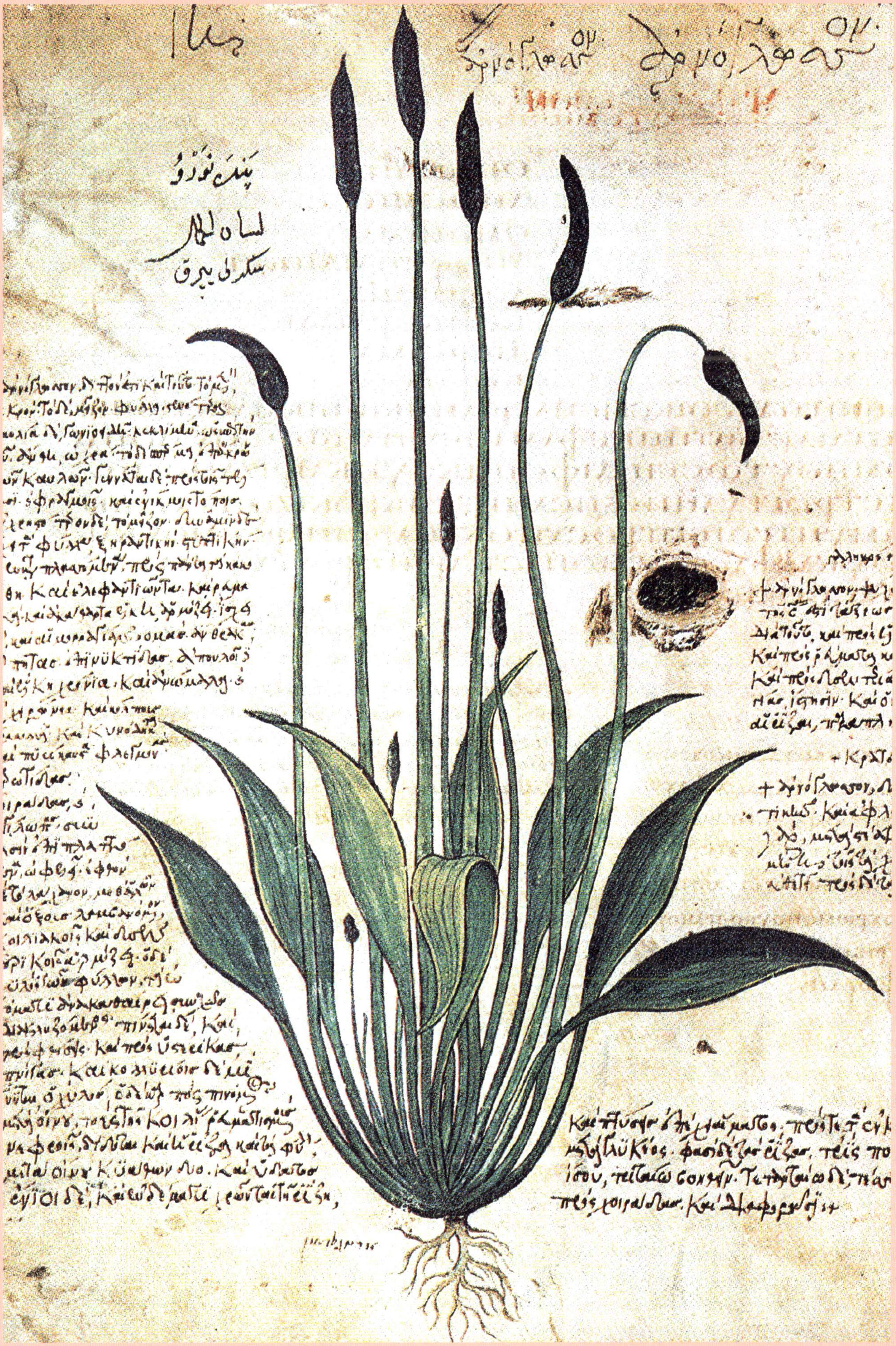

ERSTE-HILFE-ÖL MIT WEGERICH

100 g frischer Wegerich
200 g Olivenöl
2 EL Alkohol 40 %

Alle Zutaten in den Blender geben und mixen.

Den Ansatz über Nacht in einem verschlossenen Glas aufbewahren.

Am nächsten Tag das Öl durch ein Feinsieb filtrieren.

Falls notwendig ein zweites Mal durch ein Tuch oder Teefilter filtrieren, um alle Trübstoffe zu entfernen.

Das Öl in eine Flasche füllen, kühl und dunkel aufbewahren.

Für die Anwendung eine kleine Menge in eine Sprühflasche aus Glas (50 ml) füllen.

Wirkung: Wundheilend, entzündungshemmend und hautregenerierend bei Verletzungen, Schnitten, Wunden, Geschwüren, Blutungen, Geschwülsten, Ekzemen.

Anwendung: Das Öl täglich auf die betroffenen Stellen sprühen, bis zum Abklingen der Beschwerden.

Haltbarkeit: 6 Monate, kühl und dunkel gelagert.

Najafian, Y. et al.: Plantago major in Traditional Persian Medicine and modern phytotherapy (...), 2018

Adom, M. B. et al.: Chemical constituents and medical benefits of Plantago major, 2017

ANTITRAUMA-HEILSALBE MIT ARNIKA

BEI VERLETZUNGEN UND PRELLUNGEN

MODERNE PHYTOTHERAPIE

Ihr Volksname »Berg-Wohlverleih« verweist bereits auf die große Bedeutung von Arnika (*Arnica montana*) in der Naturapotheke. Ähnlich wie Beinwell ist Arnika eine arzneiliche Traumapflanze und dient nach der Kommission E der äußerlichen Anwendung bei Verletzungen wie Hämatomen, Distorsionen, Prellungen, Quetschungen, Frakturödemen; außerdem bei rheumatischen Muskel- und Gelenksbeschwerden, Entzündungen der Schleimhäute von Mund- und Rachenraum, Furunkulose und Entzündungen als Folge von Insektenstichen; oberflächliche Venenentzündungen. In Arnika wurden über 150 biologisch aktive Stoffe nachgewiesen, darunter Sesquiterpenlactone (Helenalin, Dihydrohelenalin), Flavonoide, Carotinoide, ätherische Öle, Cumarine und Schleimstoffe.

TRADITIONELLE HAUTMEDIZIN

Über Arnika schreibt Tabernaemontanus: »Wo sie sich dann verletzt haben / empfinden sie an dem verletzten Ort großen Schmertzen / auff zwo oder drey Stundt / und werden also kuriert.« Die wissenschaftlich anerkannten Anwendungen sind ident mit jenen der traditionellen Medizin. Unterschiede gibt es bei der Einnahme, von der heute abgeraten wird. In der Volksmedizin findet die Pflanze Anwendung nach Operationen, bei Schmerzen, Rheuma, Stürzen oder Zahnextraktionen. Im Alpenraum wird die Arnika-Salbe traditionell mit Schweinefett (auch mit Butter oder Ziegenfett) hergestellt, gekocht und ziehen gelassen.

Bitte beachten: In montanen Regionen ist Arnika in der Regel geschützt und darf nicht gesammelt werden - als Alternative empfiehlt sich getrocknete Arnika im Fachhandel zu kaufen. Wer dennoch die Möglichkeit hat, selbst Arnika zu sammeln, soll den Blütenboden nach Insekten untersuchen und diese vorsichtig entfernen.

ANTITRAUMA-HEILSALBE MIT ARNIKA

1 Glas (200 ml) mit Arnikablüten (frisch, kleingeschnitten)
250 g Schweineschmalz oder Butter
2 EL Alkohol 40 %
20 g Bienenwachs

Alle Zutaten in ein feuerfestes Gefäß füllen.

Erwärmen, bis sich Fett und Bienenwachs verflüssigen.

Mit dem Pürierstab mixen und die Salbe zum Kochen bringen.

Die Salbe 10 Minuten kochen lassen, Topf zudecken und über Nacht ziehen lassen.

Am nächsten Tag die obere Prozedur wiederholen (zum Kochpunkt bringen, abdrehen, zudecken und erkalten lassen.)

Am 3. Tag die Salbe erneut zum Kochen bringen und durch ein Feinsieb filtrieren.

Die fertige Heilsalbe in Gläser füllen und erkalten lassen.

Wirkung: Universalsalbe bei Hämatomen, Verletzungen, Prellungen, Schmerzen, Quetschungen, Gelenkschmerzen, rheumatischen Beschwerden, Verstauchungen.

Anwendung: Bei Verletzungen mehrmals täglich die Salbe auf die betroffenen Stellen auftragen und einziehen lassen.

Haltbarkeit: 1 Jahr, kühl und dunkeln lagern.

Iannitti, T. et al.: Effectiveness and Safety of Arnica Montana in Post-Surgical Setting, Pain and Inflammation, 2016

Kriplani, P. et al.: Arnica montana L. – a plant of healing: review, 2017

Final report on the safety assessment of Arnica montana extract and Arnica montana, 2001

WUNDLINIMENT UNGUENTUM AEGYPTIACUM

HEILSALBE BEI INFIZIERTEN UND EITRIGEN WUNDEN UND HAUTGESCHWÜREN

TRADITIONELLE HAUTMEDIZIN

Als Liniment wird in der Pharmakologie eine streichfähige Arzneiform mit geschmeidiger bis halbflüssiger Konsistenz bezeichnet. Die ausgezeichnete Wirkung des Wundliniments Unguentum Aegyptiacum dokumentiert der Arzt Johann Nepomuk Rust in seinem *Theoretisch-practischen Handbuch der Chirurgie* (1834): »Das Präparat wird auf Geschwürflächen angewandt ... und leistet ... vorzügliche Dienste bei ... unreinen, fauligen Geschwüren, mit bleichem, schlaffem, fungosem Grunde, mit wässerig-schleimiger Jaucheabsonderung...« (im Klartext: bei nässenden, eitrigen Geschwüren).

Das Liniment enthält keine Fettgrundlage, sondern Honig und Essig, die ein optimales Milieu für die Wundheilung und die Regeneration verletzten Gewebes schaffen. Unguentum Aegyptiacum hat eine dickflüssige, sirupartige Konsistenz und wird zur Behandlung von Geschwüren, Pilzinfektionen, Eiterungen, Gangränen, Ekzemen und zur Reinigung entzündeter Wunden verwendet. Es kann aber auch bei weniger schwerwiegenden Erkrankungen wie kleinen Wunden, Hautinfektionen oder Entzündungen angewendet werden.

Anmerkung: In der Originalrezeptur wird das Liniment unter Zugabe von Grünspan (Kupferacetat) zubereitet, der eine potenziell toxische Wirkung besitzt. Während des Kochvorgangs zerfällt allerdings das Kupferacetat in Kupfer und Essigsäure, Stoffe mit einer antibakteriellen Wirkung. Nachdem Kupferacetat nicht einfach zu besorgen ist, kann das Liniment auch mit einem scharfen Essig hergestellt werden.

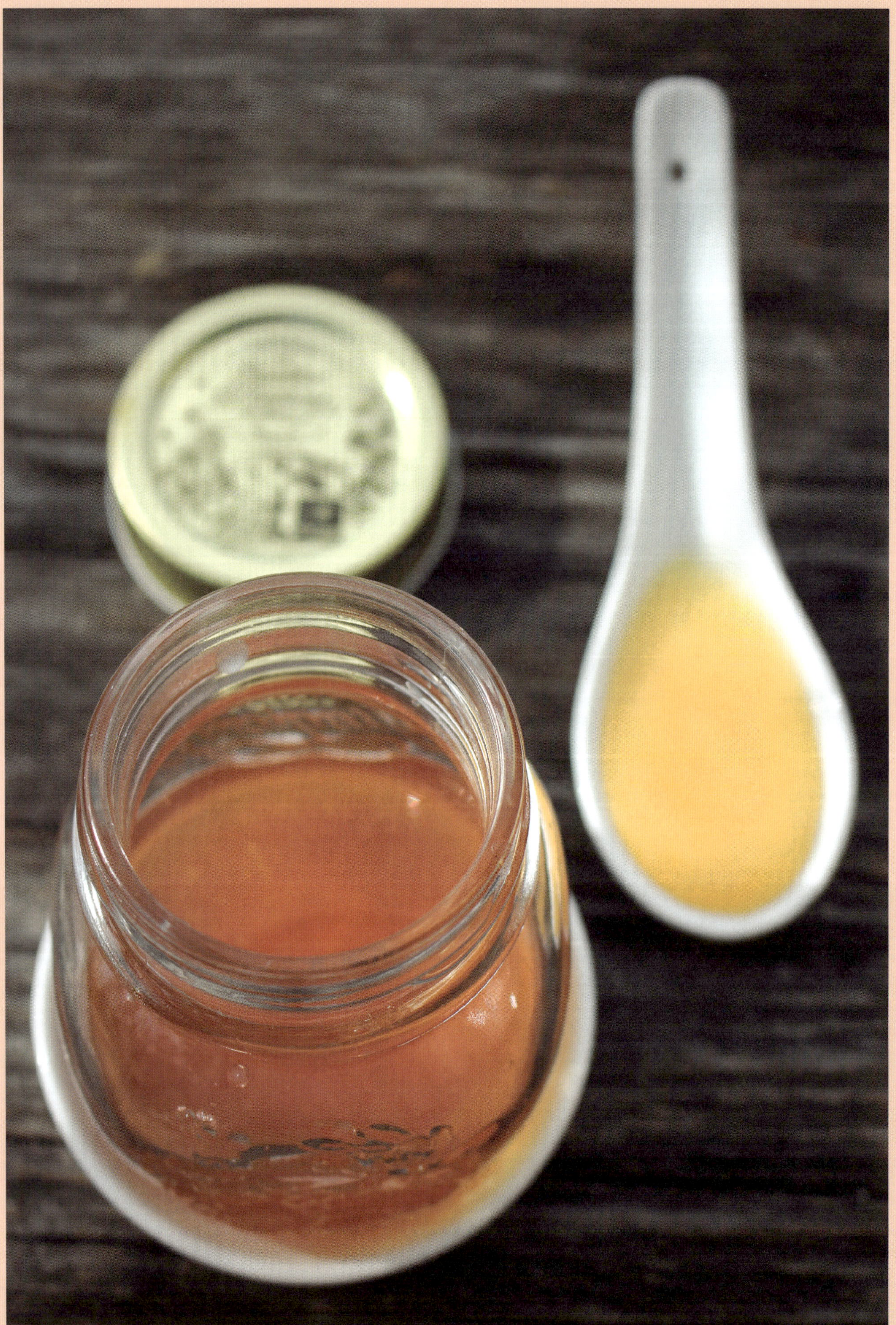

WUNDLINIMENT UNGUENTUM AEGYPTIACUM

300 g Waldhonig

300 g scharfer Essig oder Essigsäure

Falls vorhanden 20 g Grünspan (Kupferacetat)

Grünspan und Essig zum Kochen bringen und auf etwa ein Drittel einreduzieren.

Den eingekochten Essig durch ein Feinsieb filtrieren.

Essig mit Honig vermischen und erneut kochen, bis eine streichfähige Konsistenz entsteht.

Das Wundliniment noch heiß in einen Salbentiegel füllen.

Das Rezept wurde in einer etwas vereinfachten Version aus dem *Lehrbuch der Chemie und Pharmakologie für Ärzte, Thierärzte und Pharmaceuten* von Carl G. H. Erdmann (1841) übernommen. Das Originalrezept: »Linimentum Aeruginis (Unguentum Aegyptiacum) wird auf die Weise bereitet, dass man 2 Unzen (60 g) pulverisierten Grünspan mit 2 Pfund (740 g) Essig kocht, bis etwa 8 Unzen (240 g) Essig übrig bleibt, filtriert, 2 Pfund Mel despumatum (740 g) zusetzt, und die Mischung auf 2 Pfund (740 g) eindampft.« (Historische Maßeinheiten, abgerundet: 1 Unze = 30 g, 1 Pfund = 370 g)

Wirkung: Das Liniment wirkt wundheilend, hautregenerierend und entzündungshemmend.

Anwendung: Zur Versorgung von Wunden das Liniment mit einer Spatel herausnehmen und auf die zu behandelnden Stellen auftragen. Mit einem Pflaster oder einer Auflage abdecken. Bei infizierten Wunden sollte die Behandlung täglich bis zum Abklingen der Beschwerden wiederholt werden.

Haltbarkeit: 3 Jahre bei Zimmertemperatur.

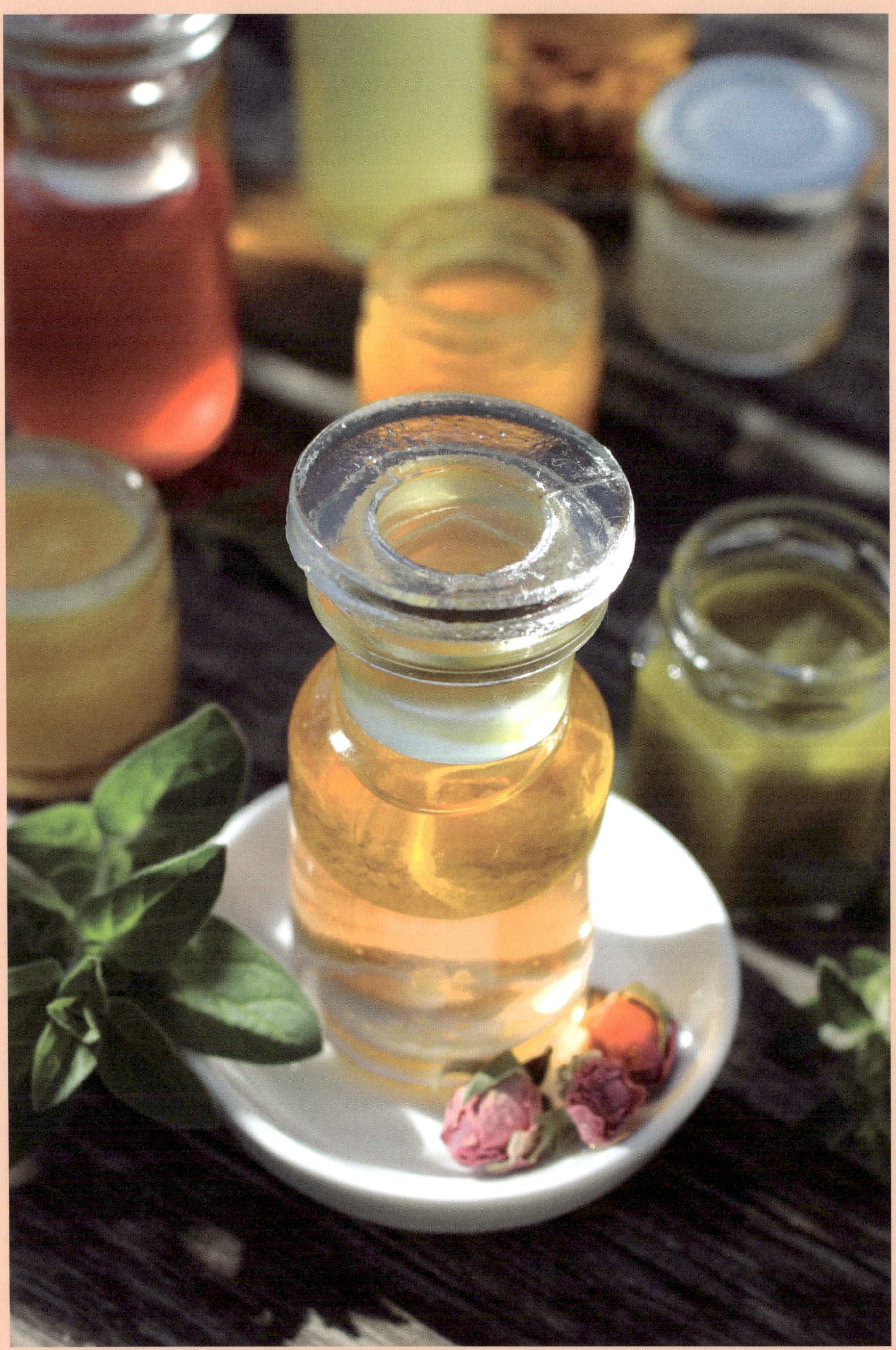

SCHÜTTELLOTION MIT WEIN NACH HILDEGARD VON BINGEN

DESINFIZIERT UND REINIGT WUNDEN, GESCHWÜRE UND EKZEME

TRADITIONELLE HAUTMEDIZIN

In der Beschreibung dieses Wundheilöls lässt Hildegard keinen Zweifel, dass diese Arznei schwerwiegende Hautverletzungen therapieren kann: »Wenn jemand Geschwüre an seinem Körper hat oder von einer Wunde verletzt wurde, dann soll er an reinen und guten Wein ein Drittel Olivenöl geben und [...] wenn das Geschwür oder die Wunde groß ist, den besagten ölversetzten Wein vorsichtig erhitzen und mit ihm ein Leintuch tränken [...] bis jene Fäulnis vermindert wird. Denn die Schärfe des Weines beseitigt jene Fäulnis, das Öl aber heilt. [...] Wenn das Geschwür oder die Wunde jedoch klein ist, soll man eine Feder in den besagten ölversetzten Wein eintauchen und mit der Feder das Geschwür oder die Wunde vorsichtig reinigen, bis jene Fäulnis zurückgeht, denn für solch kleine Geschwüre hat [der Ölwein] unerhitzt hinreichende Kräfte.«

MODERNE PHYTOTHERAPIE

Wein ist eine komplexe Naturarznei. Sein Alkohol- und Säuregehalt wirkt desinfizierend und wundheilend und seine Mineralstoffe fördern die Regeneration der verletzten Hautzellen. Im Wein enthalten sind zudem zahlreiche Antioxidantien wie Polyphenole (Flavonoide, Resveratrol, Anthocyane). Wie eine schwedische Studie nachwies, beschleunigt Resveratrol die Wundheilung und die Regeneration verletzter Haut und besitzt antitumorale, antivirale und gefäßschützende Eigenschaften. Die Medizinforschung attestiert Olivenöl ebenfalls wundheilende Eigenschaften, wie mehrere Studien bestätigen. Olivenöl unterstützt die Hautregeneration bei Geschwüren, reduziert Entzündungen, oxidativen Stress und fördert die Reepithelisierung der Haut.

SCHÜTTELLOTION MIT WEIN NACH HILDEGARD VON BINGEN

1 Teil Olivenöl
2 Teile Rot- oder Weißwein

Olivenöl und Wein in eine Sprühflasche aus Glas füllen.

Vor dem Gebrauch gut schütteln. Olivenöl und Wein vermischen sich wie bei eine Schüttellotion, trennen sie sich aber nach kurzer Zeit wieder.

Wirkung: Die Schüttellotion desinfiziert und reinigt Wunden, unterstützt die Abheilung von Ekzemen und Geschwüren, wirkt entzündungshemmend.

Anwendung: Bei kleinen Wunden das Weinöl mit einer Feder auf die betroffenen Stellen auftragen. Bei großen Hautverletzungen sollte das Mittel erwärmt werden und als Auflage aufgetragen werden. Regelmäßig anwenden, bis die Beschwerden abklingen. Das Wein-Wundheilöl hat eine gute Hautverträglichkeit und kann auch als Tagespflege verwendet werden.

Haltbarkeit: 3 Monate, kühl und dunkel gelagert.

Bråkenhielm, E. et al.: Suppression of angiogenesis, tumor growth, and wound healing by resveratrol, a natural compound in red wine and grapes, 2001

Can Wine Hinder the Wound Healing Process?, 2014

Donato-Trancoso, A. et al.: Olive oil-induced reduction of oxidative damage and inflammation promotes wound healing of pressure ulcers in mice, 2016

WUNDHEILCREME MIT HAUSWURZ

HILFT BEI HAUTVERLETZUNGEN, WUNDEN, SONNENBRAND UND SONNENSCHÄDEN, ENTZÜNDUNGEN, JUCKREIZ, TROCKENER UND RISSIGER HAUT

MODERNE PHYTOTHERAPIE

Hauswurz (*Sempervivum*) hat in der Medizingeschichte bereits seit der Antike eine pharmakologische Bedeutung. Die Pflanze enthält Schleimstoffe, Ameisensäure, Anthocyane, Gerbsäure, Chlorophyll, Polyphenole und fördert die Regeneration des Hautepithels nach Verletzungen. Zudem beruhigt sie verletzte Haut, hat eine sehr gute Verträglichkeit und kann als Pflanze für die tägliche Hautpflege verwendet werden. Hauswurz hat eine ähnliche Wirkung wie Aloe Vera, wobei die Blattrosetten ganz (also ohne Schälen) verarbeitet werden.

TRADITIONELLE HAUTMEDIZIN

In der Volksmedizin des Mittelalters galt Hauswurz als magisch und konnte demnach nicht nur heilen, sondern auch Unglück abwehren. 1545 überliefert die pharmaziekundige Frau des Landesfürsten von Tirol, Philippine Welser, die Rezeptur einer Hauswurzsalbe. »Hauswurz dick einkochen, Arnikasaft dazugeben, ganz wenig Harz und etwas Schweineschmalz zuletzt mitkochen, vom Feuer ziehen und solange verrühren bis alles kalt und steif ist. Die Salbe ist sehr gut bei Verletzungen und frischen Wunden.« Angewendet wurde sie bei Brandverletzungen, Blutungen, Wunden, Hautgeschwüren, Fieber, Quetschungen, Warzen oder Tumoren.

WUNDHEILCREME MIT HAUSWURZ

1 Tasse (100 ml) kleingeschnittene Hauswurzblätter
100 ml Wasser
3 EL Arnikasaft (oder 3 EL Arnikatinktur)
1 TL Harz (Fichtenharz oder andere Harzarten)
100 g Schweineschmalz oder Butter
10 g Bienenwachs

Hauswurzblätter mit etwas Wasser im Mörser verreiben.

Das restliche Wasser zugeben und vermischen.

Hauswurzsaft durch ein Tuch auspressen und in einem Topf auffangen.

Masse zum Kochen bringen und zur Hälfte einreduzieren lassen.

Arnikasaft, Harz, Schweineschmalz und Bienenwachs zum Hauswurzsaft geben.

Köcheln lassen, bis das Bienenwachs schmilzt.

Herd abdrehen und die Masse auf eine handwarme Temperatur abkühlen lassen.

Mit einem Löffel kräftig rühren, bis eine homogene Konsistenz entsteht.

Die Wundheilcreme in einen Tiegel füllen. Kühl und dunkel aufbewahren.

Wirkung: Die Wundheilcreme mit Hauswurz unterstützt die Wundheilung, beruhigt irritierte und verletzte Haut und kühlt bei Schwellungen und Sonnenbrand.

Anwendung: Bei Wunden und Verbrennungen Salbe mit einer Spatel auf die betroffenen Stellen auftragen und sanft einmassieren. Die Prozedur bis zum Abklingen der Beschwerden wiederholen.

Haltbarkeit: 6 Monate, kühl und dunkel aufbewahren.

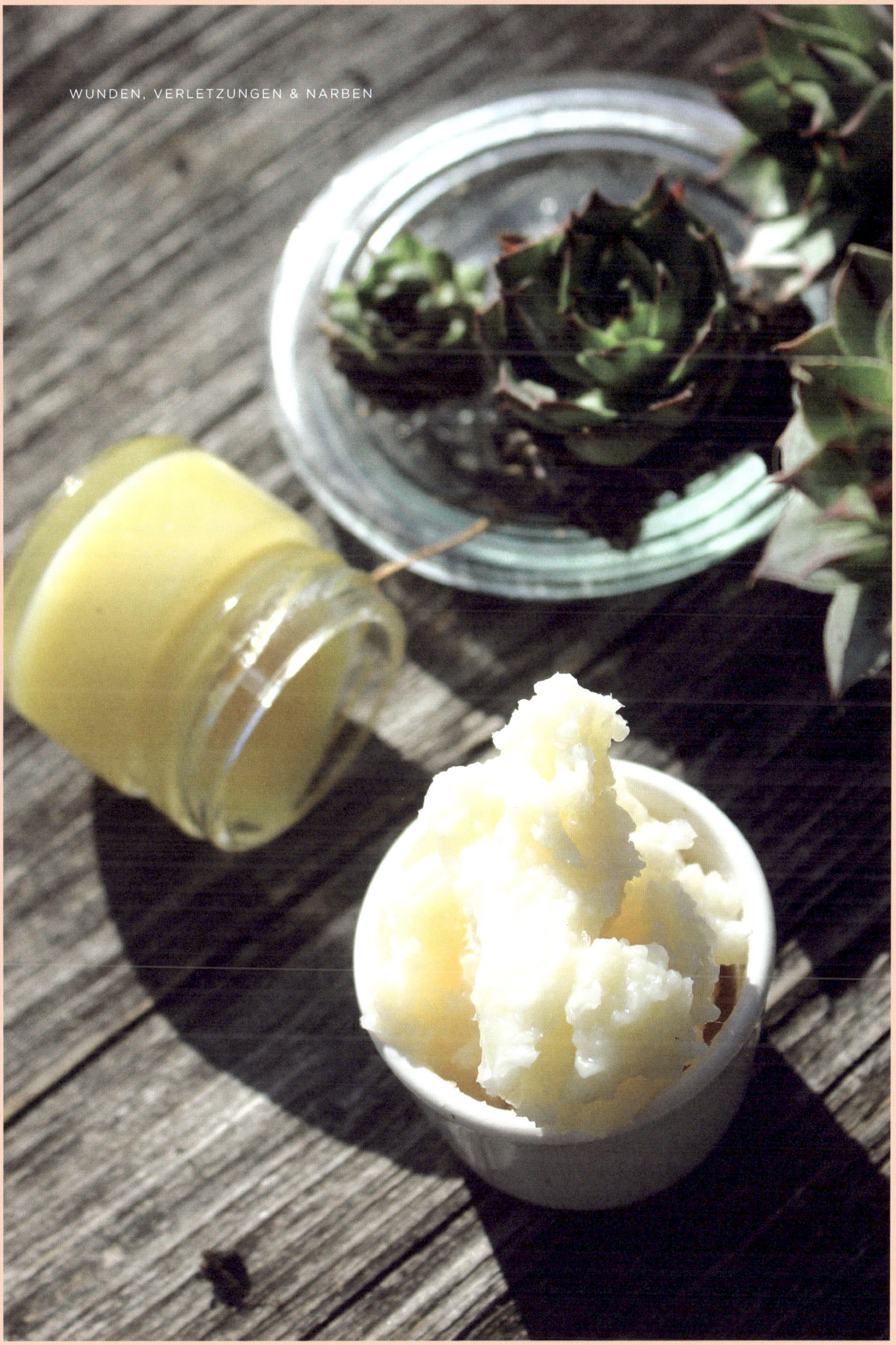

ZUCKERSALBE ZUR WUNDVERSORGUNG

HILFT BEI FRISCHEN WUNDEN, GESCHWÜREN, QUETSCHUNGEN, PRELLUNGEN, VERBRENNUNGEN UND HAUTVERLETZUNGEN.

MODERNE PHYTOTHERAPIE

Sowohl Honig als auch Zucker haben eine lange Tradition in der Wundbehandlung. Zucker wirkt hygroskopisch (Wasser anziehend) und entzieht Bakterien das feuchte Milieu, die sie für ihre Vermehrung brauchen - somit bewirkt Zucker eine optimale Versorgung während der Wundheilung.

TRADITIONELLE HAUTMEDIZIN

In der Enzyklopädie von Krünitz ist ein solches Mittel dokumentiert als »eine vortreffliche Wundsalbe oder ein Wundbalsam. Man setze 2 Pfund des besten Baumöls, nebst 2 Pfd. gestoßenen Zucker in einem irdnen Gefäße auf ein gelindes Feuer und rühre es mit einem Spatel gut durcheinander. Zeigen sich hierauf Blasen über dem Oele, so verstärke man das Feuer, bis die Blasen während des Umrührens braun und endlich roth werden. Man streiche diesen Balsam warm auf die mit warmen Wein ausgewaschene frische Wunde, indem man damit ein leinenes Läppchen anfeuchtet und es auflegt. Man heilt damit Wunden, Quetschungen und Prellschüsse«.

Anmerkung: Möglicherweise verwendete Krünitz in seiner Rezeptur ein unfiltriertes Olivenöl mit einem höheren Feuchtigkeitsanteil, da beim Befolgen der Anleitung keine Bindung entstehen kann. Zucker ist nicht öllöslich und kann daher nicht mit dem Öl emulgieren. Aus diesem Grund wurde die Rezeptur geringfügig geändert, zudem die Salbenmenge reduziert.

ZUCKERSALBE ZUR WUNDVERSORGUNG

100 g Vollrohrzucker (oder Honig)
100 g Olivenöl
50 g Wasser
10 g Bienenwachs

Alle Zutaten in einen Topf füllen.

Zum Kochen bringen und köcheln lassen, bis der Zucker karamellisiert und eine rote Farbe annimmt.

Etwas erkalten lassen, bis das Öl zu stocken beginnt.

Die Salbe mit einem Löffel kräftig rühren, bis eine homogene Konsistenz entsteht und in Gläser füllen.

Wirkung: Hat eine wundheilende Wirkung bei frischen Wunden, unterstützt die Regeneration verletzter Haut bei Prellungen, Entzündungen oder Verbrennungen.

Anwendung: Die betroffenen Stellen mit Wein reinigen. Die Zuckersalbe etwas erwärmen, auf eine sterile Mullbinde 1 cm dick auftragen und auf die zu behandelnden Stellen legen. Mit einem Pflaster oder Verband befestigen. Empfehlenswert ist es, die Salbe abends aufzutragen und über Nacht einwirken zu lassen. Der Verband soll 1- bis 2-mal täglich gewechselt werden, bis zum Abklingen der Beschwerden.

Haltbarkeit: 3 Jahre.

AYURVEDISCHES BIENENWACHSÖL – SIKTHA TAILA

BEI DERMATITIS, FÜR DIE WUNDREGENERATION UND BEI RISSIGER HAUT

TRADITIONELLE HAUTMEDIZIN

In der Ayurveda-Medizin ist Siktha taila ein Präparat aus arzneilichem Sesamöl (Tila taila, siehe S. 178) und Bienenwachs (Siktha, auch Shiktha). Es handelt sich um eine Bienenwachssalbe, die für die Wundversorgung und in der Behandlung von Dermatitis (Juckreiz, allergische Reaktionen) zur Anwendung kommt. Das Bienenwachsöl kann in reiner Form oder mit Kräutern zugesetzt verwendet und weiterverarbeitet werden. Für die Herstellung des Bienenwachsöls sind im Ayurveda mehrere Mengenverhältnisse angeführt, die auch die therapeutische Wirkung des Präparats beeinflussen. 1 Teil Siktha zu 8 Teilen Tila taila wird für Salben für die kalte Jahreszeit und 1 Teil Siktha zu 5 oder 6 Teilen Tila taila für Sommerpräparate angewendet.

AYURVEDISCHES BIENEN-WACHSÖL – SIKTHA TAILA

400 g Tila taila (S. 178)
50 g Bienenwachs

Sesamöl und Bienenwachs in ein feuerfestes Gefäß füllen.

Unter Rühren erwärmen, bis sich das Bienenwachs verflüssigt.

Herd abdrehen und weiter rühren, bis die Zubereitung beginnt, fest zu werden.

Siktha taila in ein Glas füllen und fest werden lassen.

Wirkung: Das ayurvedisches Bienenwachsöl hat eine reizlindernde und hautregenerative Wirkung bei Hautverletzungen und -erkrankungen wie allergischen Reaktionen, Dermatitis, Neurodermitis und Wunden.

Anwendung: Für die Anwendung eine kleine Menge auf die zu behandelnden Stellen auftragen und sanft einmassieren. Bei Bedarf die Prozedur wiederholen.

Haltbarkeit: 1 Jahr.

Manali Anil Visaria, Sheela Pargunde: Comparative Analysis of Siktha Taila prepared with two different proportions of Tila Taila, 2018

D'Souza, R.: Sikta Taila (Bee Wax Oil) Preparation, Uses, Medicines

Hasmukh, J. et al.: Pharmaceutical Standardization of Apamargaksharayoga, 2015

Bhojak, P. et al.: Malahara Kalpana – an ancient and modern pharmaceutical approach, 2017

VERBRENNUNGEN & ERFRIERUNGEN

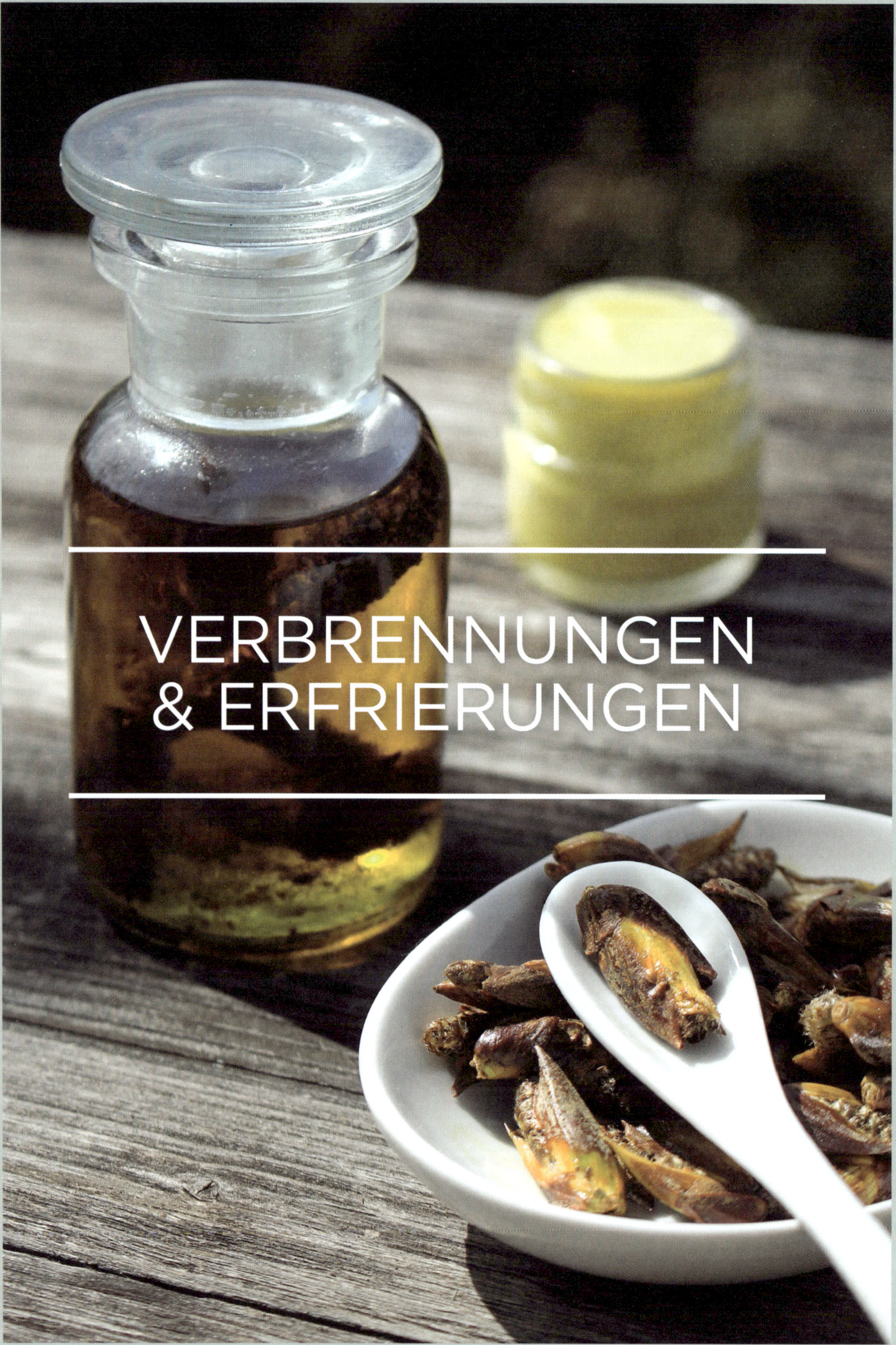

UNGUENTUM POPULEUM – ANTIBIOTISCHE BRANDSALBE

UR-ANTIBIOTIKUM BEI WUNDEN, VERBRENNUNGEN UND INFEKTIONEN

MODERNE PHYTOTHERAPIE

Auf den Knospenschuppen von Pappelarten wie Schwarz-Pappel (*Populus nigra*) und Balsam-Pappel (*Populus balsamifera*) bildet sich ein antibiotisches Harz, das bereits in der Antike als Therapeutikum bei Wunden und Verbrennungen angewendet wurde. Die Knospen der Pappel enthalten zudem Salicin (natürliches Aspirin), Harze, Salicylsäure, Humulen, ätherische Öle, Saponine, Gerbstoffe, Bitterstoffe, Phenole und Populin und besitzen antiflammatorische, antibiotische, antioxidative, schmerzreduzierende und hautregenerative Effekte. Öl und Salben aus Pappelknospen werden in der traditionellen Medizin bei Brandverletzungen, Schmerzen, Wunden, Entzündungen, Geschwüren, Knochenbrüchen, Blutungen, Hautinfektionen, Fieberblasen und Hämorrhoiden verwendet.

Obwohl die hautregenerative Wirkung der Pappelknospen lange bekannt ist, konnte eine aktuelle kanadische Studie auch positive Effekte bei der durch Psoriasis verursachten Hyperkeratose (übermäßige Verhornung der Haut) und die damit verbundenen Entzündungen feststellen. Derivate aus Balsam-Pappelknospen (Balsacone) »zeigten vielversprechende antipsoriatische Eigenschaften, indem sie das Zellwachstum verlangsamten«. Eine weitere Forschungsarbeit stellte ausgeprägte Anti-Aging-Effekte der Pappelknospen fest, aufgrund von phenolischen Verbindungen, die 50 % der gesamten antioxidativen Aktivität der Pappelknospen ausmachten.

TRADITIONELLE HAUTMEDIZIN

Viele der heute untersuchten Effekte der Pappelknospen wurden bereits vor 2000 Jahren beschrieben und pharmakologisch genutzt. Galen von Pergamon stellte ein Medizinalöl für Wunden und Verbrennungen her, für das er die Knospen in Olivenöl an der Sonne mazerieren ließ, bis

»alle Kräfte der Knospen ausgezogen waren«. Dioskurides Pedanios berichtet: »Die Blätter der Schwarz-Pappel mit Essig aufgelegt helfen bei Podagraschmerzen (Gicht). Das Harz derselben wird Salben zugemischt.« Trotula von Salerno verwendet eine Mixtur aus Schwarz-Pappel, Veilchen und Rosenöl zur Beruhigung irritierter Haut. Der byzantinische Arzt Nikolaos Myrepsos hinterließ im 13. Jahrhundert die Rezeptur des *Unguentum populeum* (Pappelsalbe), einer aus Schwarzpappelknospen und Schweinefett hergestellten Salbe. Sie wirkt schmerzstillend, wundheilend, fiebersenkend und wurde auch als Mittel gegen Hämorrhoiden verwendet. In der Zusammensetzung der Pappelsalben wurden oft als Schmerzlinderung psychoaktive Pflanzen wie Mandragora, Bilsenkraut und Mohn verwendet, wodurch die Salbe den Flugsalben des Mittelalters zugeordnet wird.

Auch die Alpenmedizin setzt das Öl und die Salbe aus den Knospen bei Wunden, Ekzemen, Schmerzen, Hautinfektionen, Brandverletzungen, Blutungen, Fieberblasen und Hämorrhoiden ein. Bei Geschwüren, Verletzungen und Knochenbrüchen strich man das klebrige Harz auf Leinentücher und verwendete es als Pflaster. In Tirol wurde die »Alberpotzen«-Salbe aus den harzreichen Knospen zur Anregung des Haarwuchses eingesetzt.

UNGUENTUM POPULEUM – ANTIBIOTISCHE BRANDSALBE

2 EL Knospen, frisch gesammelt
2 EL Alkohol (40 % oder mehr)
200 ml Olivenöl
20 g Bienenwachs

Knospen im Mörser mit Alkohol zu einer Paste verreiben.

Die gemörserten Knospen in ein feuerfestes Gefäß füllen.

Mörser mit dem Olivenöl ausschwenken, um das Harz der Knospen zu lösen.

Das Öl zu den Knospen geben.

Zum Kochen bringen und ein paar Minuten köcheln lassen.

Herd abdrehen, Salbe zudecken und in der Resthitze stehen lassen.

Die obere Prozedur 1- bis 2-mal wiederholen (zum Kochen bringen, zudecken, erkalten lassen).

Salbe durch ein Sieb filtrieren und in Gläser füllen.

Wirkung: Unguentum populeum kann auf Grund seiner betäubenden, entzündungshemmenden und hautregenerativen Wirkung bei Brandwunden, Schmerzen, Ekzemen, Psoriasis, Schwellungen, Hautinfektionen und Hämorrhoiden verwendet werden.

Anwendung: Bei Entzündungen, Schwellungen und Wunden 1- bis 2-mal täglich auf die betroffenen Stellen auftragen, bis zum Abklingen der Beschwerden.

Haltbarkeit: 1 Jahr.

Bélanger, A. et al.: Dihydrochalcone Derivatives from Populus balsamifera L. Buds for the Treatment of Psoriasis, 2020

Dudonné, S. et al.: Phenolic Composition and Antioxidant Properties of Poplar Bud (Populus nigro) Extract (...), 2011

HOLUNDER-EFEU-BRANDSALBE

HILFT BEI VERBRENNUNGEN, BRANDBLASEN, SONNENBRAND, HAUTVERLETZUNGEN, SCHWELLUNGEN, ENTZÜNDUNGEN, INSEKTENSTICHEN, JUCKREIZ

TRADITIONELLE HAUTMEDIZIN

Vielfach erwähnt in der traditionellen Medizin sind die kühlenden, wundheilenden und fiebersenkenden Eigenschaften von Efeu und Holunder. Beide Pflanzen wurden einzeln oder gemeinsam als Mittel bei Verbrennungen, Schmerzen und Wunden dokumentiert. Eine dieser Arzneien beschreibt der Botaniker und Arzt Pier Andrea Mattioli: »Frische Epheublätter mit der mittleren Rinden von Holder zerhacket / in butter gekochet / und den butter durch ein tuch getruckt / gibt die köstlichste brandsalbe ab / die offt über das gebrannte Glied geschmieret / die hitze gleich löschet / und bald heilet.« Zu dieser Salbe wurden auch weitere Zutaten wie Harz, Kampfer oder Quittenkerne zugegeben.

MODERNE PHYTOTHERAPIE

Gemeiner Efeu (*Hedera helix*) und Schwarzer Holunder (*Sambucus nigra*) sind wichtige Arzneipflanzen der modernen Phytotherapie. Die Saponine in Efeu besitzen desinfizierende, wundheilende und hautregenerierende Eigenschaften. Zudem wirkt Efeu kühlend und adstringierend. Die lebendige Rinde (Cambium) des Holunders enthält Phytohormone und pflanzliche Stammzellen (Meristeme), die die Regeneration verletzter Haut fördern.

Holunderrinde abziehen

Für die Gewinnung von Cambium eignen sich junge, etwa 1–2 cm dicke Zweige. Für die Salbe wird ein 50-ml-Glas Cambium gebraucht, wofür man etwa 2–3 Zweige benötigt. Die Rinde wird mit einem scharfen Messer an der unteren Schnittkante des Zweiges längs angeritzt, vom weißen Kernholz gelockert und abgestreift. Anschließend soll die graue, dünne Außenrinde des Holunders abgezogen oder mit dem Messer abgeschabt werden. Zurück bleibt die grüne, feuchte und lebendige Cambium-Schicht, die in kleine Stücke zu schneiden ist.

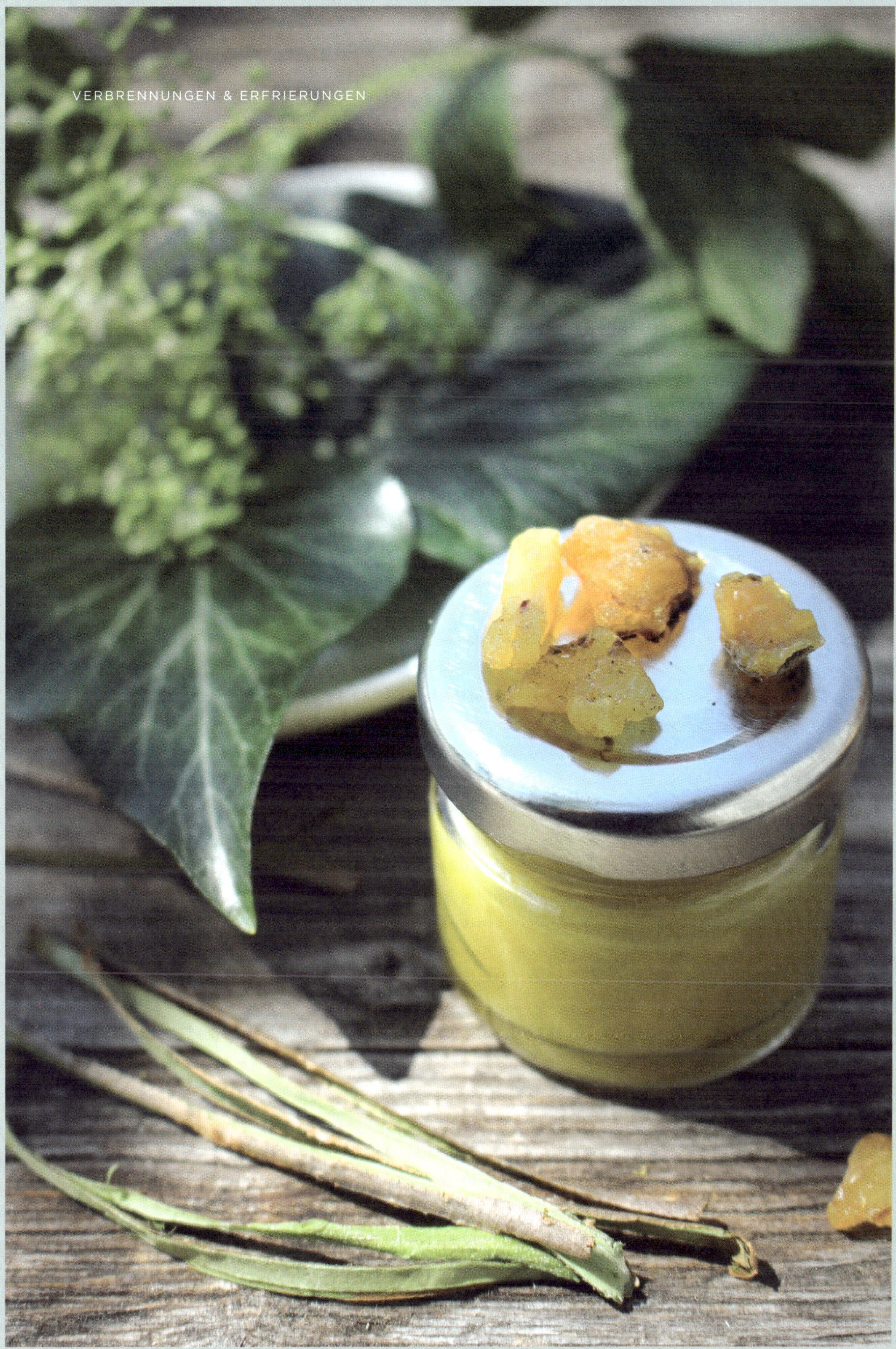

HOLUNDER-EFEU-BRANDSALBE

Ein 50-ml-Glas Cambium-Rinde vom Holunder
2-3 junge Holunderblätter, kleingeschnitten
Ein 100-ml-Glas mit frischen und kleingeschnittenen Efeublättern
250 g Butter
50 g Fichtenharz (oder andere Harze)
30 g Bienenwachs

Butter, Harz und Bienenwachs in einen Topf geben.

Zum Kochen bringen, bis Harz und Bienenwachs schmelzen.

Holunderrinde, Holunder- und Efeublätter zugeben und alles mit dem Pürierstab gut mixen.

Salbe etwa 15 Minuten kochen und einreduzieren, bis sich die Butter beginnt sich zu klären.

Herd abdrehen und die Zubereitung ½ Stunde ziehen lassen.

Die Salbe durch ein Feinsieb oder Tuch filtrieren und in Gläser füllen.

Wirkung: Die Holunder-Efeu-Salbe wirkt kühlend, unterstützt die Regeneration verletzter Haut, ist entzündungshemmend und wundheilend.

Anwendung: Bei Hautverletzungen die Salbe mit einer Spatel auf die betroffenen Stellen auftragen.
Bei Verbrennungen die Salbe 1 cm dick auf eine Mullbinde auftragen und als Pflaster auf die verletzten Stellen legen.

Haltbarkeit: 6 Monate.

SCHNEESALBE GEGEN ERFRIERUNGEN

HILFT BEI ERFRIERUNGEN DER HÄNDE UND FÜSSE, KANN AUCH BEI BRANDWUNDEN EINGESETZT WERDEN

TRADITIONELLE HAUTMEDIZIN

Jeder, der im Winter zu lange im Schnee war, weiß, wie stechend Hände und Füße durch die Kälte schmerzen können, sodass diese taub und rot werden. Erfrierungen können ernsthafte Verletzungen bis hin zum Absterben der Finger, Zehen oder Ohrläppchen verursachen. Eines der bewährtesten Mittel der Medizingeschichte bei Erfrierungen ist Eis oder Schnee. Zum ersten Mal hörte ich von dieser Salbe in Vorarlberg, wo die Teilnehmerinnen eines Seminars über ihre Verwendung bei Brandwunden berichteten. Ihre Verwendung ist aber viel älter und über eine ähnliche Salbe mit Eis berichtet der Gelehrte und Arzt Krünitz: »Folgende sogenannte Eissalbe kann man nicht anders, als im Winter, wenn es schon ziemlich friert, machen; sie läßt sich aber, ohne zu verderben, von einem Winter zum andern aufheben. Man nimmt guten Speck, bratet denselben, sondert hernach die Grieben davon ab, und setzt ihn wieder an das Feuer, damit das Fett so lange, als nöthig ist, warm erhalten werde. Alsdenn nimmt man ein dickes Stück Eis, macht in die Mitte desselben, mit einem Messer, eine kleine Vertiefung, gießt in dieselbe etwas von dem ausgebratenen warmen Fett, rührt es mit einem Messer scharf um, so daß sich theils durch die Wärme des Fettes, theils durch das Schaben des Messers, etwas von dem Eise ablöset, und mit demselben zu einer Salbe vermischet. Hernach gießt man wieder etwas Fett hinzu, und continuirt damit so lange, als man noch warmes Fett, oder so viele Salbe hat, als man nöthig zu haben meinet, Wenn man diese Salbe gebrauchen will, streicht man davon auf ein Stück alte Leinwand, und leget es auf die vom Frost angegriffenen Glieder.« Eine weitere Version wird mit einer Olivenölsalbe hergestellt und der Autor schreibt: »Es hilft nicht nur, wenn der Schade erst frisch, sondern auch viele Jahre vorher schon geschehen ist, und sich bey angehendem Winter wieder meldet.«

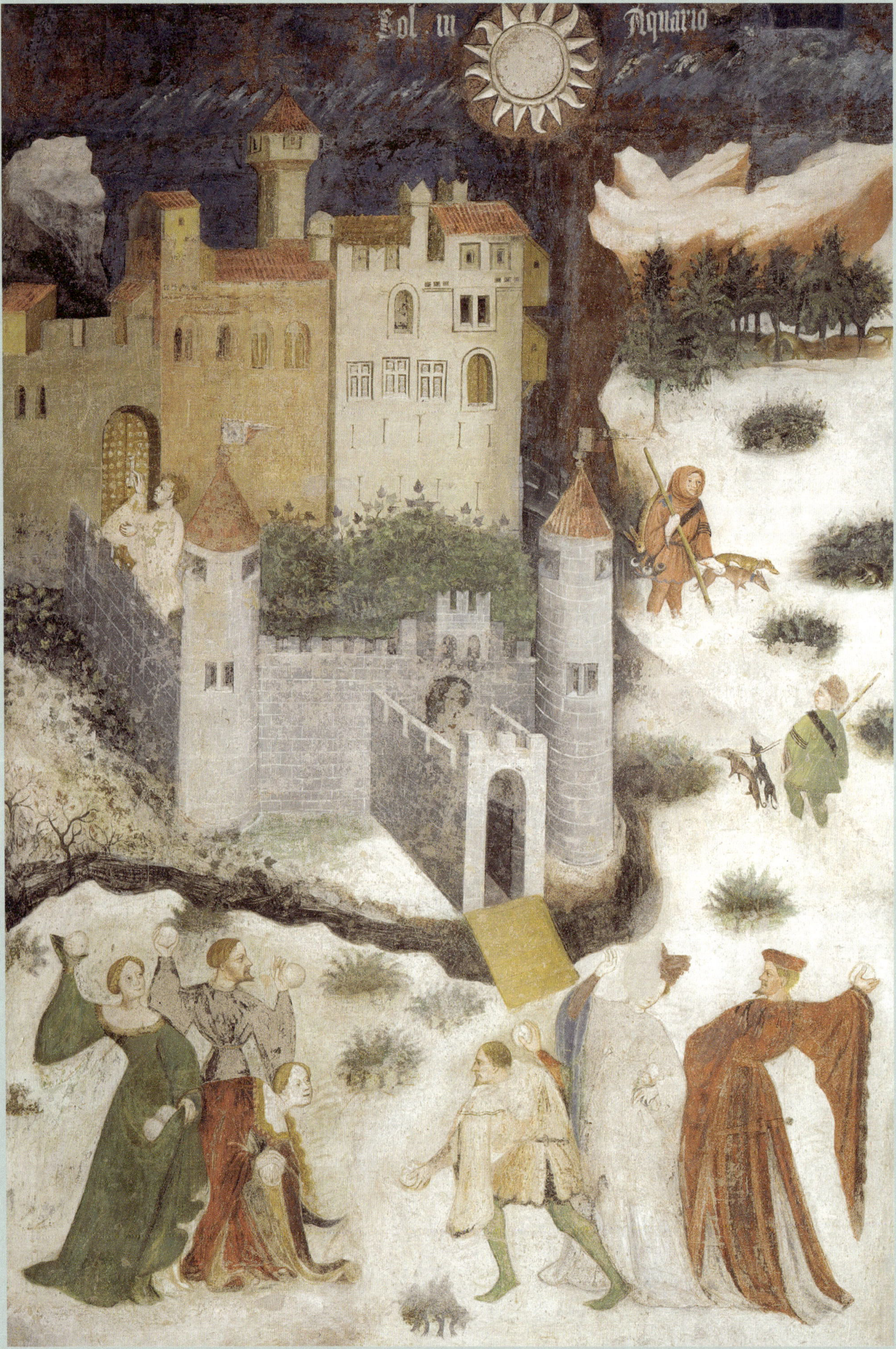
Sol in Aquario

SCHNEESALBE GEGEN ERFRIERUNGEN

50 g Schnee oder Eis

200 g Speck mit Schwarte (nicht geräuchert)

10 g Bienenwachs

Statt mit Speck kann die Salbe auch mit 100 g Olivenöl und 10 g Bienenwachs zubereitet werden

Speck in kleine Stücke schneiden und in einen Topf füllen.

Auf milder Stufe langsam auslaufen lassen, bis die Grieben (Grammeln) eine goldene Farbe erhalten.

Bienenwachs zugeben und umrühren, bis es flüssig wird.

Den zerlaufenen Speck durch ein Feinsieb filtrieren und in eine Kanne mit Gießvorrichtung füllen.

Schnee oder Eis zerstoßen und in ein Gefäß geben.

Das flüssige Fett in einem dünnen Strahl zum Eis geben und zügig rühren und vermengen.

Die fertige Salbe in ein Glas füllen und im Kühlschrank aufbewahren.

Wirkung: Wirkt schmerzlindernd und hautregenerierend bei Verbrennungen und Erfrierungen.

Anwendung: Die Salbe auf einen Verband auftragen und auf die betroffenen Stellen legen. Die Prozedur bis zum Abklingen der Beschwerden wiederholen.

Haltbarkeit: 6 Monate, kühl und dunkel gelagert.

UNGUENTUM DE ALTHEA – HEILCREME MIT EIBISCH

UNIVERSALMITTEL BEI HAUTREIZUNGEN, HÄMATOMEN, SCHWELLUNGEN, ARTHRITIS

TRADITIONELLE HAUTMEDIZIN & MODERNE PHYTOTHERAPIE

Der griechische Name von Echtem Eibisch (*Althea officinalis*) *althaia* leitet sich aus den Begriffen *althos* (Medikament) und *álthein* (heilen) ab. Als anerkannte Arzneipflanze wird Eibisch bei trockenem Reizhusten und Reizungen der Mund-, Rachen- und Magenschleimhaut eingesetzt. Zudem besitzt die Pflanze wundheilende Eigenschaften: im Rahmen einer aktuellen Studie erzielte eine Salbe mit 15 % Eibischblütenextrakt einen signifikant besseren Wundheilungsverlauf als die Kontrollgruppe.

Diese Wirkung ist in der traditionellen Medizin lange bekannt, wo Arzneien mit Eibisch bei Verletzungen, Hämatomen, Schwellungen, Eiterungen, Psoriasis, Rosacea, Entzündungen der Brüste, Hämorrhoiden, Nervenentzündungen, Arthritis, Muskelkrämpfen, Sonnenbrand, Juckreiz und Hauttrockenheit angewendet wurden. Seit der Antike finden Eibischsalben (*Unguentum de Althea*) daher in nahezu jedem Arzneibuch Erwähnung – von Plinius bis Galen, Rembert Dodoens bis Nicholas Culpeper. Auch Zedler-Universallexikon dokumentiert eine solches Präparat: »Nehmet Eibischwurz ein Pfund, Lein- und Bockshornsamen, jedes ein halb Pfund, Butter vier Pfund, Wachs ein Pfund, Terpenthin vier Loth, Harz zwölf Loth. Die Wurzel und Samen werden, nachdem sie zerstoßen wurden ... in Wasser geweichet und ... gekochet, bis sie einen dicken und zähen Schleim von sich lassen, welchen man ausdrücket. Alsdann werden davon zwey Pfund mit der Butter gekocht, und nachdem die wässrige Feuchtigkeit weg, so wird das mit dem Harz zerlassene Wachs dazu gethan, und endlich, wenn die Pfanne von Feuer genommen, der Terpentin darunter gemischet, und mithin die Salbe bereitet, welche erweichet, lindert, erwärmet und das Seitenstechen vertreibt.« (Mengenangaben: 1 Loth = 15,5 g, 1 Pfund = 0,5 kg)

UNGUENTUM DE ALTHEA - HEILCREME MIT EIBISCH

50 g Eibischwurzel (getrocknet)
Je 25 g Lein- und Bockshornsamen
1 Liter Wasser
250 g Butter
50 g Wachs
12 g Baumharz (Lärchenpech, Fichtenharz)
6 g Terpentin

Eibischwurzel, Lein- und Bockshornsamen im Mörser oder Blender grob zerkleinern.

Mit 1 Liter heißem Wasser aufgießen und über Nacht zugedeckt stehen lassen.

Am nächsten Tag die Pflanzenmischung zum Kochen bringen.

Kochen und einreduzieren lassen, bis eine schleimstoffartige Konsistenz entsteht.

Immer wieder rühren, um das Anhaften der Schleimstoffe am Boden des Topfes zu verhindern.

Für die weiteren Schritte werden 200 g Pflanzengel (Pflanzenschleim) gebraucht, der wie folgt gewonnen wird:
Methode 1: Der Schleim wird durch ein Feinsieb gestrichen.
Methode 2: Die Masse wird in ein dünnes Stoffsäckchen gefüllt und fest ausgepresst.

Terpentin unter Rühren erwärmen, bis sich alle Inhaltsstoffe homogen vermischen.

Die Heilcreme mit Eibisch in Gläser füllen.

Wirkung: Schmerzlindernd, wundheilend und desinfizierend bei Gelenkschmerzen, Brustentzündungen, Hämorrhoiden, Juckreiz, Arthritis, Sehnenverletzungen, Hämatomen, Schwellungen, Eiterungen, Wunden, Psoriasis, Entzündungen der Brüste, Hämorrhoiden, Nervenentzündungen, Arthritis, Muskelkrämpfen, Nackenbeschwerden, rissiger Haut.

Anwendung: Die Salbe mit einer Spatel auf die betroffenen Stellen auftragen und sanft einmassieren. Die Prozedur wiederholen bis zum Abklingen der Beschwerden.

Haltbarkeit: 6 Monate.

Rezaei, M. et al.: Evaluation of the antibacterial activity of the Althaea officinalis L. leaf extract (...), 2015

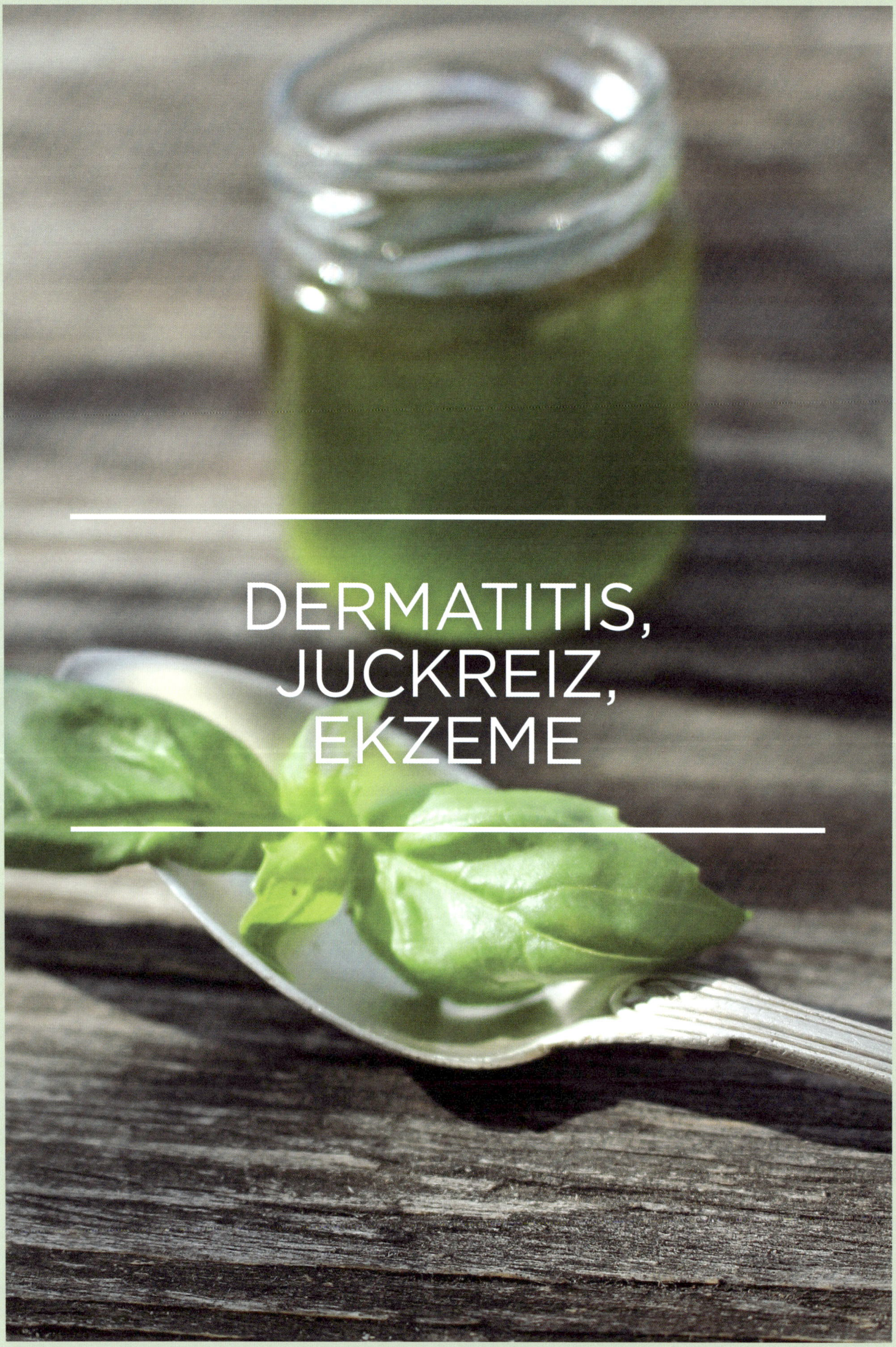

DERMATITIS, JUCKREIZ, EKZEME

OLEUM BASILEUM – BASILIKUMKONZENTRAT

BEI EKZEMEN, SCHMERZEN, JUCKREIZ, SCHWELLUNGEN, WUNDEN

TRADITIONELLE HAUTMEDIZIN

Sein Name verweist auf seine edle Signatur und leitet sich ab aus dem griechischen Begriff für König (*basileus*). Seit biblischen Zeiten wird Basilikum in der Medizin angewendet und ist fixer Bestandteil religiöser Riten von Asien bis Europa. In der Medizingeschichte wurde die Pflanze bei Verbrennungen, Wunden, Infektionen, Ekzemen und Geschwüren angewendet – es ist daher umso bemerkenswerter, dass seine arzneiliche Bedeutung weitgehend in Vergessenheit geraten ist und diese königliche Pflanze heute vor allem als kulinarisches Gewürz bekannt ist. In der Antike dokumentierte Pedanios Dioskurides die Herstellung eines Ölkonzentrats aus Basilikum, die zu einer intensiven Wirkung durch wiederholte Extraktionen des Basilikums in Olivenöl führte. Die Methode beschreibt er wie folgt: »Nimm 20 Pfund Öl, 11 Pfund und 8 Unzen nach Gewicht Basilikumkraut, pflücke die Blätter ab und macerire sie einen Tag und eine Nacht in dem Öl, dann presse es aus und setze es weg. … Darauf nimm gleichviel frisches Basilikumkraut, macerire wieder, … indem du das schon zum Ausziehen benutzte Öl aufgießest und die gleiche Zeit stehen lässt, presse aus und bewahre es auf. Und wenn du es zum dritten oder vierten Male machen willst, dann macerire, indem du stets frisches Basilikum hineingibst.« (Historische Maßeinheiten, abgerundet: 1 Unze = 30 g, 1 Pfund = 370 g)

MODERNE PHYTOTHERAPIE

In einer rezenten Untersuchung führte die Behandlung von Wunden mit Basilikum zu einem signifikant schnelleren und besseren Wundheilungsverlauf als bei einer Kontrollgruppe. Bestätigt ist auch die Wirkung des ätherischen Öls, das in Studien antibakterielle Effekte, darunter auch gegen MRSA-Bakterien (multiresistente Bakterien), wie auch eine ausgeprägte antidepressive und antioxidative Aktivität zeigt.

OLEUM BASILEUM - BASILIKUMKONZENTRAT

3-mal 200 g frisches Basilikum
400 g Olivenöl

Basilikumblätter klein schneiden und in Öl einlegen.

24 Stunden mazerieren lassen, anschließend das Öl filtrieren.

200 g Basilikum in das Basilikumöl einlegen.

Die obere Prozedur ein weiteres Mal wiederholen.

Das Öl durch ein Feinsieb filtrieren, kühl und dunkel aufbewahren.

Für die tägliche Anwendung des Öls eine kleine Menge (50 ml) in eine Sprühflasche aus Glas füllen.

Schnelle Extraktion: Für eine sofortige Anwendung können Basilikum und Olivenöl im Blender gemixt und durch ein Tuch oder Feinsieb filtriert werden.

Wirkung: Wirkt antibakteriell, wundheilend und reizlindernd bei Ekzemen, Hautirritationen, Juckreiz, Entzündungen und Verbrennungen

Anwendung: Für die Anwendung das Öl auf die betroffenen Stellen auftragen und verteilen.

Haltbarkeit: 6 Monate, kühl und dunkel aufbewahren

Mahdi, M. et al.: Evaluation of cutaneous wound healing activity of Ocimum basilicum aqueous extract ointment in rats, 2019

Ismail, S. et al.: Synergistic effects of alcoholic extract of sweet basil (Ocimum basilicum L.) leaves and honey on cutaneous wound healing in rats, 2005

Almirante I, N.N. et al.: The Wound Healing Effect of Ocimum basilicum (Basil) Leaves Alcohol Extract on the Incised Wound of Mus musculus (Mice), 2011

ASCHE-HEILSALBE BEI AUSSCHLAG NACH HILDEGARD

UNIVERSALMITTEL BEI VERLETZUNGEN, SCHMERZEN, EITERUNGEN UND WUNDEN

MODERNE PHYTOTHERAPIE

Als Arzneimittel hat Asche eine lange Medizingeschichte. In Ölen und Salben wurden vor allem Asche von Kräutern und Bäumen verwendet. Asche ist reich an Oxiden und Carbonaten, Mineralstoffverbindungen, darunter Calcium, Magnesium, Eisen, Phosphor, Kalium und Natrium. Asche ist hochbasisch (pH-Wert 10–12), steril, desinfizierend, wundheilend, blutstillend, zusammenziehend und antibakteriell. Aktuell befassen sich auch Studien mit der wundheilenden Wirkung von Asche. In einer Forschungsarbeit wurden die Eigenschaften von Asche und Aktivkohle zur Epithelisierung der Haut nach akuten Verletzungen untersucht. Im Vergleich mit einer Zinksalbe beschleunigten sowohl Asche als auch Aktivkohle signifikant den Wundheilungsprozess. Beobachtet wurde auch ein antiseptischer und antiinfektiver Effekt mit einem optimalen Schutz der Wunde während der Reepithelisierung.

TRADITIONELLE HAUTMEDIZIN

Über Asche-Arzneien schreibt Galen: »Die Asche der Weidenrinde in Essig maceriert beseitigt Leichdorn, Schwielen und Warzen.« Die heilige Hildegard beschreibt eine Auflage mit Asche als Arznei gegen Ausschlag. Dafür wird Fett »zunächst in einer Schüssel zerlassen und dann gleich viel Beifuß und Asche aus Eiche beifügen, so dass es doppelt soviel von jenem Fett ist. Dann koche er es nochmals zusammen in der Schüssel und mache daraus eine Salbe und reibe sich oft damit ein. Wo er sich einreibt, wird seine Haut zunächst Quaddeln aufweisen, und dann wird er rasch geheilt werden.« Die untere Rezeptur zeigt die Herstellung einer Asche-Salbe auf Basis der Anleitung Hildegards.

ASCHE-HEILSALBE BEI AUSSCHLAG NACH HILDEGARD

EICHENASCHE SELBST HERSTELLEN

Für die Herstellung von Asche eignen sich ca. 2 cm dicke und vollständig trockene Eichenzweige. Die Eichenzweige mit einer Gartenschere zerkleinern und in einer feuerfesten Schale (Ton, Gusseisen) locker aufschichten. Pflanzenteile mit einer Kerze oder einem Holzstäbchen anzünden. Bei gleichmäßiger Hitze die Eichenzweige vollständig verbrennen lassen. Die erkaltete Asche durchsieben und gröbere Teile entfernen. Atmen Sie den Feinstaub nicht ein! Asche in ein Glas füllen und trocken aufbewahren. Haltbarkeit: unbegrenzt.

250 g Butter
1 Glas (200 ml) frischer Beifuß, zerkleinert
1 EL Eichenasche
20 g Bienenwachs

Butter in einem feuerfesten Gefäß zum Kochen bringen.

Beifuß und Asche zugeben und mit dem Pürierstab mixen.

10 Minuten kochen lassen, abdrehen und weitere 30 Minuten in der Resthitze ziehen lassen.

Die Salbe filtrieren und in Gläser füllen.

Wirkung: Die Salbe hat eine mineralisierende, hautberuhigende, juckreizlindernde und regenerierende Wirkung bei Ausschlag, Insektenstichen, Entzündungen, Neurodermitis, Psoriasis, Wunden, Ekzemen, Hautverletzungen, Rheuma, Gliederschmerzen.

Anwendung: Die Salbe auf die betroffenen Stellen auftragen und sanft einmassieren. Für die Anwendung eine Spatel verwenden.

Haltbarkeit: 6 Monate, kühl und dunkel gelagert.

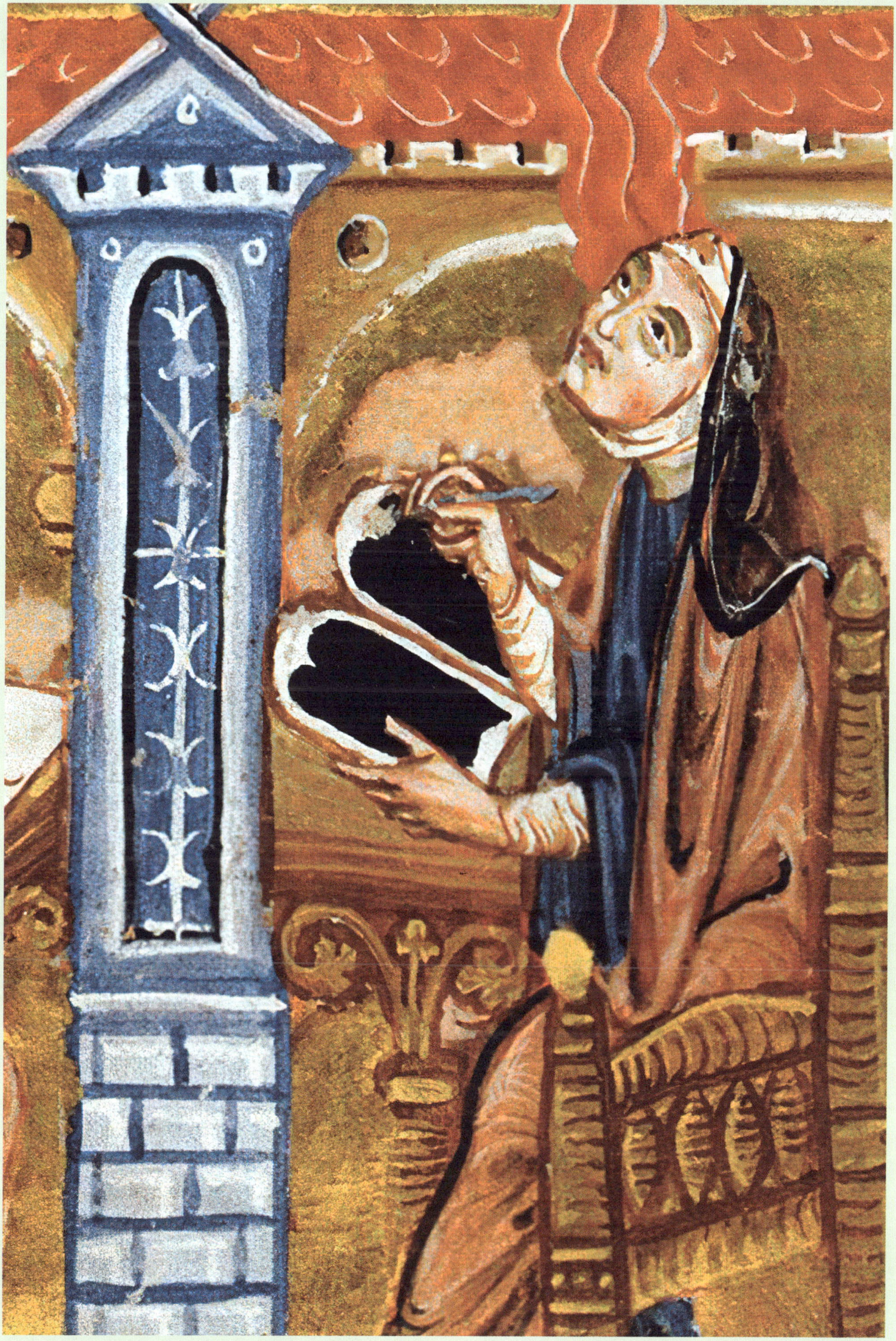

ANTIBIOTISCHE PROPOLISCREME

UNIVERSALMITTEL BEI VERLETZUNGEN, SCHMERZEN, EITERUNGEN UND WUNDEN

TRADITIONELLE HAUTMEDIZIN

Propolis gehört zu den stärksten antibiotischen Substanzen in der Natur. Bereits im Altertum wurde Propolis zur Einbalsamierung und als Arzneimittel verwendet. Aristoteles therapierte mit Propolis Blutergüsse und eiternde Wunden. Dioskurides schreibt: »Es ist extrem warm und eignet sich gut zum Herausziehen von Dornen und Splittern. Und wenn es eingenommen wird, hilft es altem Husten, äußerlich nimmt es die Flechten weg«. Nach Plinius hat Propolis die Kraft, »Tumore aufzulösen, Sehnenschmerzen zu lindern und Geschwüre hartnäckigster Natur zu vernarben«. Auch Cornelius Celsus setzt Propolis als Therapeutikum bei Eiterungen, zum Öffnen von Wunden und zur Behandlung von Abszessen ein.

MODERNE APITHERAPIE

Propolis hat eine harzige Konsistenz, gelb-braune Farbe und einen aromatischen, scharf-bitterwürzigen Geschmack. In Propolis konnten über 200 Inhaltsstoffe mit antibakteriellen, antiviralen, antiseptischen, entzündungshemmenden, antimykotischen, schmerzlindernden und wundheilenden Eigenschaften nachgewiesen werden. In dermaler Anwendung wird Propolis in der modernen Apitherapie zur Behandlung von Wunden, Verbrennungen, Geschwüren, Ekzemen, Hautinfektionen, Arthritis, Rheuma und Schmerzen eingesetzt. Rohstoff für Propolis sind pflanzliche Harze (z. B. von Schwarzpappelknospen), die von Bienen gesammelt und mit eigenen Stoffwechselprodukten vermischt werden. Den Bienen dient Propolis als Antibiotikum und Desinfektionsmittel.

ANTIBIOTISCHE PROPOLISCREME

100 g Ringelblumensalbe S. 86
50 g Propolis-Tinktur 70%

Die Ringelblumensalbe in einem schmalen Topf erwärmen und umrühren, bis sie fast flüssig wird.

Propolistinktur zugeben und unter ständigem Rühren einarbeiten, bis die Zutaten miteinander emulgieren.

Die fertige Propolis-Creme in ein Glas füllen.

Wirkung: Antibakterielle, desinfizierende, entzündungshemmende und wundheilende Creme bei Wunden, Ekzemen, Hautverletzungen, Rheuma, Gliederschmerzen.

Anwendung: Bei Hautverletzungen, Entzündungen und Schmerzen die Propoliscreme mit einer Spatel auf die betroffenen Stellen auftragen und sanft einmassieren.

Haltbarkeit: 1 Jahr, kühl und dunkel gelagert.

Kuropatnicki, A.K. et al.: Historical Aspects of Propolis Research in Modern Times, 2013

EKZEM-HAUTCREME MIT LIEBFRAUENBETTSTROH

NACH RICHARD WILLFORT GEGEN »KREBSARTIGE HAUTLEIDEN«, EKZEME UND HAUTAUSSCHLÄGE

MODERNE PHYTOTHERAPIE

Mit etwa 600 Arten sind die duftenden Labkräuter (*Galium*) und die ihnen nahestehenden Kreuzlabkräuter (*Cruciata*) wenig genutzte Heilpflanzen. Bereits ihre vielen Volksnamen wie Wundstillkraut, Milchgerinnkraut, Gliedkraut, Marien-Bettstroh weisen aber auf ihre alte Medizinalgeschichte hin. Arzneilich wurden überwiegend das Echte Labkraut (*Galium verum*), Wiesen-Labkraut (*Galium mollugo*), Waldmeister (*Galium odoratum*) und das Gewimperte Kreuzlabkraut (*Cruciata laevipes*) verwendet. Trotz ihrer Unterschiede haben die Labkräuter viele Gemeinsamkeiten. Alle enthalten Flavonoide, Bitterstoffe und ätherische Öle und wirken antibakteriell, entzündungshemmend, adstringierend, antioxidativ und wundheilend bei inneren und äußeren Verletzungen. Einige Arten enthalten die Cumarin-Vorstufe Asperulosid, ein Stoff mit krampflösender, schmerzlindernder und sedativer Wirkung. Dieses pharmakologische Spektrum erklärt auch plausibel, warum Labkräuter unter anderem als Liebfrauenstroh bezeichnet wurden und als Begleiter bei der Geburt, als Menstruations- und Uterus-Pflanzen verwendet wurden.

TRADITIONELLE HAUTMEDIZIN

Dermal wurden Kreuzlabkräuter in der Volksmedizin als Mittel gegen Brüche und Rheuma, wie auch bei Blutungen und Entzündungen verwendet. Leonhart Fuchs bezeichnet Labkraut als Walstro: »Die blumen von dem Walstro zerstossen und übergelegt / leschen den brant / unnd heylen was vom fewr verseret ist. So mans in die nasen / zuvor zerknütschet / stoßt / stellen sie das bluten derselbigen. Sie stellen auch das blut so an andern orte des leibs herauß fleüßt. Sein auch gut den vermüte glidern / so mans mit rosenöl und wachs vermischt / unnd ein pflaster darauß macht.«

In der Neuzeit beschreibt der Biologe und Volksheilkundige Richard Willfort die antitumorale Wirkung des Labkrauts – bei krebsartigen Hautleiden soll der frische Pflanzensaft mit Butter vermengt aufgetragen werden. Diese Anwendung ist aber (noch nicht) in der wissenschaftlichen Literatur beschrieben, die Hautcreme unterstützt aber die Abheilung zahlreicher weiterer Hauterkrankungen. Maria Treben empfiehlt die Salbe bei Verletzungen der Wirbelsäule: »Bei Rückgratverletzungen hilft ganz außerordentlich erfolgreich die Labkraut-Salbe, die genauso wie die Ringelblumen-Salbe hergestellt wird. Man streicht die Salbe von unten nach oben entlang des Rückgrats.«

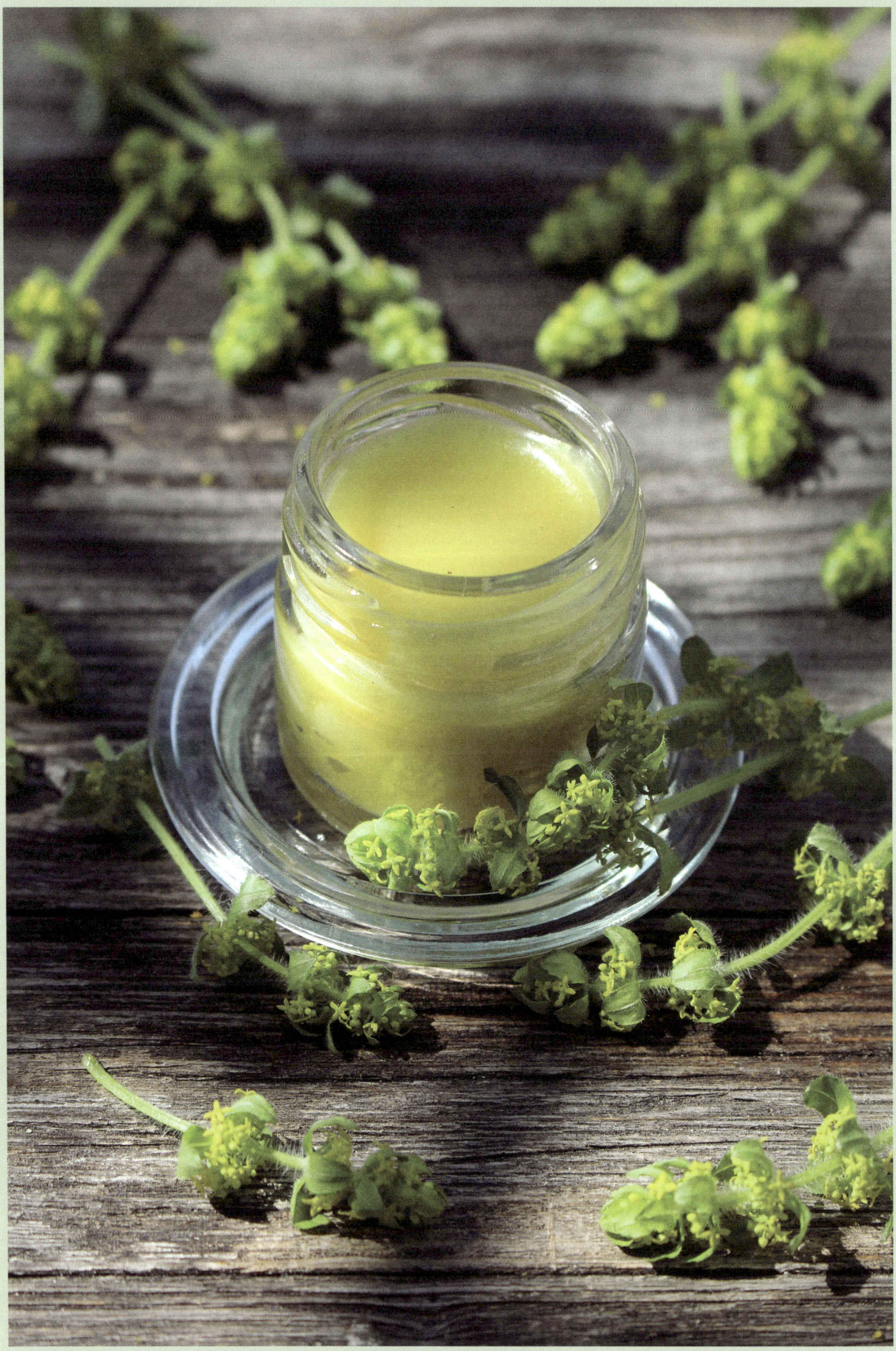

EKZEM-HAUTCREME MIT LIEBFRAUENBETTSTROH

100 ml Labkraut-Frischsaft (Herstellung siehe S. 67)
100 g frische Butter
10 g Bienenwachs

50 g Butter mit Bienenwachs am Herd in einem Topf erwärmen, bis das Bienenwachs schmilzt.

Topf vom Feuer nehmen und die restliche Butter unterrühren.

Labkrautsaft langsam zugeben und zügig rühren, bis eine homogene Konsistenz entsteht.

Die Salbe in Gläser füllen und im Kühlschrank aufbewahren.

Wirkung: Nach Richard Willfort soll die Labkraut-Hautcreme bei »krebsartigen Hautleiden« helfen. Die Salbe unterstützt die Genesung der Haut bei Entzündungen, Ekzemen, Ausschlägen und Reizungen.

Anwendung: Die Hautcreme täglich 1- bis 2-mal auf die betroffenen Stellen auftragen, bis zum Abklingen der Beschwerden. Für die Anwendung eine Spatel verwenden.

Haltbarkeit: 3 Monate, kühl und dunkel gelagert.

Lacey R., Danziger August, D.:
The Year 1000: What Life Was Like at the Turn of the First Millennium.
Little, Brown, 2000

Vlase, L. et al.: Comparative study of polyphonic content, antioxidant and antimicrobial activity of four gallium species, 2014

GENTIANA-BITTERÖL BEI HAUTERKRANKUNGEN

BEI HAUTENTZÜNDUNGEN, SCHMERZEN, KLEINEN WUNDEN

MODERNE PHYTOTHERAPIE

»Wer ein kleines Gärtlein hat, soll darin einen Salbeistock, einen Wermutstock und einen Enzianstock haben.« An der Notfallapotheke des Naturtherapeuten und Pfarrers Sebastian Kneipp ist bis heute etwas dran. Denn Enzian (*Gentiana lutea*) ist als Magenbitter für die Verdauung bekannt, in der Pharmazie der Weltmedizin wurden seine an Bitterstoffen (Phenolsäure, Secoiridoide wie Amarogentin, Gentio-Picroside, Sweroside) reiche Wurzeln auch als Wundheilmittel für schwer heilende Wunden und Infektionen angewendet. Enzian gehört zu den bittersten Pflanzen weltweit und schmeckt selbst in einer 1: 20 000 Verdünnung in Wasser noch bitter. Zu den weiteren Stoffen in den Wurzeln gehören Flavonoide, ätherische Öle, verschiedene Arten an Schleimstoffen und Biozide wie Xanthone.

In der Medizinforschung zeigt Enzian eine ausgeprägte wundheilende und entzündungshemmende Wirkung und eine signifikante Stimulation der Kollagen-Produktion, die auf Bitterstoffe zurückzuführen ist. In Studien nachgewiesen wurden die positiven Effekte des Enzians bei Psoriasis, darüber hinaus eine analgetische (betäubende) und schmerzreduzierende Wirkung der Gentio-Picrosiden, die die Weitergabe der Schmerzsignale beeinflussen. Zudem wirkt Enzian antioxidativ, antimikrobiell, antiviral und antimykotisch (unter anderem gegen MRSA wie *Pseudomonas aeruginosa* und *Candida albicans*). In wissenschaftlichen Untersuchungen reduzierten Enzian-Extrakte die negativen zelltoxischen Nebenwirkungen von Chemotherapien, ohne die Wirkung der Bestrahlung zu verringern.

TRADITIONELLE HAUTMEDIZIN

Viel früher als die moderne Wissenschaft dokumentierten Plinius, Celsus und Galenus die Wirkung des Enzians äußerlich bei Geschwüren,

Blutungen, Wunden und geschwollenen Gliedern wie bei Gicht. Dioskurides beschreibt Enzian als Pflanze »gegen Seitenschmerzen, bei Sturzverletzungen, inneren Rupturen und Krämpfen. (...} bei fistelartig hinkriechenden fressenden Geschwüren, (hilft) vorzüglich der ausgezogene Saft, auch als Salbe bei Augenentzündungen. ... Die Wurzel entfernt weiße Flecken.« Auch im Mittelalter und in der Neuzeit wird Enzian kontinuierlich als Wundheilmittel verwendet, so auch bei Leonhart Fuchs: »Die wurtzel ist auch nützlich zu den wunden / fürnemlich zu denen so seer tieff seind / und umb sich fressen. Deßgleichen auch der safft / welcher so er in einem tüchlin über die augen geschlagen würdt / leschet er die hitz derselbigen. Der safft dienet auch zu allerley ungestalt und befleckung der haut / darmit bestrichen.« Zudem ist Enzian bis heute in der Volksmedizin bekannt, in zahlreichen Ländern der Alpenmedizin wurde die Pflanze bei Wunden, Geschwüren, Geschwülsten, wie auch als Kosmetikum und Augenmittel angewendet.

Bitte beachten: Enzian ist streng geschützt und darf nicht in der Natur gesammelt werden. Im Fachhandel (Apotheken, Kräuteranbieter, Internet) können allerdings getrocknete Enzianwurzeln gekauft werden.

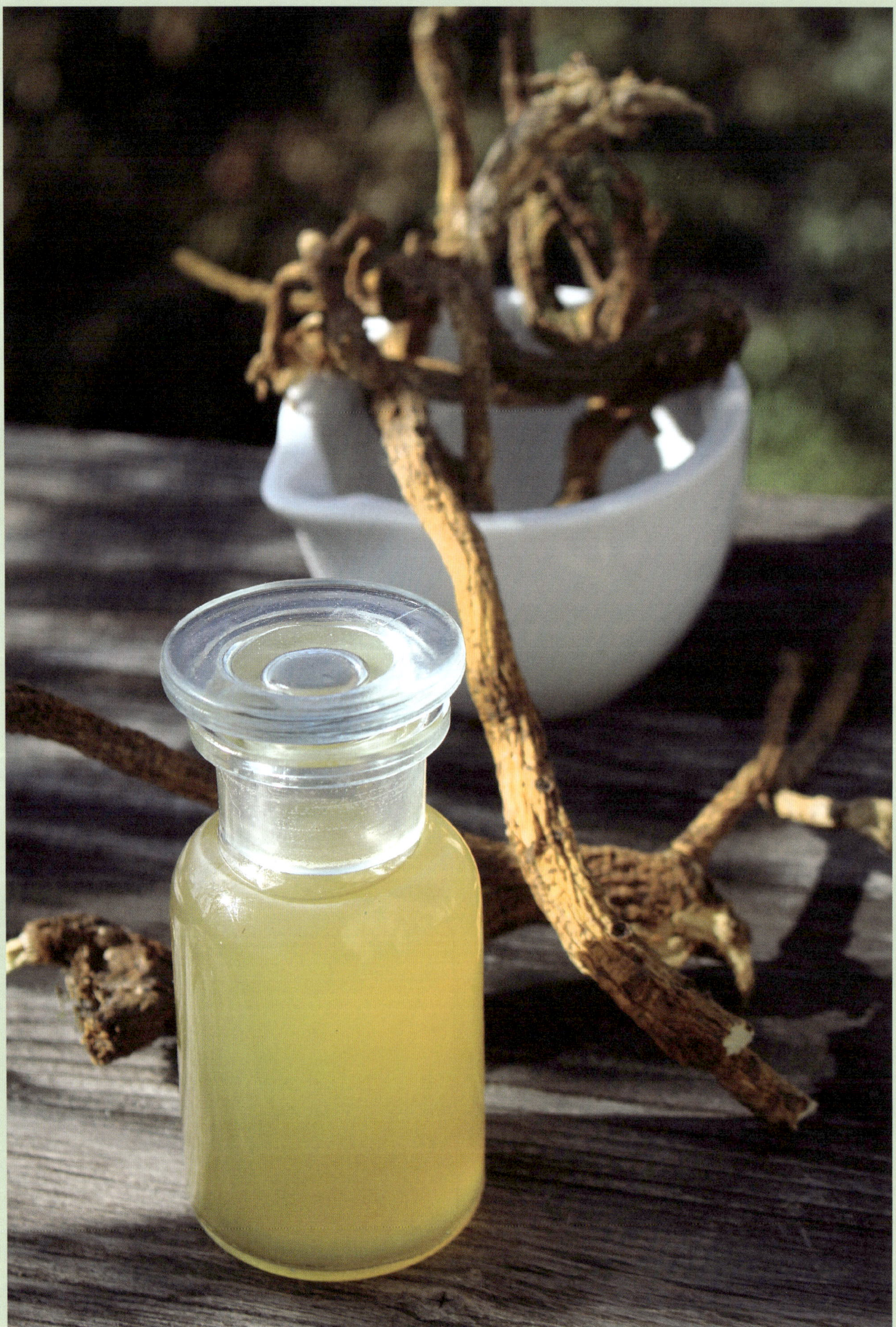

GENTIANA-BITTERÖL BEI HAUTINFEKTIONEN

50 g getrocknete Enzian-Wurzeln

200 g Olivenöl oder Sesamöl (gereift)

50 g Weißwein oder Alkohol 40 %

Enzian-Wurzeln raspeln oder im Mixer fein pulverisieren.

Die pulverisierten Wurzeln in ein Glas mit breiter Mündung füllen.

Das Pulver mit Alkohol übergießen und gut umrühren.

Die Pflanzenteile sollen sehr feucht sein und eine breiige Konsistenz haben – falls notwendig, noch etwas Alkohol zugeben.

Das Glas verschließen und über Nacht stehen lassen.

Am nächsten Tag das Öl zugeben. Umrühren oder schütteln.

Den Ansatz 1 Woche bei Raumtemperatur stehen lassen, immer wieder schütteln.

Das Öl durch ein Feinsieb filtrieren, kühl und dunkel aufbewahren.

Für die tägliche Anwendung des Öls eine kleine Menge (50 ml) in eine Sprühflasche aus Glas füllen.

Wirkung: Antibakteriell, entzündungshemmend, schmerzreduzierend, Kollagen bildend bei Wunden, Hautinfektionen, Furunkeln, Akne, Ekzemen, Geschwüren, Entzündungen, Verbrennungen, Schwellungen.

Anwendung: Bei Schmerzen und Entzündungen das Gentiana-Bitteröl 2- bis 4-mal täglich auf die betroffenen Stellen sprühen und einmassieren.

Haltbarkeit: 1 Jahr.

Gendrisch, F. et al.: Gentiana lutea Extract Modulates Ceramide Synthesis in Primary and Psoriasis-Like Keratinocytes, 2020

Wölfle, U. et al.: The Herbal Bitter Drug Gentiana lutea Modulates Lipid Synthesis in Human Keratinocytes (...), 2017

DERMATITISSALBE MIT SCHÖLLKRAUT

HILFT BEI WARZEN, DERMATITIS, PSORIASIS, HÜHNERAUGEN, EKZEMEN, NEURODERMITIS, AUSSCHLAG, AUGENBESCHWERDEN, KRÄMPFEN

TRADITIONELLE HAUTMEDIZIN

Das Schöllkraut (*Chelidonium majus*), eine lange bekannte Arzneipflanze der Medizingeschichte, gehört zu den Mohngewächsen. Odo Magdunensis beschreibt Schöllkraut in seinem botanischen Lehrgedicht *Macer floridus* (13. Jh.) wie folgt: »Die wurzele gestossen mit essige vnde das mit wisem wine genutzet hilfet di kichenden vunde rů̊met di brust.« Hildegard von Bingen bezeichnet die Pflanze als »grintwurz« und empfiehlt, »Ausschlag, Quaddeln und Geschwüre« mit einer Salbe aus Schöllkrautsaft und Schmalz zu therapieren. Simon Syrenius, ein führender polnischer Botaniker aus dem 16. Jahrhundert, setzte eine Salbe aus Schöllkrautwurzel, Schweinefett und Essig zur Behandlung von Körpergeschwüren und Kopfhautkrusten ein. Bis heute gehört Schöllkraut in der Volksmedizin Mittel- und Osteuropas zu den am häufigsten verwendeten Pflanzen und wird bei Warzen, Ekzemen, Hühneraugen, Augeninfektionen und Krebsgeschwüren, darunter Haut- und Brustkrebs, verwendet.

MODERNE PHYTOTHERAPIE

Nach der WHO ist die Pflanze als giftig eingestuft. Die akute Toxizität wird als gering angegeben, da die Alkaloide in der Pflanze schlecht resorbiert werden. 2011 veröffentlichte die European Medicines Agency (EMA) einen Bericht mit einer umfangreichen Monografie der Pflanze. Chelidonium-Extrakte haben eine gut dokumentierte antibakterielle und antivirale Aktivität, darunter gegen Herpes simplex, Influenza und Polio-Viren. Es wurden antitumorale, entzündungshemmende und betäubende Effekte festgestellt. Chelidonium-Präparaten werden positive Effekte bei der Behandlung von Warzen, atopischer Dermatitis (Neurodermitis) und Ekzemen bestätigt.

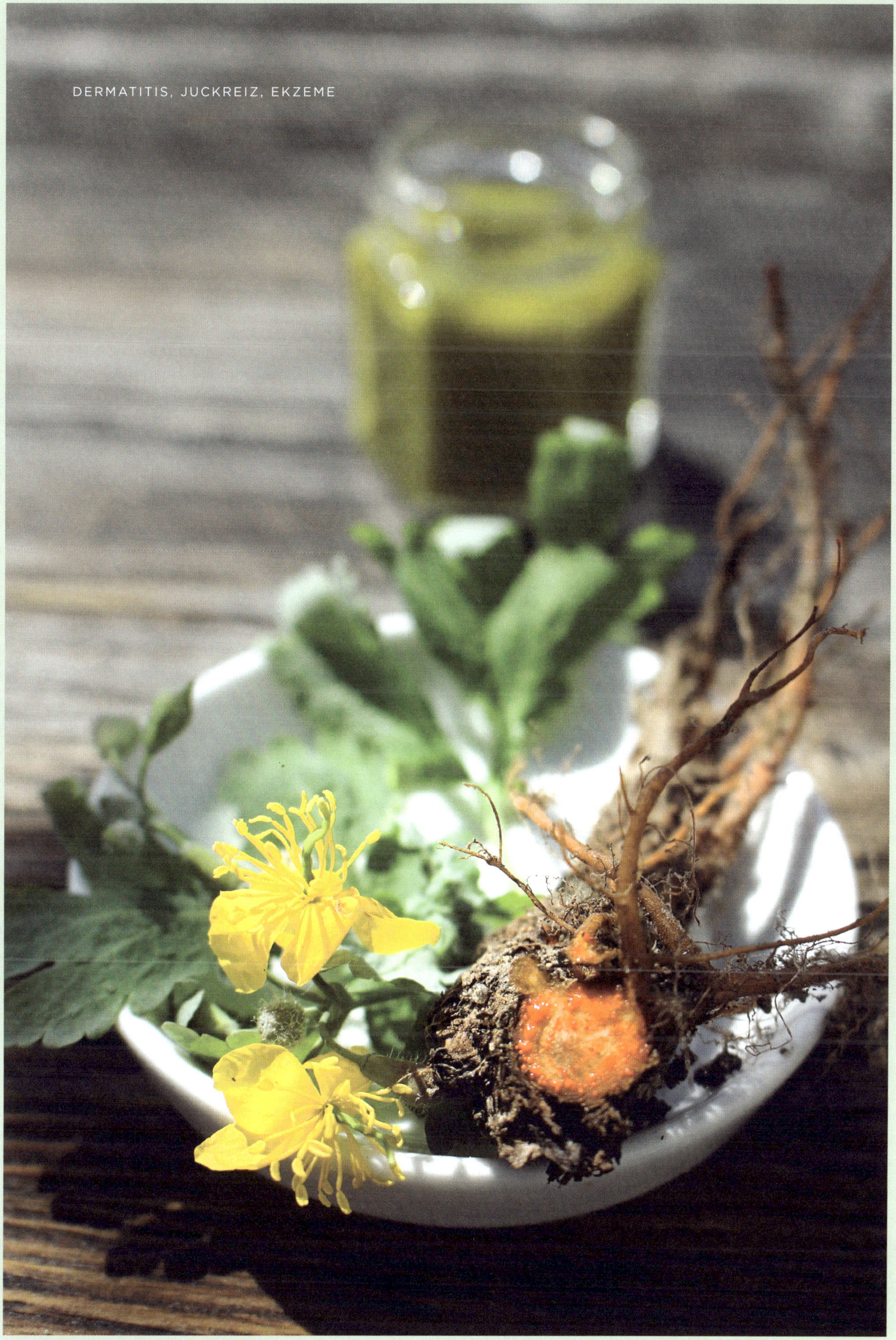

DERMATITISSALBE MIT SCHÖLLKRAUT

100 g frisches Schöllkraut (Wurzel, Blätter, Blüten, Früchte)
250 g Schweineschmalz, Butter oder Ziegenfett
20 g Bienenwachs
3 EL Alkohol 40%

Pflanzenteile waschen und klein schneiden.

Alle Zutaten in ein feuerfestes Gefäß füllen und zum Kochen bringen.

Sobald das Fett und das Bienenwachs flüssig sind, Pflanzenteile mit dem Pürierstab gut mixen.

15 Minuten köcheln lassen, abdrehen und weitere 15 Minuten nachziehen lassen.

Die Dermatitissalbe durch ein Tuch oder Feinsieb filtrieren und in Gläser füllen.

Wirkung: Hat eine leicht schmerzlindernde und betäubende Wirkung, beruhigt Hautausschläge, Rötungen und Juckreiz (z.B. bei Neurodermitis), hat eine antibakterielle und antivirale Wirkung, reduziert Warzen.

Anwendung: Die Salbe täglich 1- bis 2-mal auf die betroffenen Stellen auftragen.

Haltbarkeit: 6 Monate, kühl und dunkel lagern.

Yang, G. et al.: Inhibitory effects of Chelidonium majus extract on atopic dermatitis-like skin lesions in NC/Nga mice, 2011

European Medicines Agency: Assessment report on Chelidonium majus L., herba, 2011

GRÜNE HANFBUTTER BEI DERMATITIS

ENTZÜNDUNGSHEMMEND, HAUTREGENERIEREND, JUCKREIZSTILLEND UND SCHMERZREDUZIEREND

MODERNE PHYTOTHERAPIE

Hanf (*Cannabis*) gehört zu den ältesten Nutzpflanzen der Welt und ist seit 6000 Jahren ein Kulturbegleiter der Menschheit. Über 150 Arten gibt es weltweit, wobei die wichtigsten Arten *Cannabis sativa* und *Cannabis indica* sind. Pharmakologisch finden die harzreichen Blüten, Blätter und Samen Anwendung. Hanf ist reich an Phytochemikalien, darunter ätherischen Ölen, Flavonoiden, Fettsäuren, Polysacchariden, Aminosäuren, den Vitaminen E, B1, B2 und Mineralstoffen (Magnesium, Phosphor, Calcium, Eisen). Das aus den Samen gepresste Hanföl hat sehr gute hautregenerative Eigenschaften und ist ein reizlinderndes und hautregeneratives Öl, das auch in der Babypflege bei Windeldermatitis oder Neurodermitis verwendet werden kann.

Wichtige Arzneistoffe im Hanf sind Cannabinoid-Verbindungen. Im Zentrum der Medizinforschung stehen aktuell vor allem Δ9-Tetrahydrocannabinol (THC) und Cannabidiol (CBD). THC wirkt psychoaktiv, narkotisierend und sedierend für das Zentralnervensystem, CPD schmerzlindernd, angstlösend, neuroprotektiv, antipsychotisch, entzündungshemmend, wie auch antikarzerogen. Als dermales Therapeutikum wird CBD zur Behandlung verschiedener Dermatitis-Arten (allergische Kontaktdermatitis, Kontaktekzem, atopische Dermatitis), Entzündungen der Haarwurzeln, Immunschwäche, Psoriasis, Hautkrebs und systemischer Sklerose verwendet. Eine aktuelle Studie stellte eine signifikante Verbesserung des Hautbilds nach Auftragen einer Salbe mit Cannabinoiden bei Psoriasis, atopischer Dermatitis und in der Regeneration der Haut bei Narben fest. Fazit der Forschungsarbeit: »Die topische Verabreichung von CBD-Salbe ohne THC ist eine sichere und wirksame nicht-invasive Alternative zur Verbesserung der Lebensqualität bei Patienten mit einigen Hauterkrankungen, insbesondere bei entzündlichem Hintergrund.« Cannabinoide regulieren das Wachstum und die Differenzierung der Hautzellen, ebenso nehmen sie Einfluss auf die Regulation der Talgproduktion, die bei Hauttrockenheit und Psoriasis eine bedeutende Rolle spielt. Außerdem wirken sie entzündungshemmend und zeigen sich als vielversprechendes therapeutisches Mittel zur Behandlung von Akne.

TRADITIONELLE HAUTMEDIZIN

In der traditionellen Medizin sind ein großer Teil dieser Anwendungen seit der Antike dokumentiert. Bereits im Ayurveda werden die Blätter mit Butter als Paste zur Behandlung verschiedener Hauterkrankungen, bei Schmerzen, Ekzemen, Akne, Schnittwunden, Sonnenbrand und Verbrennungen angewendet. Die griechische Antike kleidete sich in Hanf und schrieb dem Stoff eine wundheilende und antirheumatische Wirkung zu. Plinius und Dioskurides dokumentieren die schmerzreduzierende Wirkung des Hanfs. Im Mittelalter therapiert die heilige Hildegard Hautgeschwüre und setzt ihn als Kompresse bei Magenschmerzen ein, Leonhart Fuchs dokumentiert seine wundheilende Wirkung: »Die rowe wurtzel zerstossen und übergeschlagen / ist gut zu dem brandt. Der wild Hanff gesotten unnd übergelegt lindert unnd zerteylt die geschwulst.« Gerhard Madaus dokumentiert seine Anwendung in der russischen Volksmedizin bei »Verbrennungen, Ausschlägen, Verletzungen und zwar als Öl und Kataplasma.«

GRÜNE HANFBUTTER BEI DERMATITIS

100 g Ringelblumensalbe S. 86

50 g Propolis-Tinktur 70%

Butter in einem feuerfesten Gefäß erwärmen und zum Schmelzen bringen.

Hanf zugeben, mit dem Pürierstab mixen und zum Kochen bringen.

Etwa 10 Minuten kochen lassen und die Temperatur auf kleinste Stufe reduzieren.

Eine weitere Stunde ziehen lassen.

Butter filtrieren und in ein Glas füllen. Im Kühlschrank aufbewahren.

Wirkung: Wirkt entzündungshemmend, schmerzlindernd, unterstützt den Heilungsprozess bei Dermatitis, fördert die Epithelisierung bei Hauterkrankungen.

Anwendung: Bei Dermatitis 2- bis 4-mal täglich die Butter auf die betroffenen Stellen auftragen. Für die Anwendung eine Spatel verwenden.

Haltbarkeit: 6 Monate, kühl und dunkel gelagert.

Eagleston, L. et al.: Cannabinoids in dermatology: a scoping review, 2018

Tóth, K. F. et al.: Cannabinoid Signaling in the Skin (...), 2019

Palmieri, B. et al.: A therapeutic effect of cbd-enriched ointment in inflammatory skin diseases and cutaneous scars, 2019

Oláh, A. et al.: Cannabidiol exerts sebostatic and antiinflammatory effects on human sebocytes, 2014

Ramot, Y. et al.: A novel control of human keratin expression: cannabinoid receptor 1-mediated signaling down (...), 2013

Mounessa, J. S. et al.: The role of cannabinoids in dermatology, 2017

KÜHLENDES KÜRBISÖL

HILFT BEI ÜBERHITZUNG, ALLERGISCHEN HAUTREAKTIONEN, JUCKREIZ, SONNENBRAND, FIEBER, ENTZÜNDUNGEN, WECHSELJAHRBESCHWERDEN, STRESS

MODERNE PHYTOTHERAPIE

Kürbis (*Cucurbita*) ist allgemein bekannt als Gemüse, weniger allerdings als Therapeutikum. Die Pflanze enthält eine große Konzentration an hautfreundlichen Pflanzenstoffen, darunter Mineralstoffe wie Kalium, Magnesium, Kalzium, Vitamin C und Vitamin B5 und Carotine. In der Medizinforschung wurden die positiven Effekte der Kürbisextrakte und des Kürbisöls in Hautanwendungen zur Wundheilregeneration und als Kosmetikum wiederholt nachgewiesen. Die Stoffe des Kürbis beruhigen und regenerieren die Haut und werden auch von Kindern und Menschen mit sensibler Haut, bei Hautreizungen und Ekzeme sehr gut vertragen.

TRADITIONELLE HAUTMEDIZIN

Dieses Kürbisöl beruhigt nach Avicenna Hitzeprozesse wie Fieber, Entzündungen und Schwellungen: »Dieses Oel ist bei jeder Hitze und Schärfe im ganzen Körper von Nutzen, wenn es auf die äußern Glieder eingerieben wird; auch in die Blasen- oder Nierengegend wird es eingerieben, sowie es auch innerlich genommen wird, und man die Glieder in dasselbe taucht. Wenn Hitze im Körper ist, so nimmt man davon und bedient sich desselben zum Einreiben; wenn die Hitze im Kopf ist, so reibt man denselben damit ein und schupft davon; wenn scharfe Galle in den Eingeweiden ist, so nimmt man davon, weil es in allen diesen Fällen nützlich ist. Man nimmt große, vollkommene Kürbisse, schält sie, zerstoßt sie, presst sie aus, und nimmt von ihrem Saft 4 Theile und von frischem Sesamöl 1 Theil, welche Verbindung man am gelinden Feuer so lange kochen lässt, bis das Wasser verschwunden und das Oel übrig ist, welches man in ein gläsernes Gefäß abklärt und anwendet.«

Für dieses Rezept eignen sich saftige Kürbisarten wie Muskat- oder Butternuss-Kürbis.

KÜHLENDES KÜRBISÖL

200 g Kürbissaft
200 g Sesamöl

Kürbissaft und Sesamöl in einen Topf füllen.

Zum Kochen bringen und die Temperatur reduzieren.

Bei sanfter Hitze köcheln lassen, bis der Saft vollständig einreduziert ist.

Das Öl durch ein Feinsieb filtrieren, kühl und dunkel aufbewahren.

Für die tägliche Anwendung des Öls eine kleine Menge (50 ml) in eine Sprühflasche aus Glas füllen.

Wirkung: Kühlt, pflegt und beruhigt bei allergischen Reaktionen, Juckreiz, Überhitzung und Anspannung im Körper, wirkt fiebersenkend und reizlindernd, befeuchtet die Haut.

Anwendung: Bei Hitzeprozessen das Öl regelmäßig auf Hände, Füße, Nieren und Blasengegend auftragen und einreiben.

Haltbarkeit: 1 Jahr.

Salehi, B. et al.: Cucurbits Plants: A Key Emphasis to Its Pharmacological Potential, 2019

Muntean, E. et al.: Cucurbita maxima Duch as a medicinal plant, 2013

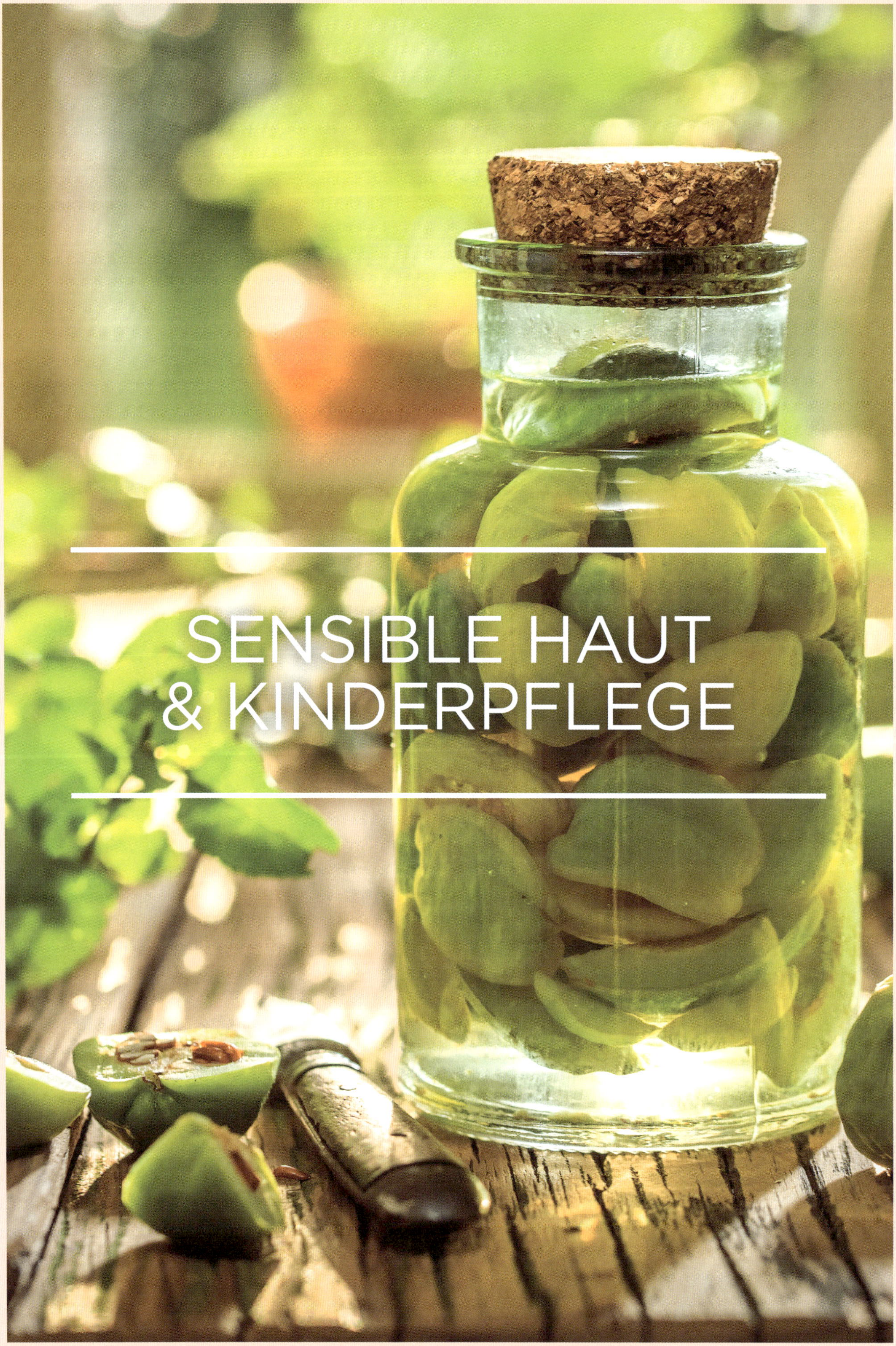

SENSIBLE HAUT & KINDERPFLEGE

OLEUM CYDONIORUM – HEILÖL MIT QUITTE

HILFT BEI ENTZÜNDETER, TROCKENER UND SCHMERZEMPFINDLICHER HAUT, RÖTUNGEN, HAUTRISSEN, AUFGESPRUNGENEN LIPPEN, WUNDEN, WUNDEN BRUSTWARZEN, VERBRENNUNGEN, HÄMORRHOIDEN, JUCKREIZ, EKZEMEN, GESCHWÜREN, NEURODERMITIS, PSORIASIS, WUNDLIEGEN

MODERNE PHYTOTHERAPIE

Der Quittenbaum (*Cydonia oblonga*) hat einen fixen Platz in der modernen Phytotherapie. Dermal werden die reifen Früchte und die schleimstoffhaltigen Samen verwendet, die einen Komplex an hautfreundlichen Pflanzenstoffen enthalten, darunter Schleimstoffe, Pektine, Apfel- und Weinsäure, Vitamine der B-Gruppe, Mineralstoffe, Gerbstoffe und Aromastoffe.

TRADITIONELLE HAUTMEDIZIN

Eine »Apotheke für arm und reich« ist die Quitte für den Arzt und Botaniker Hieronymus Bock – damit beschreibt er treffend ihre pharmakologische Wirkung. Das als Melinon bezeichnete Quittenöl wurde bereits in der Antike verwendet. Es diente als Universalmittel bei nahezu allen Hautbeschwerden. Nach Dioskurides hat das Öl eine »adstringierende, kühlende Kraft, wirkt gegen krätzige Geschwüre, Kleingrind, Frostbeulen, kriechende Geschwüre und (ist) eingeführt gegen Verwundungen in der Gebärmutter.« Hildegard von Bingen behandelt mit der Quittensalbe Geschwüre: »Wo es in einem Menschen Geschwüre oder Übelriechendes hat, koche oder brate er diese Frucht und lege sie so mit anderen Mitteln auf jene Geschwüre und er wird geheilt werden.«

Auch Zedlers Universallexikon beschreibt ausführlich die Herstellung und Wirkung des Oleum Cydoniorums: »Nehme zwey Pfund Quitten mit ihren Kernen, und drey Pfund Baum-Oel, lasse beides mit einander weichen, dann koche es, bis alle wässrige Feuchtigkeit verrauchet, darauf seihet es durch und drücket es aus. Es dienet zur Schwachheit und dem Erbrechen des Magens, wie auch zu den Bauch-Flüßen, der rothen Ruhr und andern Blut-Flüßen. Es wird nur äußerlich aufgestrichen. Schmieret man den Rückgrat und die Brust damit, soll es den unmäßigen Schweiß hemmen.«

OLEUM CYDONIORUM – HEILÖL MIT QUITTE

300 g Quitten
500 g fruchtiges Olivenöl (oder ein duftneutrales Öl wie Sonnenblumenöl)

Olivenöl in ein feuerfestes Gefäß füllen.

Früchte auf einer mittleren Reibe raspeln (samt Schale) und zum Öl geben. Kerngehäuse quer schneiden, die Samen aus dem Kerngehäuse befreien und ebenfalls zum Öl geben.

Topf zudecken und 1 Stunde ziehen lassen.

Anschließend das Öl zum Kochen bringen.

15 Minuten köcheln lassen, Herd abdrehen ½ Stunde ziehen lassen.

Das Öl durch ein Feinsieb filtrieren, kühl und dunkel aufbewahren.

Für die tägliche Anwendung des Öls eine kleine Menge (50 ml) in eine Sprühflasche aus Glas füllen.

Wirkung: Das Heilöl hat eine reizlindernde, entzündungshemmende und befeuchtende Wirkung, fördert die Regeneration und Reepithelisierung verletzter Haut.

Anwendung: Bei lokalen Hautbeschwerden soll das Öl auf die betroffenen Stellen aufgetragen und sanft einmassiert werden. Nach Zedler soll das Quittenöl bei Fieber, Ruhr und Schwäche entlang der Wirbelsäule und auf die Brust aufgetragen werden.

Haltbarkeit: 1 Jahr.

Kawahara, T. et al.: Effect of the topical application of an ethanol extract of quince seeds (...), 2017

Echard, A., Droux, J.: Cydonia oblonga (quince) leaf-extract, 2014

Tamria, P. et al.: Wound healing properties of quince seed mucilage (...), 2014

Minaiyan, M. et al.: A study of the effects of Cydonia oblonga Miller (Quince) on TNBS-induced ulcerative colitis in rats, 2012

LILIENÖL BEI BAUCHKRÄMPFEN NACH AVICENNA

HILFT BEI HAUTVERLETZUNGEN WIE VERBRENNUNGEN, ENTZÜNDUNGEN, EKZEMEN, JUCKREIZ, NEURODERMITIS, GESCHWÜREN

MODERNE PHYTOTHERAPIE

Die Madonnenlilie (*Lilium candidum*) hat eine anerkannte pharmakologische Wirkung, die mit jener von Aloe Vera verglichen werden kann. Alle Pflanzenteile (Blüte, Blatt, Knospe, Wurzel) können arzneilich verwendet werden. Hauptwirkstoffe in Lilien sind Schleimstoffe, die maßgeblich die Regeneration verletzter Haut unterstützen. Auch Extrakte aus Wurzel und Blüte beschleunigten in Studien die Regeneration der Haut bei Verbrennungen, Geschwüren, Tumoren und Ekzemen. Lilie wirkt antiviral bei Herpes Zoster und die in Lilien enthaltenen Spirostanol-Saponine haben eine ausgeprägte antitumorale Wirkung bei Hautkrebs. Darüber hinaus ist die Lilie ein wirksames Gleitmittel, erhöht die Sensitivität bei Stimulation der Klitoris und besitzt einen aphrodisierenden Duft.

TRADITIONELLE HAUTMEDIZIN

Ähnliche Effekte attestiert der Lilie auch die traditionelle Medizin. Der griechische Arzt Pedanios Dioskurides erwähnt die Madonnenlilie als Hauptbestandteil des berühmten »Susischen Salböls«, das bei zahlreichen Erkrankungen, darunter Ekzemen, Geschwüren, Hautausschlag oder Hautentzündungen angewendet wurde.

Der arabische Universalgelehrte Avicenna beschreibt die krampflösende und für die Gebärmutter tonisierende Wirkung des Lilienöls. Sein Rezept: »Man nimmt weiße gereinigte Lilien, Sesamöl und thut diese Verbindung in ein gläsernes Gefäß, bis das Öl die Kraft der Lilien angenommen hat, welches dann angewandt wird. Dieses Öl ist bei kalter Gebärmutter und bei Krämpfen derselben von Nutzen. Es erhitzt die Nieren und die Harnblase.« Das folgende Lilienöl basiert auf diesem altüberlieferten Rezept.

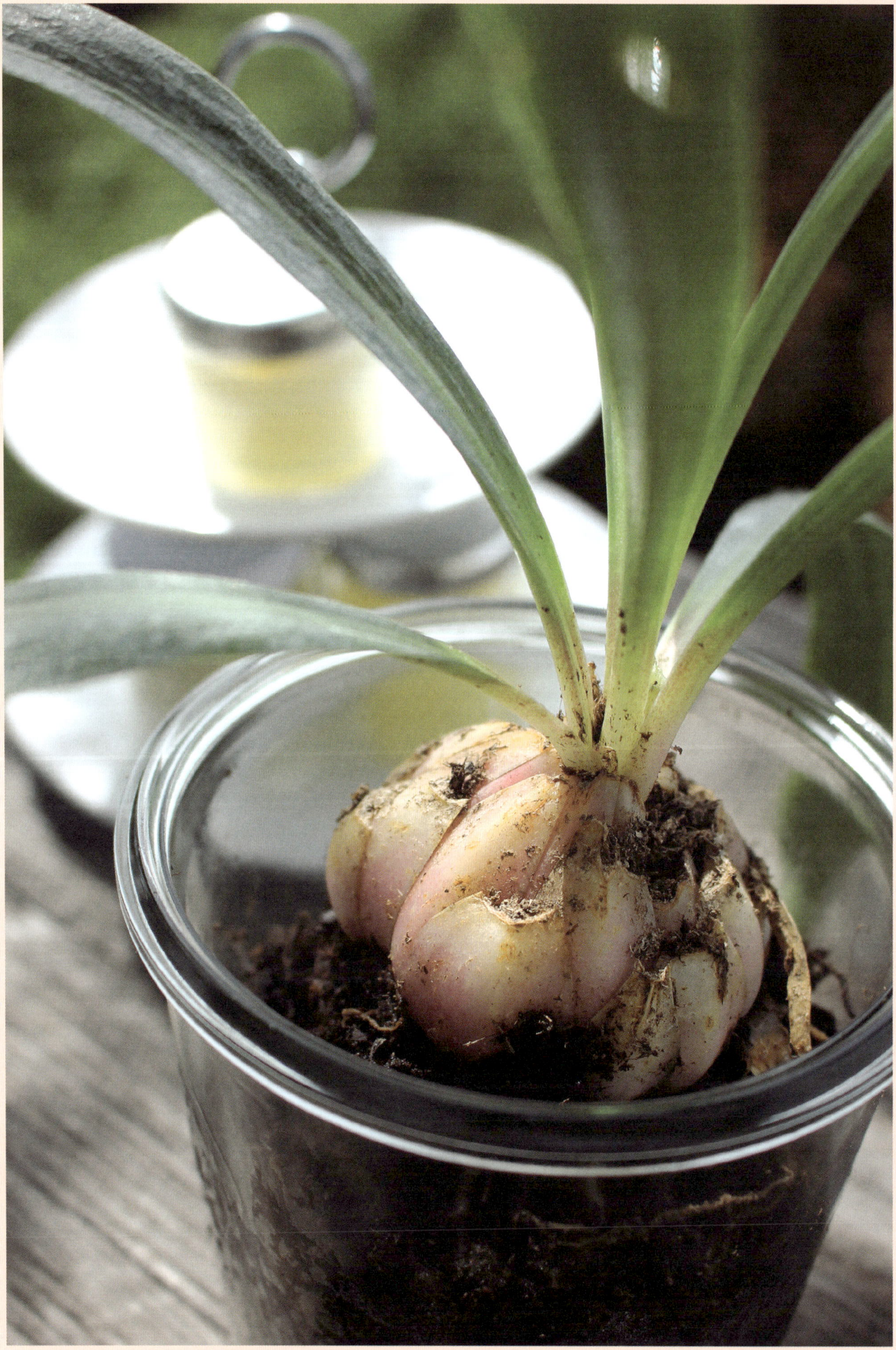

LILIENÖL BEI BAUCHKRÄMPFEN NACH AVICENNA

200 g Lilienblüten und/oder -wurzel

250 g Sesamöl oder Olivenöl extra vergine

Ein Einweckglas mit breiter Mündung und Glasdeckel (500 ml)

Lilien in sehr kleine Stücke (1/2 cm) schneiden.

Die geschnittenen Lilien in ein Einweckglas füllen und mit 3 EL Alkohol 40 % benetzen. (Der Alkohol unterstützt die Extraktion der Schleimstoffe und verhindert die bakterielle Kontamination des Öls.)

Glas verschließen, gut schütteln und 1 Stunde stehen lassen.

Sesamöl zugeben und den Ansatz gut umrühren.

Das Glas für 3 Tage auf eine sonnige Fensterbank stellen.

Das Öl durch ein Feinsieb filtrieren, kühl und dunkel aufbewahren.

Für die tägliche Anwendung des Öls eine kleine Menge (50 ml) in eine Sprühflasche aus Glas füllen.

Wirkung: Nach Avicenna wirkt das Lilienöl krampflösend und wärmend für Uterus, Niere und Blase. Zudem wirkt da Öl regenerierend bei verletzter, irritierter und entzündeter Haut und kann auch bei Verbrennungen, Ekzemen, Akne aufgetragen werden.

Anwendung: Die Salbe mit einer Spatel herausnehmen und auf die betroffenen Stellen auftragen. Bei Bedarf wiederholen, bis die Beschwerden abklingen.

Haltbarkeit: 6 Monate.

REIZLINDERNDES HOLUNDERBLÜTENÖL

HILFT BEI HAUTENTZÜNDUNGEN, LINDERT OHRENSCHMERZEN, ALLERGISCHE REAKTIONEN, INSEKTENSTICHE, FROSTBEULEN, VERBRENNUNGEN, WUNDEN

MODERNE PHYTOTHERAPIE

In Nordamerika wird der Schwarze Holunder (*Sambucus nigra*) als »Apotheke der Landbevölkerung« und seine Blüten als »Hautkamille« bezeichnet. Die Blüten beruhigen die Haut bei Dermatitis, Hautreizungen, allergischen Reaktionen und Sonnenbrand. Obwohl heute Holunderblütenöl kaum in der Phytotherapie Anwendung findet, wurde es in der Medizingeschichte als Hautmittel erwähnt.

TRADITIONELLE HAUTMEDIZIN

Für Krünitz ist Holunderblütenöl ein Universalmittel für die Gesundheit: »Aus den Blumen werden auch mancherley Oehle, nähmlich: ein gekochtes und ausgedrücktes, mit Baumöhl ... Aeußerlich kann es in vielen Gebrechen und Zufällen mit Nutzen gebraucht werden, als: im Ohrenweh; im Seitenstechen; in der Engbrüstigkeit; in der Schwindsucht; in Verhärtung der Brüste und anderer Drüsen; in gestochenen Nerven; in Krämpfen und Convulsionen, die leidenden Gliedmaßen damit zu schmieren; in Lähmung; in Quetschungen von Stoßen, Fallen etc. in Verstopfung der Leber, der Milz und anderer Eingeweide; in verhaltener Monathzeit, da der Unterleib damit geschmiert, und es auch eingespritzt werden kann; in geschwollenen Mandeln; im Haarwurme und räudigen Kopfe; in der Krätze, auch sonst die Haut zu reinigen; nach Bienen- oder Wespenstichen; in Brand- und Frost-Schäden u.s.w.«

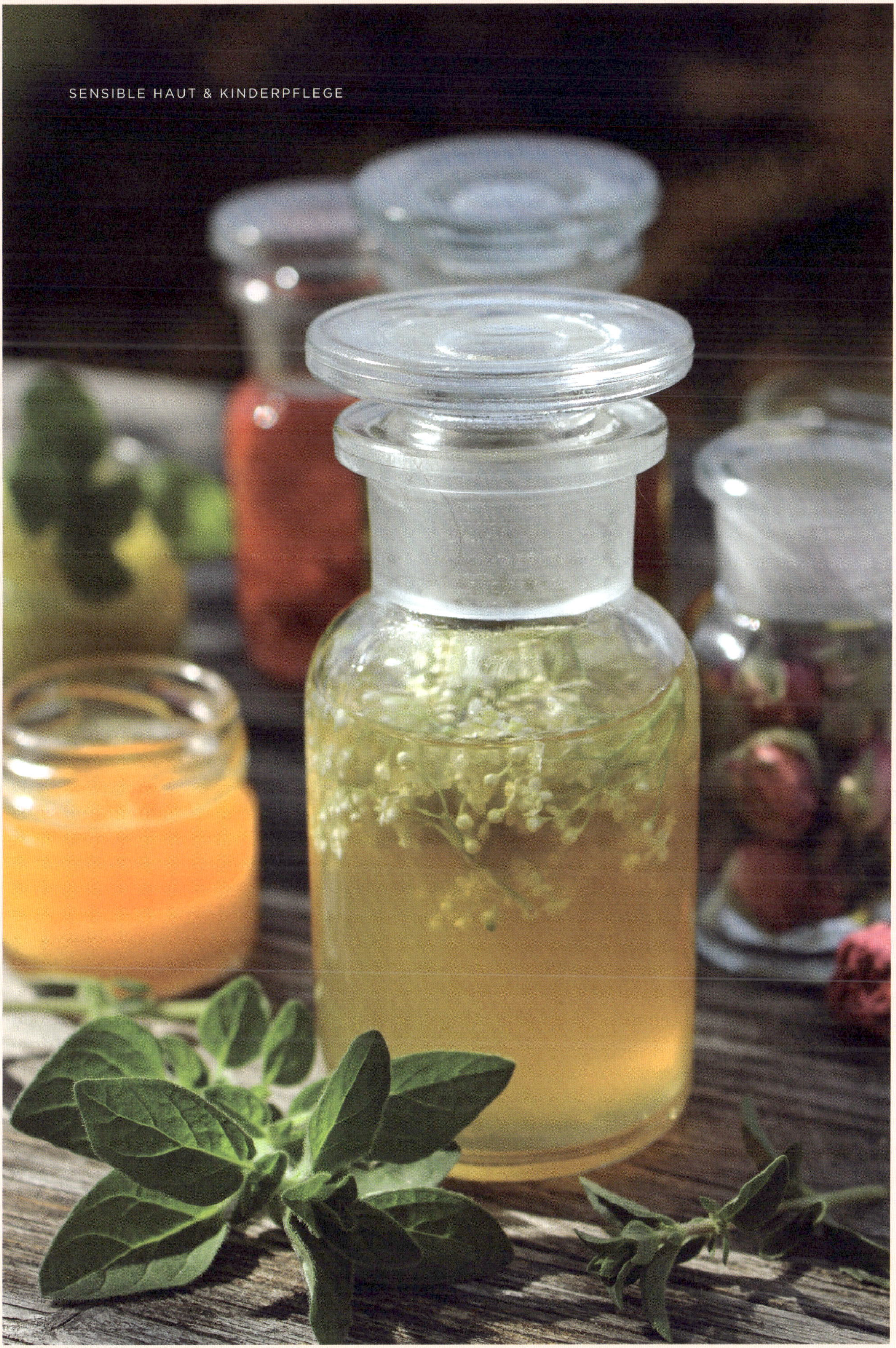

REIZLINDERNDES HOLUNDERBLÜTENÖL

1 Glas (200 ml) Holunderblüten (frisch, Blüten von den Stielen abgezogen)

400 ml mildes Olivenöl (oder duftneutrale Öle wie Sonnenblumenöl)

50 ml Wasser

Alle Zutaten in einen Topf füllen.

Zum Kochen bringen und 10 Minuten kochen lassen.

Temperatur reduzieren und weitere 10 Minuten auf kleinster Stufe nachziehen lassen.

Das Öl durch ein Feinsieb filtrieren, kühl und dunkel aufbewahren.

Für die tägliche Anwendung des Öls eine kleine Menge (50 ml) in eine Sprühflasche aus Glas füllen.

Wirkung: Wirkt entzündungshemmend, hautberuhigend und schmerzreduzierend bei Juckreiz, Dermatitis, Ohrenbeschwerden, Hautirritationen, Ekzemen. Kann auch als Tagespflege verwendet werden.

Anwendung: Bei Ohrenschmerzen das Öl erwärmen, ins Ohr träufeln und 10 Minuten einwirken lassen. Bei Hautreizungen das Öl auf die Haut sprühen uns sanft verteilen.

Haltbarkeit: 1 Jahr.

GOLDEN GHEE – UNIVERSALMITTEL DES AYURVEDA

KANN BEI ALLEN HAUTBESCHWERDEN UND ALS HAUTPFLEGE ANGEWENDET WERDEN

MODERNE PHYTOTHERAPIE

In Hautanwendungen wirkt reines Ghee befeuchtend, wärmend, regenerierend, wundheilend und verjüngend. In der Medizinforschung zeigt Ghee (rein und in Kombination mit anderen Stoffen) positive Effekte bei der Behandlung von Psoriasis, Neurodermitis, Augenerkrankungen und in der Wundheilregeneration. Natürlich kann Ghee auch als Trägerstoff für Kräuter, Gewürze oder Harze bei der Herstellung von Salben weiterverarbeitet werden, wodurch seine arzneiliche Wirkung durch jene der Pflanzen erhöht wird. Aufgrund seiner ausgezeichneten Hautverträglichkeit kann Ghee praktisch in allen dermalen Anwendungen verwendet werden, besonders bei Kindern und Menschen mit empfindlicher Haut.

TRADITIONELLE HAUTMEDIZIN

Ghee (*Ghritam*) ist im Ayurveda eine vollkommene Heilsubstanz und unter allen Ölen und Fetten wird Ghee die höchste arzneiliche Wirkung zugeschrieben. Eingenommen unterstützt Ghee von innen die Hautgesundheit und wird zudem im Ayurveda als Lebenselixier erachtet, das die Gesundheit verbessert, die Intelligenz, Fruchtbarkeit und Vitalität erhöht, verjüngt, wärmt und so gut wie alle Organe und Körperfunktionen positiv beeinflusst.

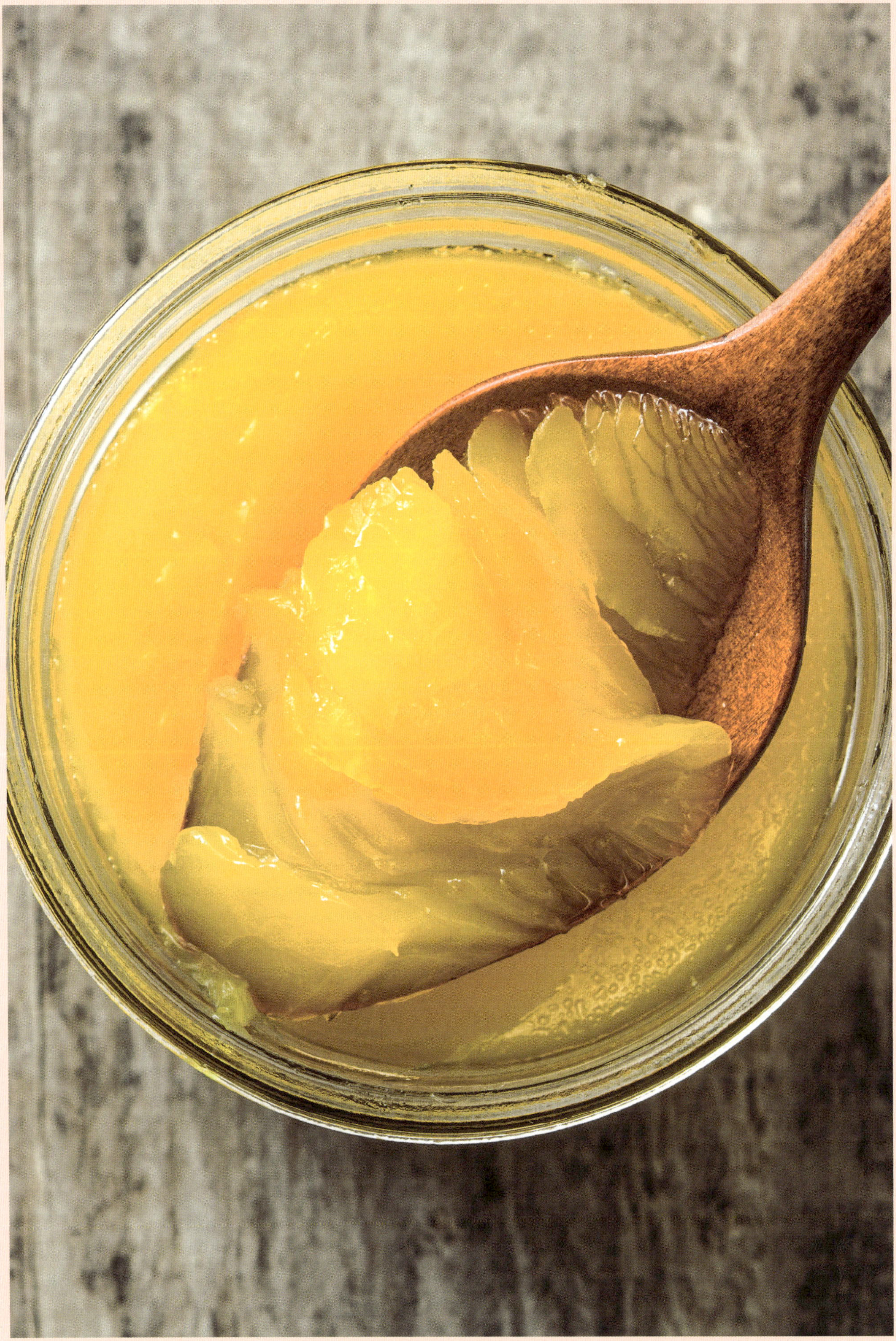

GOLDEN GHEE – UNIVERSALSALBE

1 kg Butter
(ergibt etwa 700 g Ghee)

Butter in einen Topf füllen und zum Kochen bringen.

Butter kochen lassen, bis sich der Eiweißanteil vom Fettanteil in der Butter zu trennen beginnt.

Temperatur auf niedrigste Stufe reduzieren und weiter köcheln lassen bis das Ghee klar ist und eine goldene Farbe erhält (Dauer: etwa ½ Stunde).

Während des Kochvorgangs muss das Ghee nicht gerührt werden. Der Eiweiß-Anteil trennt sich vom Fett und setzt sich an Boden und Wänden des Topfes ab. Achten Sie nur darauf, dass das Eiweiß eine goldene Farbe erhält, aber nicht anbrennt.

Ghee durch ein Sieb filtrieren und noch warm in ein Einweckglas mit Glasdeckel (minimiert Kondenswasser-Risiko) füllen.

Erkalten lassen und kühl und dunkel aufbewahren.

Wirkung: Hautpflegend und hautregenerierend, reizlindernd, wundheilend, befeuchtend, entzündungshemmend bei allen Hautbeschwerden wie trockener und gereizter Haut, Entzündungen, Ekzemen, Verbrennungen und Sonnenbrand, Juckreiz, Wunden.

Anwendung: Als Salbe mit einer sauberen Spatel nehmen und auf die betroffenen Stellen auftragen.

Haltbarkeit: 3 Jahre im Kühlschrank.

Bidwai, V.R. et al.: Shatdhauta Ghrita - A Evaluation Study in Pediatrics, 2018

Sharma, H. et al.: The effect of ghee (clarified butter) on serum lipid levels (...), 2010

Udwadia T. E.: Ghee and honey dressing for infected wounds, 2011

Vure, P. & Dorle, A.: Evaluation of ghee based formulation for wound healing activity, 2006

Easy Ayurveda: Ghee Benefits, Usage, Side Effects, Contra Indications

TILA TAILA – GEREIFTES AYURVEDISCHES MEDIZINALÖL

ARZNEILICHES ÖL, WIRD BEI ALLEN HAUTERKRANKUNGEN UND ALS HAUTPFLEGE VERWENDET

TRADITIONELLE HAUTMEDIZIN

Tila Taila (Tila = sansk. Sesam, taila = Öl) ist das wichtigste arzneiliche Basisöl des Ayurveda. Es besteht aus reinem Sesamöl, das auf eine Temperatur von etwa 100° erhitzt und bei Massagen, Ölziehkuren und Stirngüssen angewendet wird. Nach Ayurveda durchläuft das Öl während des Kochvorgangs einen Veredelungsprozess, der als »Reifung« beschrieben wird. In Folge kann das Öl in reiner Form, aber auch mit Kräutern, Gewürzen oder weiteren Naturprodukten für die Herstellung von Arzneimitteln verwendet werden.

In Ayurveda werden die Qualitäten von Tila Taila als schwer, ölig, penetrierend und heiß beschrieben. Das Öl hat eine goldene Farbe und eine angenehm-nußige Note. Es gilt als Universaltonikum, gibt Energie, nährt auf alle Ebenen, unterstützt die Verdauungskraft, entgiftet die Gebärmutter, wirkt antioxidativ und besitzt eine antidegenerative Wirkung bei Arthritis, Rheuma, Gelenkserkrankungen und Gicht. Auch kann Tila Taila mit Kräutern und Gewürzen zu verschiedenen Heilölen weiterverarbeitet werden.

MODERNE PHYTOTHERAPIE

Auch wissenschaftliche Untersuchungen belegen die Effekte von Tila Taila. Aktuelle Studien zeigen, dass der Kochvorgang die Öl-Qualität verfeinert, den Anteil an gesättigten Fettsäuren steigen lässt, die Wirksamkeit der Formulierungen erhöht und unerwünschte Effekte durch Oxidation, die die Bildung von freien Radikalen begünstigt, reduziert. Mit diesen Erkenntnissen wird auch die moderne westliche Lehrmeinung in der Phytotherapie und Kosmetikherstellung in Frage gestellt, die von einer Denaturierung des Öls und einem Abbau seiner pharmakologischen Wirkung ausgehen.

TILA TAILA – GEREIFTES AYURVEDISCHES MEDIZINALÖL

1 Liter Sesamöl

Sesamöl in ein feuerfestes Gefäß füllen und am Herd erwärmen.

Langsam und unter ständigem Rühren auf 100 °C–110° C erhitzen.

Herd abdrehen und weiter rühren, bis zum Erkalten des Öls.

Das Öl durch ein Feinsieb filtrieren, kühl und dunkel aufbewahren.

Für die tägliche Anwendung des Öls eine kleine Menge (50 ml) in eine Sprühflasche aus Glas füllen.

Wirkung: Therapeutisch wirkt Tila Taila hautberuhigend, entzündungshemmend und unterstützt die Regeneration der Haut bei Ekzemen, Juckreiz, Akne, allergischen Hautreaktionen und Hautentzündungen, wie auch bei Schmerzen und Erkrankungen wie Arthritis und Rheuma.

Anwendung: Bei Hautbeschwerden soll das Öl direkt auf der Haut gesprüht und sanft verteilt werden.

Haltbarkeit: 1 Jahr.

Jawanjal, P.: Tila Taila. A Review, 2019

Nitesh, J., Ujwale, R.: A Clinical Study of the effect of Tila Taila Padabhyanga on eye strain. 2016

Kale, U. et al.: Pharmaceutico-analytical standardization of Yashtimadhvadi Taila prepared from Murchhita and Amurchhita Tila Taila, 2019

Vaghamshi, R. et al.: A comparative pharmacological evaluation of Taila (oil) and Ghrita (ghee) (...), 2010

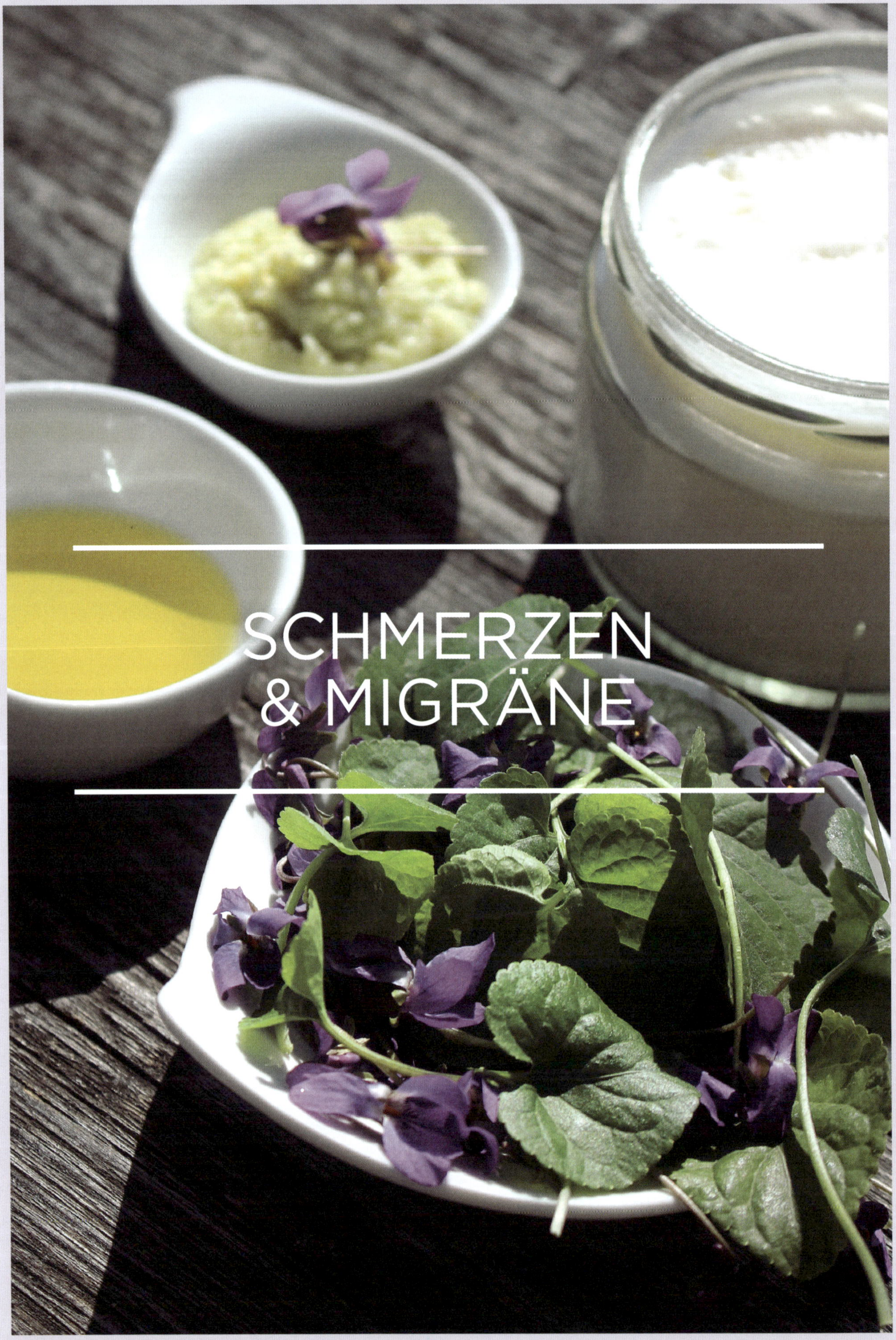

SCHMERZEN & MIGRÄNE

VEILCHEN-SCHMERZSALBE NACH HILDEGARD VON BINGEN

HILFT BEI KOPFSCHMERZEN, GESCHWÜREN, PARASITEN

TRADITIONELLE HAUTMEDIZIN

Nach Hildegard hat das Veilchen eine kühlende und herausziehende Wirkung, mit der tiefliegende Schmerzen aus dem Gewebe ausgeleitet werden. In der Hildegard-Medizin wird die Veilchensalbe begleitend nach Brustoperationen und Brusttumoren verwendet. Bemerkenswert ist auch, dass die von Hildegard beschriebene antitumorale Wirkung des Veilchens wissenschaftlich belegt ist. Dieser Effekt des Veilchens ist auf ein Cyclopeptid mit krebshemmenden und antibakteriellen Effekten zurückzuführen.

Hildegard schreibt: »Und wenn jemand an seinem Kopf Schmerzen hat oder wen die Kopfschmerzen, Krebse verzehren oder wenn jemand an seinem Körper Geschwüre hat, der soll Veilchensaft nehmen, zu einem Drittel dieses Saftes Olivenöl abwiegen und die Menge des Veilchensaftes an Bockstalg abmessen, das alles zusammen in einem neuen Topf zum Kochen bringen und eine Salbe bereiten. Und wer Kopfschmerzen hat, soll mit dieser Salbe die Stirn quer einreiben, und es wird ihm besser gehen. Aber auch über Stellen, wo Krebs oder andere Parasiten den Menschen verzehren, soll man sich damit einreiben, und sie werden eingehen, wenn sie davon gekostet haben. Auch wo der Mensch an sonstigen Geschwüren leidet, soll er sich mit dieser Salbe einreiben, und er wird seine Gesundheit wiedererlangen.«

Anzumerken ist, dass für die Salbe nicht nur Blüten, sondern auch Blätter verwendet werden. Die Blätter weisen eine hohe Konzentration an Schleimstoffen, Triterpenen, Salicylsäure und Saponinen auf, die entzündungshemmende, schmerzlindernde und desinfizierende Effekte besitzen. Bockstalg ist nach Hildegard ein kraftvolles Heilfett und ergänzt optimal die Wirkung der Veilchen.

VEILCHEN-SCHMERZSALBE NACH HILDEGARD VON BINGEN

150 ml frischer Veilchensaft aus Veilchenblättern und -blüten (siehe S. 67)

150 g Bio-Bockstalg oder Ziegenfett

50 g Olivenöl

Alle Zutaten in einem neuen, unglasierten Tontopf füllen und den Topf auf eine Feuerstelle stellen (alternativ im Backofen bei 100°).

Salbe zum Kochen bringen und einige Minuten köcheln lassen.

Vom Feuer nehmen, umrühren, bis die Salbe eine cremige Konsistenz erhält.

Die Salbe in Gläser füllen.

Wirkung: Nach Hildegard reduziert die Salbe Kopfschmerzen, Ekzeme und Geschwüre.

Anwendung: Bei Kopfschmerzen die Salbe auf die Stirn auftragen und quer einreiben. Bei Geschwüren und Ekzemen die Salbe sanft auf die schmerzenden Stellen auftragen. Für die Anwendung der Salbe eine Spatel verwenden.

Haltbarkeit: 1 Jahr, kühl und dunkel gelagert.

OESYPON – STEINKLEE-WOLLSALBE BEI LENDENSCHMERZEN

BEI TIEFLIEGENDEN SCHMERZEN UND TRAUMATA WIE RÜCKENSCHMERZEN

TRADITIONELLE HAUTMEDIZIN

Die Verwendung des *Oesypon* (auch *Oesypum*) ist seit der Antike in der Heilkunde und Kosmetik belegt. Es handelt sich um eine Arznei aus Harzen und Wolle, die bei Schmerzen, Wunden, Geschwülsten und Schwellungen als Therapeutikum eingesetzt wurde und eine Konsistenz zwischen Salbe und Pflaster hatte. Ein ausführliches Rezept hinterließ der byzantinische Arzt Paulos von Aegina, der es als »feuchtes Hysopmittel« zur Behandlung von Lendenschmerzen und als Basis-Arznei zur Herstellung weiterer Präparate wie folgt beschreibt: »Die Bereitung des feuchten Hysopmittels (Oisypon). Steinklee 4 Unz., Kardamom 2 Unz., gutschweissige Wolle 6 Unz., macerire in 2 Sextaren Wein 3 Tage lang, koche ihn bis auf einen kleinen Rückstand ein und nach dem Herausziehen der Wolle setze dem Weine 3 Unz. Oel zu, koche bis zu einem geringen Rückstände, auch des Weines, und gib dann 10 Unz. Kolophonium und ebensoviel Terpentin zu.« (*Historische Maßeinheiten, abgerundet: 1 Unze = 30 g, 1 Sextarius = 546 g*).

MODERNE PHYTOTHERAPIE

Dieses Rezept ist auch aus der modernen Perspektive noch aktuell. Gelber Steinklee (*Melilotus officinalis*) wirkt blutverdünnend, gewebsregenerierend und schmerzlindernd, Grüner Kardamom (*Elettaria cardamomum*) wirkt entzündungshemmend. Wollfette erhöhen die Hautelastizität, beruhigen gereizte Haut und fördern ihre Regeneration nach Verletzungen. Kolophonium und Terpentin unterstützen die Wundheilung, wirken antibiotisch und werden bei Schmerzen, Gewebstraumen und Zerrungen therapeutisch eingesetzt. Bitte beachten: für diese Salbe soll ungewaschene Wolle von heimischen Bio-Schafen verwendet werden. Die höchste arzneiliche Qualität hat Feinwolle, die nahe am Haaransatz wächst.

OESYPON – STEINKLEE-WOLL-SALBE BEI LENDENSCHMERZEN

500 g Rot- oder Weißwein
50 g Steinklee
50 g Wolle
30 g Kardamom
150 g Olivenöl
100 g Kolophonium
50 g Terpentin

Steinklee und Kardamom pulverisieren und gemeinsam mit der Wolle in Wein einlegen.

3 Tage mazerieren lassen.

Den Ansatz in einen Topf füllen, zum Kochen bringen und auf etwa 150 ml einreduzieren lassen.

Den einreduzierten Wein durch ein Feinsieb filtrieren.

Öl und Kolophonium zugeben und einreduzieren lassen, bis sich eine homogene Masse bildet.

Terpentin zugeben und die fertige Salbe in Gläser füllen.

Wirkung: Oesypon wärmt, fördert die Durchblutung, wirkt antibakteriell, entzündungshemmend und unterstützt die Gewebsregeneration nach Verletzungen, Zerrungen, Muskelkater, Ödemen, Läsionen im Rückenbereich.

Anwendung: Bei Schmerzen die Salbe 1- bis 2-mal am Tag auf die betroffenen Stellen auftragen und die Stelle warm und geschützt halten.

Haltbarkeit: 3 Jahre.

SCHMERZÖL MIT BELINUNTIA

HILFT BEI ENTZÜNDUNGEN, BAUCHKRÄMPFEN, RHEUMA, GICHT, ISCHIAS, GELENKSSCHMERZEN, SCHWELLUNGEN, ENTZÜNDUNGEN DER BRÜSTE

TRADITIONELLE HAUTMEDIZIN

In der traditionellen Naturheilkunde werden dem Bilsenkraut sedierende, krampflösende, schmerzlindernde, kühlende, abschwellende und entspannende Wirkungen zugeschrieben, sein Rauch bei Asthma und Lungenerkrankungen eingesetzt.

Das intensiv grüne Bilsenkrautöl hat ebenfalls eine lange Anwendungstradition, wie Tabernaemontanus berichtet: »Etliche nehmen das Kraut sampt dem unzeitigen Samen/ stossens wol zu Muss/ giessen grün unzeitig Baumöl daran/ lassens etlich Tag an der Sonnen erbeitzen/ dann seudet mans in doppelem Geschirr/ biss sich die Fruchte verzehret/ nachmals durchgesiegen/ wirdt behalten.« Die Bletter also grün über Geschwulst gelegt/ nimmet den Schmertzen/ trucket die Geschwulst nider. So man die mit Mehl zerstosset/ stillet unnd vertreibet das Gliederwehe/ und das hitzige Podagram/ darüber geschlagen. Die Bletter zerstossen unnd ubergeleget/ stillet das Bluten und übrige Fluss der Frawen.«

MODERNE PHYTOTHERAPIE

Das als Arzneipflanze eingestufte Bilsenkraut ist sehr giftig und in höheren Dosierungen tödlich. Seine Toxizität geht auf den Gehalt an Tropanalkaloiden (Scopolamin, Hyoscyamin) zurück, die sich in Wurzeln, Blättern und Samen konzentrieren. Besonders die mohnartigen Samen sind in kleinen Dosierungen giftig. Die Kommission E stellte Bilsenkraut eine positive Monographie aus: Extrakte aus der blühenden Pflanze (Blüte, Triebspitzen, Blätter) werden bei Spasmen des Gastrointestinaltrakts zur Entspannung der glatten Muskulatur angewendet.

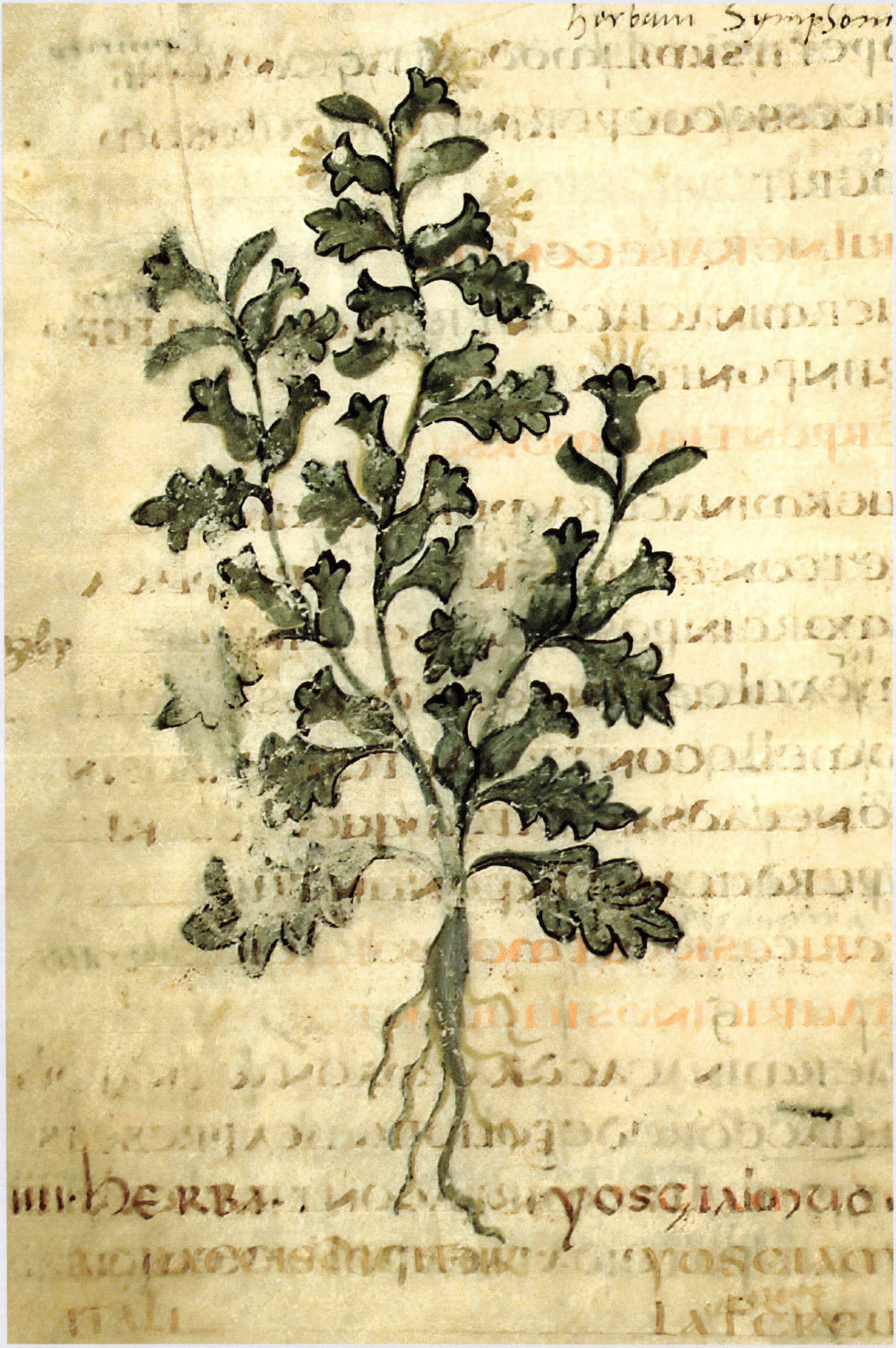

SCHMERZÖL MIT BELINUNTIA

100 g frisches Bilsenkraut (Blüte, Blatt, Triebspitzen)
500 ml Olivenöl

Bilsenkraut zerkleinern und im Mörser mit etwas Öl verreiben.

Alternativ können Pflanze und Öl im Blender gemixt werden.

In einen Topf füllen, 3 EL Wasser zugeben und das Öl zum Kochen bringen.

Temperatur reduzieren und das Öl 30 Minuten auf kleinster Stufe köcheln lassen.

Das Öl durch ein Feinsieb filtrieren, kühl und dunkel aufbewahren.

Für die tägliche Anwendung des Öls eine kleine Menge (50 ml) in eine Sprühflasche aus Glas füllen.

Wirkung: Schmerzreduzierend, entkrampfend bei Bauch- und Rückenschmerzen, abschwellend bei Rheuma und Gicht.

Anwendung: Bei Schmerzen und Krämpfen einmal täglich das Öl auf die betroffenen Stellen auftragen und sanft einmassieren. Pro Tag max. 5 ml des Bilsenkrautöls verwenden, sofern das Öl gut vertragen wird kann die Dosis auf 10 ml gesteigert werden.

Haltbarkeit: 1 Jahr.

SCHMERZSALBE MIT SPANISCHEM PFEFFER

WIRKT SCHMERZLINDERND, DURCHBLUTUNGSFÖRDERND, VERBESSERT DIE BEWEGLICHKEIT

TRADITIONELLE HAUTMEDIZIN

Im Ayurveda wird das auch als Spanischer Pfeffer bezeichnete Chili (*Capsicum anuum*) äußerlich als Öl, Salbe oder Auflage zur Behandlung von Schmerzen, Schwellungen, Verhärtungen und Tumoren verwendet. Ähnliche Anwendungen mit Chili oder scharfen, reizenden Pflanzen wie Senf oder Ingwer sind sowohl in der traditionellen Medizin Asiens, als auch in Europa dokumentiert.

MODERNE PHYTOTHERAPIE

In der modernen Naturheilkunde finden sich stark durchblutungsfördernde Anwendungen wie Munari-Packungen, die Cayenne und Senföl enthalten und bei Schmerzen und Bewegungseinschränkungen verwendet werden. Ähnlich wirkt Chili, dessen Hauptwirkstoff Capsaicin für die reizende, wärmende, durchblutungsfördernde, betäubende und schmerzlindernde Wirkung verantwortlich ist. Aufgrund seiner schmerzdesensibilisierenden Eigenschaften findet Capsaicin im Ayurveda Anwendung als Heilstoff bei Nacken- und Rückenschmerzen, Gelenksschmerzen wie Rheuma und Arthritis, Sportverletzungen, Muskelzerrungen, Muskelschmerzen. Auch die moderne Medizin bestätigt die pharmakologische Wirkung von Capsaicin und setzt es bei Schmerzen, Arthritis und Nervenerkrankungen ein. Darüber hinaus enthält Chili Vitamin C, Antioxidantien darunter Flavonoide, Anthocyane, Carotine (Curcumin, Capsorubin), ätherische Öle und Mineralstoffe, vor allem Kalium, die ebenfalls positive Effekte für die Gesundheit haben.

SCHMERZSALBE MIT SPANISCHEM PFEFFER

250 g Butter
100 g scharfe Chili (frisch, kleingeschnitten)
50 g Alkohol 40 %
20 g Bienenwachs

Butter und Bienenwachs in einen Topf füllen und erwärmen, bis sie flüssig werden.

Chili und Alkohol zugeben und mit dem Pürierstab gut mixen.

Zum Kochen bringen, 10 Minuten kochen lassen, Temperatur reduzieren und auf kleinster Stufe ½ Stunde köcheln lassen.

Die Schmerzsalbe durch ein Feinsieb filtrieren und in ein Glas füllen.

Wirkung: Die Salbe hat eine reizende, durchblutungsfördernde und zugleich betäubende Wirkung und kann bei Rheuma, Gicht und Schmerzen des Bewegungsapparats verwendet werden.

Anwendung: Auf die schmerzende Stelle auftragen und einmassieren, bis die Salbe einzieht. Die behandelten Stellen warmhalten. Die Salbe kann auch als Pflaster auf eine Mullbinde aufgetragen und auf der schmerzenden Stelle fixiert werden.

Haltbarkeit: 6 Monate kühl und dunkel gelagert.

Bitte beachten:
Chili reizt die Haut – sollte ein unangenehmes Gefühl eintreten, die Salbe mit lauwarmem Wasser und Seife abwaschen. Hände nach der Anwendung der Schmerzsalbe waschen.

Srinivasan K.: Biological Activities of Red Pepper (Capsicum annuum) and Its Pungent Principle Capsaicin, 2016

McCarty, M. F. et al.: Capsaicin may have important potential for promoting vascular and metabolic health, 2015

Final report on the safety assessment of capsicum annuum extract (...), 2007

Jones, V. M., et al.: Capsaicin 8% topical patch (Qutenza)--a review of the evidence, 2011

Clinical Trials, Cayenne Pepper Cataplasm - Safety Study (Munari04), 2016

Kapoor, L.D.: Handbook of Ayurvedic Medicinal Plants, 2000

Khare, C.P.: Indian Herbal Remedies, 2003

APFELKNOSPENÖL BEI KOPFSCHMERZEN

HILFT BEI KOPFSCHMERZEN, VERSPANNUNGEN, DEPRESSIVER STIMMUNG, SEELISCHEN, EMOTIONALEN UND PSYCHISCHEN BELASTUNGEN

TRADITIONELLE HAUTMEDIZIN

Eine vitalisierende Arznei aus Apfelknospen beschreibt Hildegard von Bingen wie folgt: »Wer einer Schwäche von Leber oder Milz oder durch schlechte Säfte des Bauchs oder Magens oder infolge einer Migräne Kopfschmerzen hat, soll die ersten Sprossen (also Knospen) vom Apfelbaum nehmen, sie in Olivenöl einlegen und an der Sonne in einem kleinen Gefäß erwärmen. Und wenn er zur Nacht schlafen geht, soll er sein Haupt mit diesem Öl einreiben und das oft tun, und es wird ihm am Kopf besser gehen. Denn der gute Saft dieser ersten Sprossen, vermischt mit dem guten und warmen Saft des Olivenöls und nochmals erwärmt und gegart an der sanften Wärme der Sonne, beruhigt ...«

Mit dem Apfelknospenöl heilt sie Kopfschmerzen, die durch Schwächen der Milz und Leber entstehen können. Beide Organe sind in der Klostermedizin wichtige Entgiftungsorgane. Leber ist Sitz der »gelben Galle« und entgiftet physisch den gesamten Organismus. Die Milz ist ein Spiegelorgan für Leber und Sitz der »schwarzen Galle«. Dieses Organ ist anatomisch nicht sichtbar, aber für uns alle spürbar: die schwarze Galle ist eine »emotionale Leber« und entgiftet auf seelisch-emotionaler Ebene den Organismus: Traumen, Verletzungen, Depression oder Traurigkeit werden hier verarbeitet.

MODERNE PHYTOTHERAPIE

In der modernen Gemmotherapie, eine auf die Anwendung von Knospen und embryonalen Pflanzenteilen spezialisierte Behandlungsmethode, werden Knospen als Zellregenerationsmittel eingesetzt. Die in Knospen enthaltenen Stammzellen (Meristeme) können nach Auffassung der Gemmotherapie Zellschäden beheben, die durch oxidative Prozesse und Entzündungen entstehen. Es wäre somit plausibel, dass Beschwerden wie Kopfschmerzen therapiert werden könnten.

APFELKNOSPEN BEI KOPFSCHMERZEN

1 TL Apfelknospen
50 ml Olivenöl

Apfelknospen zur Zeit der Knospenöffnung sammeln.

Apfelknospen in eine Flasche füllen und mit Olivenöl übergießen.

Flasche gut verschließen und für einige Tage in die Sonne stellen.

Das Apfelknospen-Schmerzöl durch ein Tuch oder Feinsieb filtrieren und in eine Flasche füllen.

Wirkung: Das Öl wirkt schmerzlindernd, entgiftend (physisch und seelisch) und vitalisierend.

Anwendung: Bei Kopfschmerzen, Verspannungen und depressiver Stimmung am Abend vor dem Schlafengehen sanft auf Schläfen und Stirn einmassieren.

Haltbarkeit: 1 Jahr, kühl und dunkel gelagert.

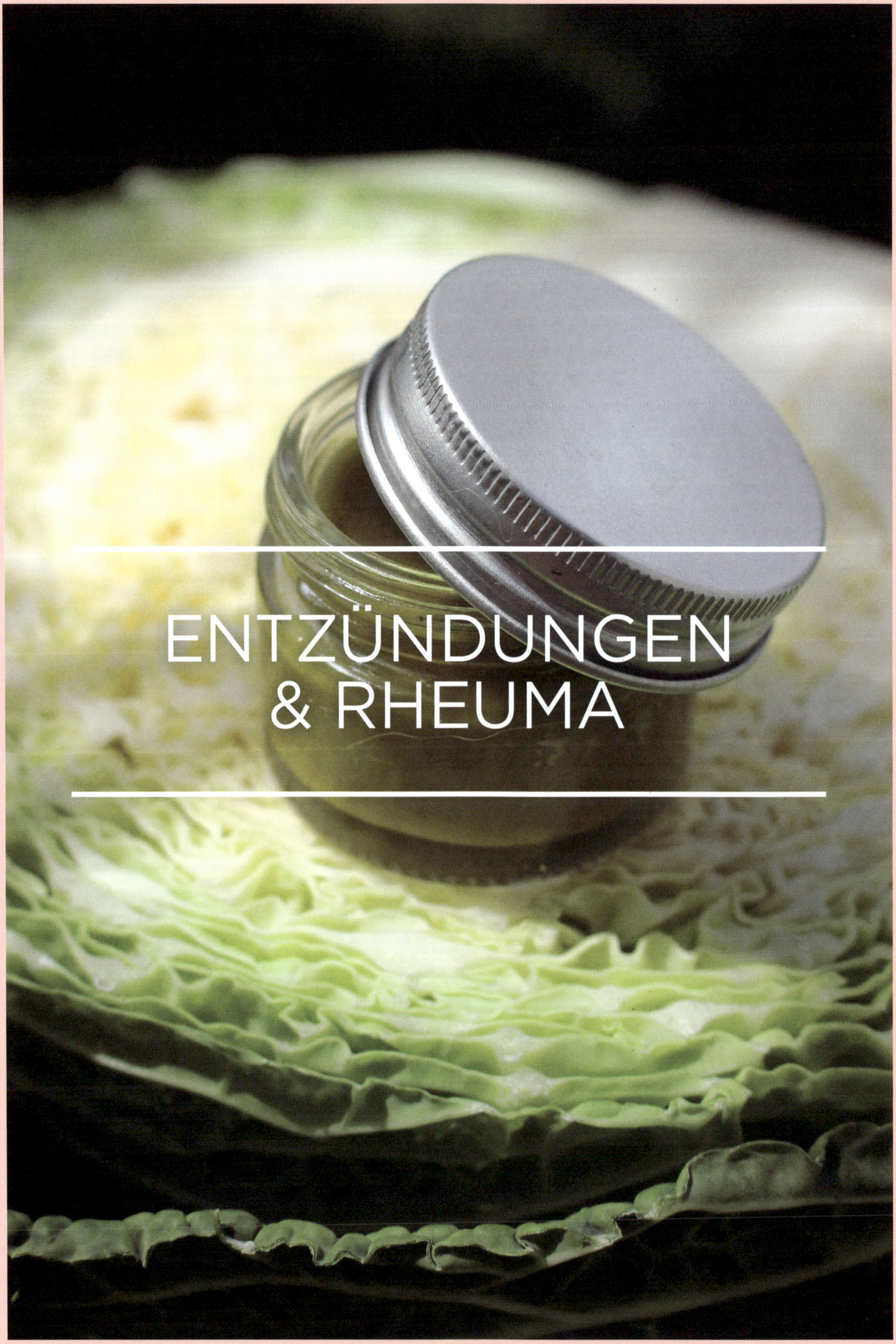

ENTZÜNDUNGEN & RHEUMA

ABSCHWELLENDE KOHLSALBE

HILFT BEI SCHWELLUNGEN, HÄMATOMEN, ÖDEMEN, RHEUMA, SCHMERZEN, HAUTINFEKTIONEN

MODERNE PHYTOTHERAPIE

Kohl (*Brassica*) gehört zur Familie der Kreuzblütler (*Brassicaceae*) und umfasst Arten wie Grünkohl, Rotkohl oder Weißkohl, die alle für die Herstellung von Salben angewendet werden können. Kohlarten sind reich an Antioxidantien, Vitaminen der Gruppen A, C und K, Mineralstoffen, Chlorophyll, Alkaloiden, Tanninen, Saponinen, Phenolen, Glykosiden, Steroiden, Terpenoiden und Flavonoiden. Kohlextrakte besitzen wundheilende Eigenschaften bei Verbrennungen, erhöhren die Kollagenproduktion und verbessern die Hautregeneration bei Narbenbildung. Festgestellt wurden zudem antimikrobielle, abschwellende, antitumorale und vor allem antioxidative Effekte, die auf dem Gehalt von Glucosinolaten in Kohl zurückzuführen sind und ein höheres antioxidatives Potenzial als Vitamin C besitzen. Ein weiterer Stoff, Sulforaphan, wirkt antiinflammatorisch bei Akne und Hautentzündungen. Zudem verhindert Kohl Licht- und Pigmentierungsschäden und fördert die Hautregeneration und die Epithelisierung.

TRADITIONELLE HAUTMEDIZIN

Dermal werden Kohl und Kohlarten in der Volksmedizin bei Entzündungen der Brust, bei Schwellungen, rheumatischen Beschwerden oder Verstauchungen verwendet. Auch Leonhart Fuchs berichtet in seinem Kräuterbuch über die therapeutische Wirkung einer Schmalzsalbe mit »Köl«, mit der er Podagra-Schmerzen (Gicht), Geschwülste, Hautinfektionen und Hautunreinheiten, zudem Schmerzen und blaue Flecken behandelt: »Köl mit alltem schmaltz vermischt / und übergelegt / ist seer gut zu dem weetagen der hüfft. Köl zerstossen und den safft darvon übergestrichen / vertreibt unnd verzert das undergerunnen blut / und andere blawe mäler.«

ABSCHWELLENDE KOHLSALBE

200 g Schweineschmalz oder Butter
200 g frische Kohlblätter
20 g Bienenwachs

Schweineschmalz in einem Topf erwärmen.

Kohlblätter klein schneiden und zum Schmalz geben.

Mit dem Pürierstab mixen, um den Austritt des Kohlsafts zu unterstützen.

Bienenwachs zugeben und die Salbe zum Kochen bringen.

Etwa 5 Minuten köcheln lassen, Herd abdrehen und 20 Minuten nachziehen lassen.

Die Salbe filtrieren und in ein Glas füllen.

Wirkung: Wirkt abschwellend, entzündungshemmend, schmerzlindernd bei Prellungen, Schwellungen, Ödemen, Arthritis, Entzündungen, Gelenksschmerzen.

Anwendung: Bei Schmerzen und Schwellungen die Salbe regelmäßig auftragen. Bei Prellungen die Salbe auf eine angefeuchtete Auflage auftragen und auf die verletzten Stellen binden.

Haltbarkeit: 6 Monate, kühl und dunkel gelagert.

Sarandy, M. M. et al.: Ointment of Brassica oleracea var. capitata Matures the Extracellular Matrix in Skin Wounds of Wistar Rats, 2015

Hasanzadeh, Gh. R., Mehdikhanloo, N.: The effect of compound of brassica oleracea l. and egg-white on burn wound healing in rat, 2005

Carvalho, C. A. et al.: Evaluation of antiulcerogenic activity of aqueous extract of Brassica oleracea var. capitata (cabbage) on Wistar rat gastric ulceration, 2011

Anandan, S. et al.: Glucosinolates and Antioxidant Properties of Brassica Oleracea var. capitata L., 2018

Stuart Jr., G.: Philippine Medical Plants – Brassica oleracea Linn. var. Capitata Linn

ARTHRITISÖL MIT VEILCHEN UND ROSE

HILFT BEI DEGENERATIVEN ERKRANKUNGEN, GELENKSCHMERZEN, RHEUMA, SCHWELLUNGEN

TRADITIONELLE HAUTMEDIZIN

In der traditionellen Medizin wurden Rosen und Veilchen seit der Antike als Pflanzen gegen Arthritis, Rheuma, Schwellungen, Schmerzen, Augenbeschwerden, Gicht, Haut-, Gewebs- oder Gelenksentzündungen genannt. Nach Hildegard von Bingen wird die Arznei mit Baumöl (Olivenöl) zubereitet: »Wenn nun jemand von der Gicht gequält wird, soll er Rosen in dieses Öl einlegen, und wo am Körper ihn die Gicht quält, dort soll er sich einreiben, und es wird ihm besser gehen. Aber wenn jemand wegen der Gicht am Kopf, an den Augen oder in den Lenden Schmerzen hat oder wenn sich irgendwo am Körper ohne Sturz und ohne Schlag von sich aus eine Schwellung erhebt, dann soll man in besagtes Öl Veilchen einlegen und sich einreiben, wo es schmerzt. Aber wenn eine Schwellung vorliegt, soll man es um die Schwellung, nicht auf die Schwellung streichen.«

ARTHRITISÖL MIT ROSE UND VEILCHEN

50 g getrocknete Rosen
100 g frische Veilchen (Blüte, Blatt und Wurzel)
100 g Wasser oder Wein
250 ml Olivenöl

Rosen und Veilchen zerkleinern.

In eine feuerfeste Form füllen und mit Wasser (oder Wein) und Olivenöl übergießen.

Für eine intensive Wirkung können die Zutaten im Blender gemixt werden.

Das Öl zum Kochen bringen und köcheln lassen, bis die Flüssigkeit verdampft.

Die Salbe durch ein Feinsieb oder Tuch filtrieren, kühl und dunkel aufbewahren.

Für die Anwendung das Öl in eine kleine Sprühflasche (50 ml) aus Glas füllen.

Wirkung: Das Öl wirkt entzündungshemmend, schmerz- und reizlindernd und abschwellend.

Anwendung: Bei Schmerzen auf die betroffenen Stellen auftragen und sanft einmassieren. Bei starken Schwellungen oder Entzündungen soll das Öl rund um die schmerzende Stelle aufgetragen werden. Die Prozedur 1- bis 2-mal am Tag wiederholen.

Haltbarkeit: 1 Jahr, kühl und dunkel gelagert.

WERMUTSALBE BEI RHEUMATISCHEN SCHMERZEN

HILFT BEI ABNUTZUNGEN DER GELENKE, RHEUMA, AKUTEN GICHTANFÄLLEN, ENTZÜNDUNGEN, RÜCKENSCHMERZEN, SCHWELLUNGEN

MODERNE PHYTOTHERAPIE

Echter Wermut (*Artemisia Absinthium*) gehört zu den wichtigsten Hildegard-Pflanzen. Die pharmakologische Wirkung der Pflanze ist auf eine hohe Konzentration an Bitterstoffen, ätherischen Ölen (Thujon) und Flavonoiden zurückzuführen. Die Wirkung der Pflanze als Verdauungstonikum ist allgemein bekannt, interessant sind auch positive Effekte in Hautanwendungen. Wermut wirkt antibakteriell, antiinflammatorisch und antiseptisch. In einer aktuellen Studie zeigten Wermut-Extrakte eine signifikante antibakterielle Aktivität gegenüber Staphycoccus aureus, der zu den MRSA-Erregern (Methicillin-resistente Stämme) gehört.

TRADITIONELLE HAUTMEDIZIN

Für Hildegard von Bingen ist Wermut ein Universaltonikum, das »alle Erschöpfungszustände« meistert. Damit gemeint ist eine starke regenerative Wirkung, die besonders im Alter zunehmend verloren geht und eine »Müdigkeit« der Organe bewirkt. Wermut kann nach Hildegard die biologische Uhr zurückdrehen und die Vitalität deutlich erhöhen. Über diese Salbe schreibt Hildegard: »Zerreibe Wermut in einem Mörser zu Saft und füg Hirschtalg und Hirschmark hinzu, so dass es vom Wermutsaft zweimal so viel ist wie von besagtem Hirschfett und von eben diesem Hirschfett zweimal so viel wie von Hirschmark, und mach so eine Salbe. Und reib den Menschen, der von stärkster Gicht gequält wird, so dass sogar seine Glieder zu zerbrechen drohen, neben dem Feuer ein, wo es schmerzt, und er wird geheilt werden.«

Neben Wermut setzt Hildegard Hirsch (Talg und Mark) als Therapeutikum gegen Gicht ein. Nachdem Hirschfett und Hirschmark in der Regel nicht im Handel käuflich erwerblich sind, kann die Salbe auch mit Rindertalg, Schweinefett oder Butter zubereitet werden.

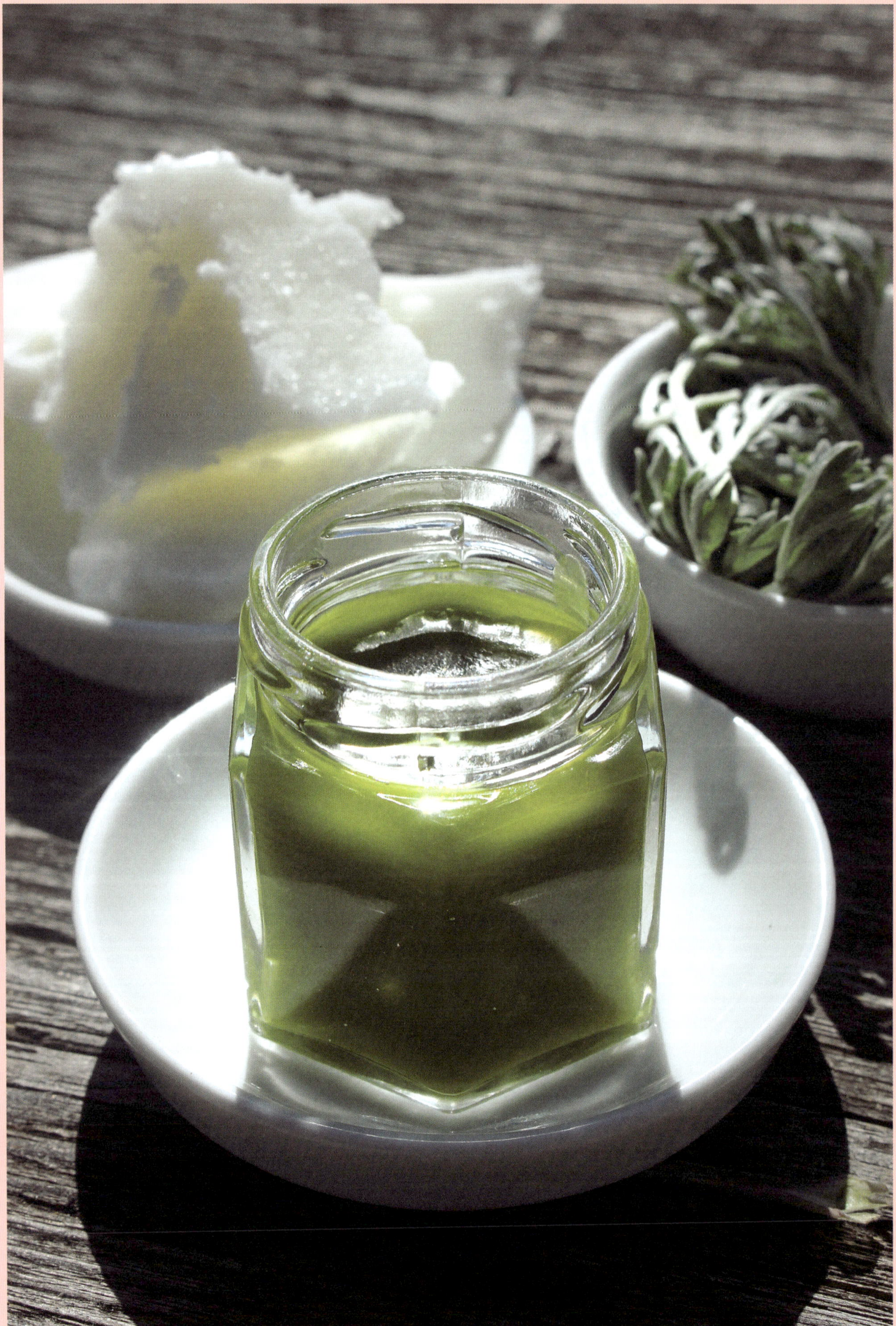

WERMUTSALBE GEGEN GELENKSSCHMERZEN

100 g Wermutsaft (siehe S. 67)
50 g Hirschtalg
25 g Hirschmark

Alle Zutaten in einen Topf füllen und zum Kochen bringen.

Köcheln und einreduzieren lassen, bis der Wermutsaft auf etwa die Hälfte einreduziert.

Die Salbe durch ein Feinsieb filtrieren und in ein Glas füllen.

Wirkung: Nach Hildegard wird die Wermutsalbe bei Gelenksschmerzen, Rheuma, Gicht, Schwellungen und Entzündungen aufgetragen. Ebenso wirkt die Salbe antibakteriell, schmerzlindernd, entzündungshemmend, wundheilend und antiinfektiv.

Anwendung: Die Salbe 1–2 al täglich auf die betroffenen Stellen aufgetragen und die Prozedur so lange wiederholen, bis die Beschwerden abklingen.

Haltbarkeit: 1 Jahr, kühl und dunkel gelagert.

Moslemi, H. et al.: Antimicrobial Activity of Artemisia absinthium Against Surgical Wounds Infected by Staphylococcus aureus in a Rat Model, 2012

Yun, C. et al.: Anti-Inflammatory Effects of Artemisia Leaf Extract in Mice with Contact Dermatitis In Vitro and In Vivo, 2016

Moacă, E. A. et al.: Romanian Wormwood (Artemisia absinthium L.): Physicochemical and Nutraceutical Screening, 2019

GESCHWÜLSTSALBE MIT ESSIGMUTTER

HILFT BEI ENTZÜNDUNGEN, GESCHWÜLSTEN, EITERUNGEN, FURUNKELN, WUNDEN, HAUTINFEKTIONEN UND SCHWELLUNGEN

TRADITIONELLE HAUTMEDIZIN

Essigmutter ist eine Ansammlung an Essigsäurebakterien. Sie bildet sich unter Sauerstoffzufuhr in Essig oder Alkohol und hat eine schleimige Oberfläche. Sehr viel früher als der aktuelle Trend zum Fermentieren setzte Hildegard von Bingen das »Essigkalb« (Essigmutter) pharmakologisch zum Therapieren von »Skrofeln« ein. Als Skrofel werden infektiöse, entzündliche und nässende Geschwülste genannt, die von Hauttuberkulose bis hin zu Furunkeln reichen können. Hildegard beschreibt die therapeutische Wirkung der Essigmutter wie folgt: »Wenn nun ein Mensch aufgebrochene Skrofeln an seinem Körper hat, nehme er Essigmutter, die im Essig liegt, drücke den Essig aus, wie ein Käse gepresst wird, und lasse sie so trocknen. Dann mache er sie zu Pulver und streue von diesem Pulver auf die aufgebrochenen Skrofeln, und sie werden austrocknen und geheilt werden. Wenn die Skrofeln aber nicht aufgebrochen sind, dann streiche mit Essigmutter mit ihrem Saft darüber und leg sie auch auf sie und binde ein Tuch darüber, und sie verschwinden.«

MODERNE PHYTOTHERAPIE

Essigmutter wirkt ähnlich wie Essig. Sie hat einen sauren pH-Wert von etwa 3, wodurch sie antibakteriell, desinfizierend, antiviral, pilzhemmend, zusammenziehend und wundheilend wirkt. Sie hat eine ausgeprägte entfeuchtende und herausziehende Wirkung und kann auch bei Schwellungen und Entzündungen angewendet werden. Die Wirkung von Essig bei der Behandlung von Wunden ist heute vielfach wissenschaftlich bestätigt. Mehrere Studien zeigten, dass Essig selbst in starken Verdünnungen eine antibakterielle Wirkung gegen die antibiotikaresistenten Staphylococcus aureus und Pseudomonas aeruginosa (MRSA-Bakterien, Methicillin-resistentem Staphylococcus aureus) zeigt. Diese Krankheitserreger sind für eine Vielzahl schwerer chronischer

Infektionen verantwortlich, einschließlich Sepsis, Lungenentzündungen und chronischer Wundinfektionen.

Bei Wunden kann das Essigmutter-Pulver mit etwas Waldhonig und Essig (Oxymel) auf eine streichfähige Konsistenz vermischt werden. Honig bindet das Mittel und erleichtert seine Auftragbarkeit, zudem ergänzt er perfekt die Wirkung des Essigs und der Essigmutter durch seine ebenfalls entzündungshemmende, wundheilende und desinfizierende Wirkung. Waldhonig ist antibakteriell und zeigte in Studien ähnliche wundheilende Effekte wie Manuka-Honig. Zudem desinfiziert Honig die Wunde, hält sie feucht und sorgt für ein optimales Milieu für die Wundheilung und Hautregeneration.

GESCHWÜLSTSALBE MIT ESSIGMUTTER

Eine Essigmutter
Waldhonig
Weinessig

Essigmutter in kleine Stücke schneiden und lufttrocknen lassen.

Die getrocknete Essigmutter im Blender pulverisieren.

Das Pulver in ein Gefäß füllen und luftdicht aufbewahren.

Waldhonig und Weinessig im Verhältnis 2:1 vermischen.

Das Essigmutterpulver mit dem Honig-Essig-Gemisch binden, bis eine salbenartige Konsistenz entsteht.

Die Essigmutter-Salbe in ein Glas füllen.

Wirkung: Entfeuchtet und desinfiziert Wunden, unterstützt den Heilungsprozess bei Eiterungen, wirkt abschwellend und entzündungshemmend

Anwendung: Bei nässenden Stellen wie offenen und eitrigen Furunkeln sollte die Essigmutter in Pulverform auf die betroffenen Stellen aufgetragen werden (die pulverisierte Essigmutter zieht Entzündungen und Eiterungen heraus). Bei entzündeten und geschwollenen Stellen wird das Mittel als Pflaster oder Verband angewendet. Das Pulver mit etwas Essig vermischen, auf eine Mullbinde auftragen und auf die betroffene Stelle legen.

Haltbarkeit: 3 Jahre, kühl und dunkel gelagert.

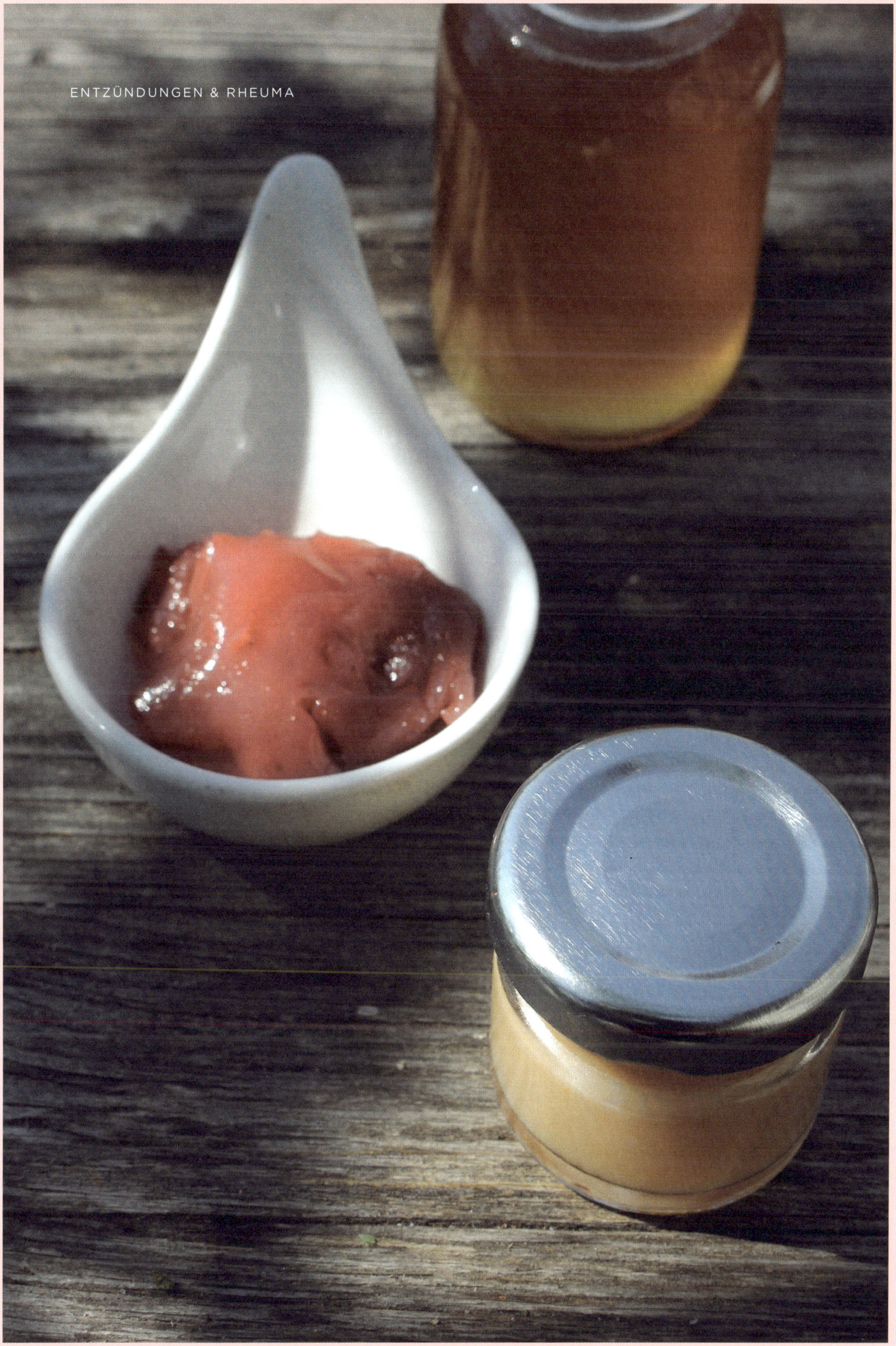

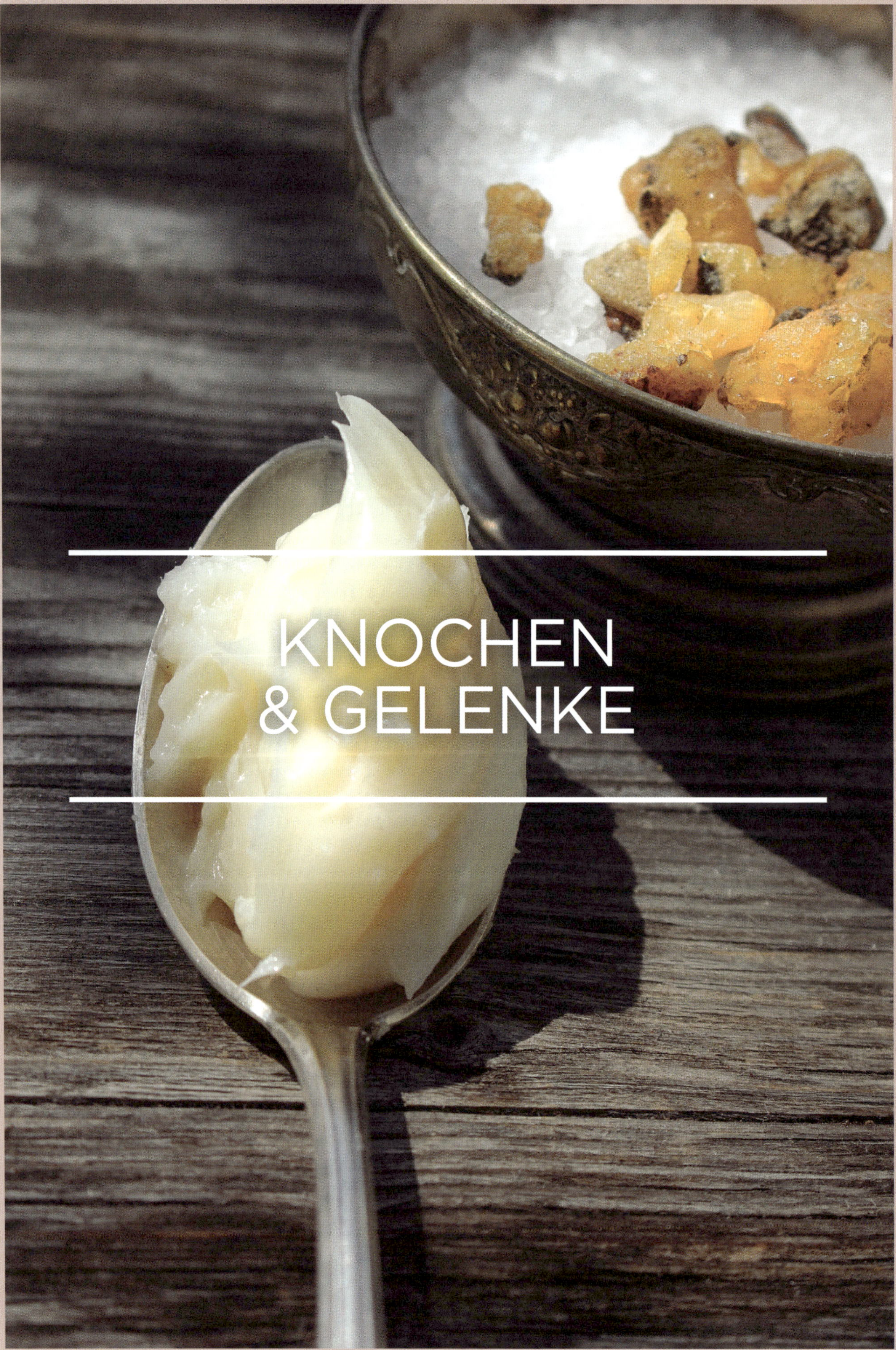

KNOCHEN & GELENKE

SALZSALBE BEI GELENKSSCHMERZEN

HILFT BEI RHEUMA, GICHT, ARTHRITIS, WASSEREINLAGERUNGEN IN DEN GELENKEN, ENTZÜNDUNGEN UND SCHMERZEN

TRADITIONELLE HAUTMEDIZIN

Eine Besonderheit in der Medizingeschichte sind Salzsalben mit einer herausziehenden und entzündungshemmenden Wirkung. Verwendet werden sie bei Schmerzen, Schwellungen und Einschränkungen des Bewegungsapparats. Die Salbe muss mehrere Stunden auf der zu behandelnden Stelle bleiben, bis das Salz vollständig schmilzt, weshalb Salzsalben eine Konsistenz zwischen Salbe und Pflaster haben. Der byzantinische Arzt Paulus Aegineta überliefert ein solches Arzneimittel: »Das Pflaster mit Salzblüthe, gegen Gelenkleiden beim Nachlassen der Schmerzen. Terpentin, trockenes Harz, Pinienharz, Wachs, von jedem 1 Pfund, trockenes Pech, Spaltalaun, Salzblüthe, von jedem ½ Pfund.« Zubereitet wird die Salbe bei milder Hitze. Bis heute werden im Alpenraum ähnliche Salzsalben wie die nachfolgende Rezeptur dokumentiert.

Die arzneiliche Verwendung von Salz ist genauso alt wie die Nutzung des weißen Goldes als Würzmittel. Kaiser Shennong, Vater der Traditionellen Chinesischen Medizin, setzte bereits vor 5000 Jahren Salz in der Medizin ein, um Augengeschwüre und Tierbisse zu therapieren. Der griechische Arzt Pedanios Dioskurides erachtete Salz als allumfassende Medizin, die »adstringirt, geschmeidig macht, reinigt, zertheilt, besänftigt, verdünnt und Wundheilung bewirkt«. Sein Zeitgenosse, der römische Historiker Plinius der Ältere, verschrieb Einreibungen mit Salz als Mittel gegen Hühneraugen und eine Prise unter der Zunge gegen Zahnkaries. In der Klostermedizin beschrieb das *Benediktbeurer Rezeptar* im 13. Jahrhundert ein Mittel aus pulverisiertem Salz, Brennnessel, Seife und Eiklar als Medizin gegen Kropf. Und der Arzt und Alchemist Paracelsus verschrieb unter anderem Salz zur Wundbehandlung: Man streute es in Wunden, um Entzündungen zu verhindern – eine mitunter sehr schmerzhafte Prozedur, von der sich die Redewendung »Salz in offene Wunden streuen« ableitet.

SALZSALBE

50 g Natursalz
100 g Lärchenpech
200 g Bio-Schweineschmalz
50 g Bienenwachs

Nach einem Familienrezept von Veronika Stegner/ Niederösterreich

Salz im Mörser pulverisieren.

Lärchenpech, Schweineschmalz und Bienenwachs in einen Topf füllen.

Langsam erwärmen, bis alle Inhaltsstoffe flüssig werden.

Erkalten lassen, bis die Masse zu stocken beginnt.

Salz zugeben, homogen rühren und die Salbe in Gläser füllen.

Wirkung: Antirheumatisch, reduziert Gelenksentzündungen, Wassereinlagerungen in den Beinen und Gelenksschmerzen.

Anwendung: Die Salbe auf eine sterile Mullbinde 1 cm dick auftragen und auf die betroffenen Stellen legen. Mit einem Pflaster oder Verband befestigen. Empfehlenswert ist es, die Salbe abends aufzutragen und über Nacht einwirken zu lassen. Bei Bedarf die Prozedur wiederholen.

Haltbarkeit: 1 Jahr bei Zimmertemperatur.

TRAUMAKONZENTRAT MIT BEINWELL NACH GABRIELA NEDOMA

BEI VERLETZUNGEN DER KNOCHEN, MUSKELN UND GELENKE

TRADITIONELLE HAUTMEDIZIN

Bereits seine unzähligen Namen verweisen auf seine Medizinalwirkung: *Officinale* (der Apotheke, auch Offizin, zugehörig), *Consolida major* (Consolida = festwerden, zusammenwachsen), *Sympho* (ich wachse zusammen), *Beinwalla* (Wallen = heilen von Knochen). In der Antike beschreibt Dioskurides den Knolligen Beinwell, der als Umschlag frische Wunden verklebt, Entzündungen und Hämorrhoiden lindert. Hildegard von Bingen setzt Beinwell als Wundheilmittel ein, Adamus Lonicerus beschreibt ihn als Mittel »zu allen wunden, rissen und brüche«.

MODERNE PHYTOTHERAPIE

Als Arzneipflanze ist Echter Beinwell (*Symphytum officinale*) die wichtigste Traumapflanze der traditionellen Medizin. Einfügen: Anwendung findet Beinwell bei bei Frakturen, Prellungen, Verrenkungen, Schwellungen, Zerrungen, Stoßverletzungen, Quetschungen, Stürzen, Muskel- und Knochenschmerzen, Verstauchungen, Sehnenscheidenentzündungen, Bandscheibenbeschwerden, Wirbelsäulenverletzungen, Arthrose, tiefen, schweren und schlecht heilenden Wunden und Narben, Durchblutungsstörungen, Hämatomen, Ödemen oder Venenbeschwerden wie Krampfadern.

Hauptwirkstoff in Beinwell ist Allantoin, das Zellaufbau, Zellbildung und Zellregeneration beschleunigt. Auch die oberirdischen Pflanzenteile konzentrieren Schleimstoffe, Kieselsäure, Chlorophyll, Rosmarinsäure und Flavonoide, die ebenfalls zur Hautregeneration beitragen. Ebenfalls pharmakologisch wichtig ist die Synergie zwischen Allantoin und Schleimstoffen, Mineralstoffen und Gerbstoffen, die in diesem Komplex auch die Abheilung schwer heilender Wunden unterstützt.

TRAUMAKONZENTRAT MIT BEINWELL NACH GABRIELA NEDOMA

100 g Beinwellwurzeln und -blätter
200 g Schweineschmalz oder Butter
50 g Alkohol 40 %
20 g Bienenwachs

Beinwell gut waschen und abtropfen lassen.

Die Pflanzenteile in sehr kleine Stücke (1 cm) schneiden oder auf einer mittleren Reibe raspeln.

Alle Zutaten in ein feuerfestes Gefäß geben.

Zum Kochen bringen und 15 Minuten köcheln lassen.

Herd abdrehen, Gefäß zudecken und über Nacht nachziehen lassen.

Am nächsten Tag erneut zum Kochen bringen.

Das fertige Konzentrat durch ein Feinsieb oder Leintuch filtrieren.

Sobald die Salbe beginnt, fest zu werden, zügig rühren, bis die Zubereitung homogen wird.

Das Konzentrat in Gläser füllen und kühl aufbewahren.

Wirkung: Wirkt zellregenerierend, entzündungshemmend, abschwellend, schmerzlindernd und wundheilend, fördert die Regeneration bei allen Verletzungen der Knochen, Muskeln, Gelenke und Haut (siehe oben).

Anwendung: Als Trauma-Creme zweimal täglich auf die betroffenen Stellen auftragen und einmassieren. Als Kompresse ca. 1 cm dick auf eine Leinwand auftragen und auf die zu behandelnden Stellen binden.

Haltbarkeit: 1 Jahr, kühl und dunkel gelagert.

Salehi, B. et al.: Symphytum Species: A Comprehensive Review on Chemical Composition, Food Applications and Phytopharmacology, 2019

Brown, A. W. et al.: The comparative toxicity of a reduced, crude comfrey (Symphytum officinale) alkaloid extract (...), 2016

Araújo, L.U. et al.: In vivo wound healing effects of Symphytum officinale L. leaves extract in different topical formulations, 2012

Savić, V. L. et al.: Comparative Study of the Biological Activity of Allantoin and Aqueous Extract of the Comfrey Root, 2015

Kucera, A. et al.: Tolerability and effectiveness of an antitrauma cream with comfrey herb extract in pediatric use with application on intact and on broken skin, 2018

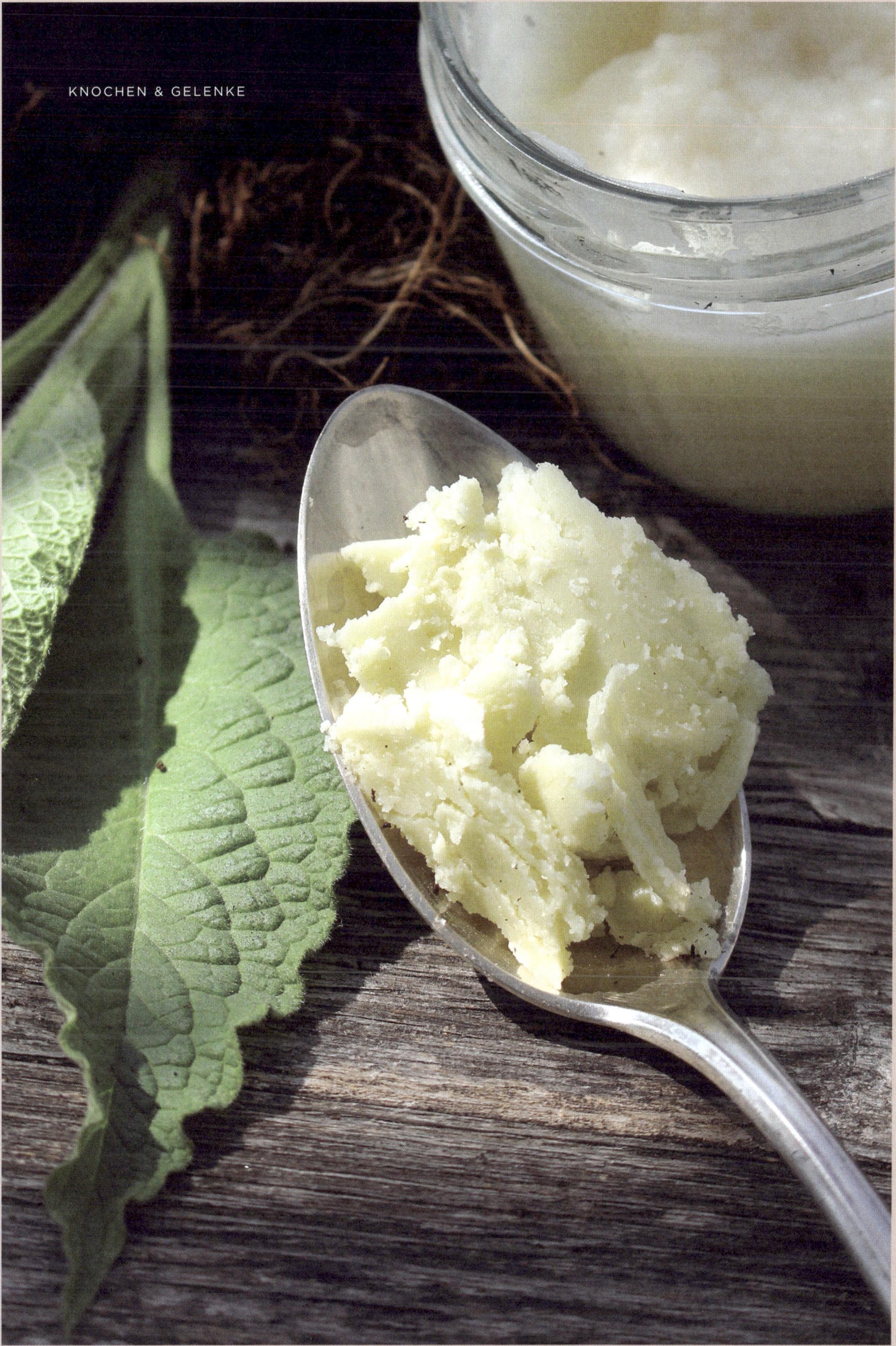

APIS-HEILÖL BEI ÜBERBEIN NACH HILDEGARD VON BINGEN

BEI ALLEN VERLETZUNGEN DER KNOCHEN, MUSKELN UND GELENKE

TRADITIONELLE HAUTMEDIZIN

Neben Bienenprodukten wie Honig, Propolis oder Wachs wurde auch die Biene (*Apis*) als Arzneistoff verwendet. Die entzündungshemmende und regenerative Wirkung der Biene als Heilstoff ist in der Medizingeschichte lange dokumentiert. Hildegard von Bingen setzt sie ein bei Überbein, degenerativen Erkrankungen und Abnutzungserscheinungen, wie auch bei Verknöcherungen (Ossifikation): »Wenn einem Menschen an einem seiner Glieder ein Überbein wächst oder wenn sich eines seiner Glieder von seiner Stelle verlagert und Beschwerden hat oder wenn irgendwelche Glieder abgenutzt sind, soll er Bienen nehmen, die in ihrem Stock eingegangen sind (und nicht lebendige), und soll reichlich von ihnen in ein Wolltuch einnähen. Dieses Tuch mit den innen eingenähten Bienen schwitze er in Olivenöl an und lege es über das schmerzende Glied. Er soll das oft tun, und es wird ihm besser gehen.«

MODERNE PHYTOTHERAPIE

Dieses Bienenöl hat auch heute eine gewisse Berechtigung. In der Apitherapie ist Bienengift ein anerkanntes Arzneimittel bei Entzündungen und Erkrankungen des Zentralnervensystems wie Ischias, Hexenschuss, Parkinson, Sportschäden und Lateralsklerose, wie auch bei rheumatoider Arthritis, Multipler Sklerose (MS), Lupus, Nervenschmerzen. Hauptbestandteil des Bienengifts ist Melittin (das auch für allergische Reaktionen verantwortlich ist), das gleichzeitig eine intensive Medizinalwirkung besitzt. Bitte beachten, dass für dieses Heilöl nur biologische Bienen verwendet werden sollen. Mit Chemikalien behandelte Bienen (z. B. nach Varroa-Behandlungen) sind für dieses Rezept nicht geeignet. Hildegard verweist zudem ausdrücklich darauf, dass nur Bienen, die ihren Lebenszyklus natürlich beendet haben, als Arznei verwendet werden – diese Bienen sollen daher regelmäßig im Stock gesammelt und in Alkohol (70%) eingelegt werden.

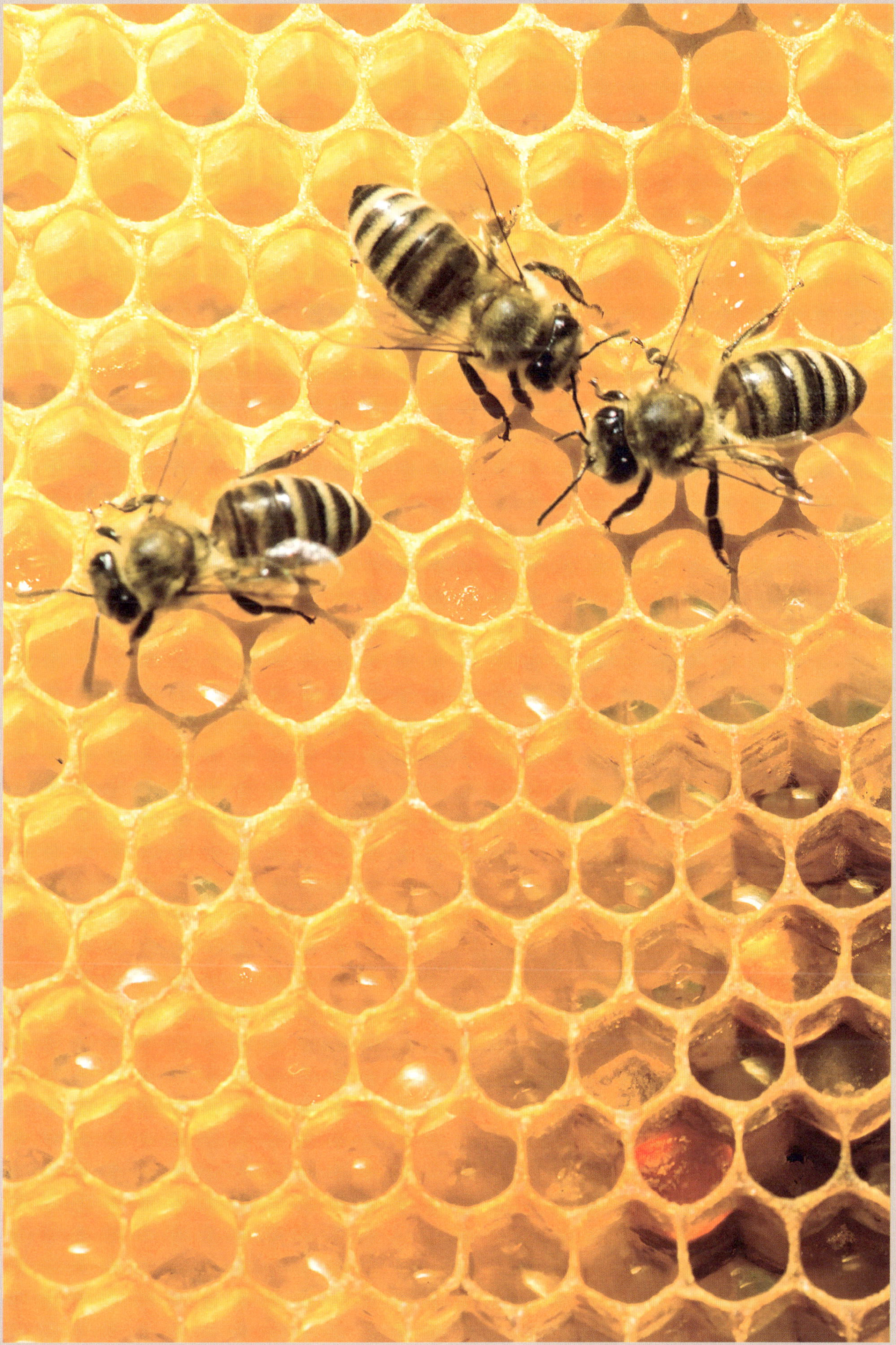

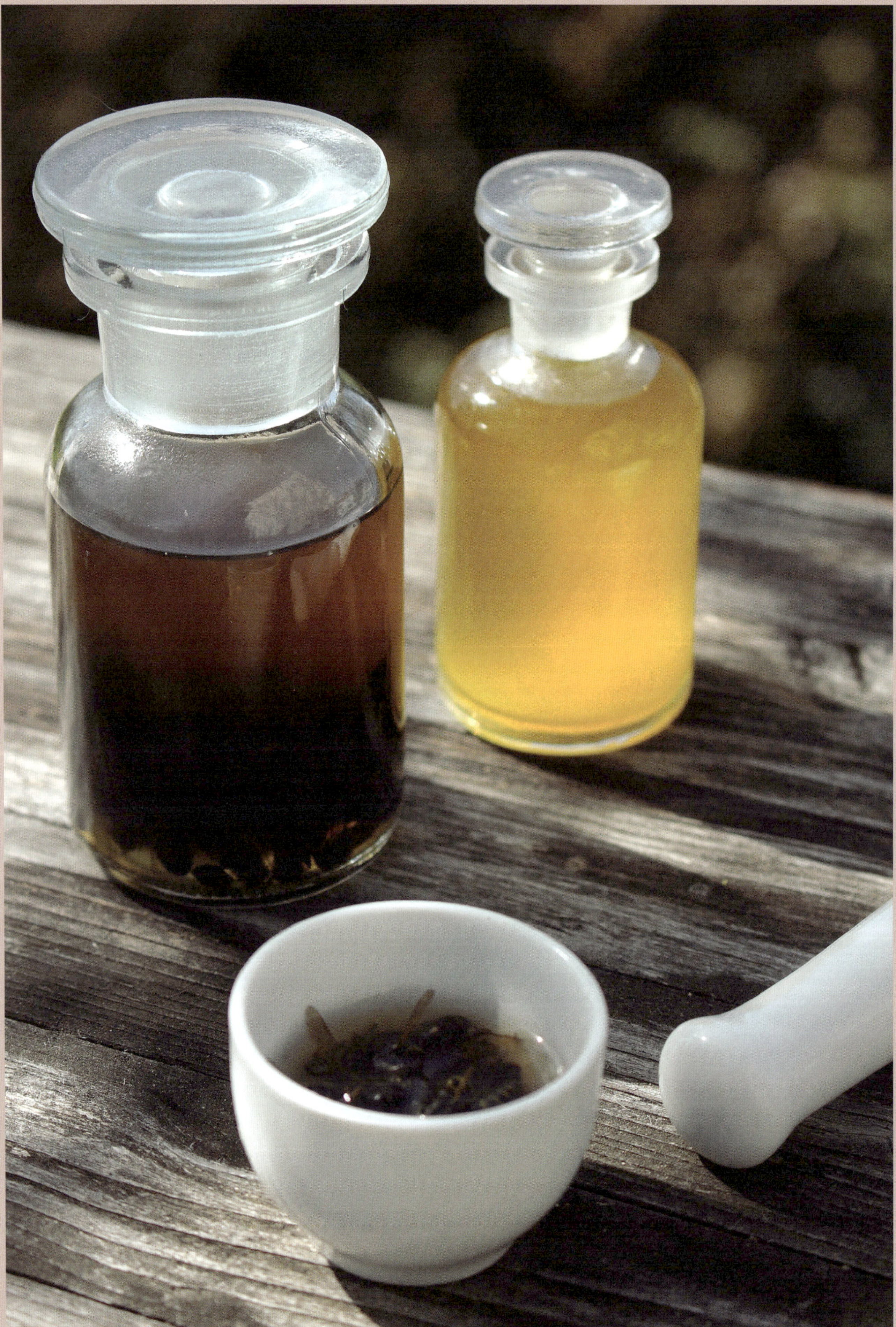

APIS-HEILÖL BEI ÜBERBEIN NACH HILDEGARD VON BINGEN

Ein Glas (50 ml) mit Bienen
150 ml Olivenöl

Bienen in ein Säckchen (Teebeutel) füllen und in Öl einlegen.

Das Öl erwärmen und das Säckchen auf die schmerzenden Stellen legen.

Bei Bedarf die obere Prozedur wiederholen.

Alternativ zu dieser Auflage kann das Heilöl durch die Extraktion der Bienen wie folgt hergestellt werden.
Bienen mit 1–2 EL Wein oder Alkohol im Mörser verreiben.

Öl zugeben, gut verrühren und in ein feuerfestes Gefäß geben.

Unter der Kochtemperatur 1 Stunde ziehen lassen.

Das fertige Öl durch ein Feinsieb filtrieren und in eine Flasche füllen.

Wirkung: Unterstützt die Regeneration bei Verknöcherungen und Abnutzungserscheinungen, reduziert Schmerzen, wärmt und fördert die Durchblutung.

Anwendung: Als Heilöl 1- bis 2-mal täglich sanft auf den betroffenen Stellen einmassieren.

Haltbarkeit: 1 Jahr, kühl und dunkel gelagert..

Bitte beachten: Bei Bienenallergien testen Sie das Öl an einer kleinen Hautstelle auf seine Verträglichkeit. Bei Rötungen sollte das Öl nicht verwendet werden.

Ali, Mahmoud: Studies on Bee Venom and Its Medical Uses, 2012

Wehbe, R. et al.: Bee Venom: Overview of Main Compounds and Bioactivities for Therapeutic Interests, 2019

MOBILITÄTSSALBE MIT ROSE UND SALBEI

BEI KRÄMPFEN, STEIFEN, ENTZÜNDETEN GELENKEN UND EINGESCHRÄNKTER BEWEGLICHKEIT

TRADITIONELLE HAUTMEDIZIN

Nach Hildegard von Bingen verbessert diese Salbe die Beweglichkeit und lindert Schmerzen: »Man soll Rose nehmen und halb so viel Salbei, frischen Speck, der nicht gepökelt ist, zufügen und das zusammen in Wasser kochen, so dass daraus eine Salbe wird. Und wo der Mensch von einem Krampf oder einer Lähmung gequält wird, soll er mit dieser Salbe eingerieben werden, und es wird ihm besser gehen.«

In der Apotheke Hildegards wird die Rose als kühlend, wundheilend und zusammenziehend beschrieben. Salbei hingegen ist eine »feurige« Pflanze, die Entzündungen lindert, die Vitalität erhöht und die Wirkung anderer Pflanzen intensiviert. Das Schweinefett rundet die Wirkung der zwei Arzneipflanzen auf mit seiner entzündungshemmenden und wundheilenden Wirkung. Nicht nur »Lähmungen«, sondern auch steife oder entzündete Gelenke können mit der Salbe behandelt werden. Darüber hinaus hat die Salbe eine sehr gute Verträglichkeit und kann auch bei anderen Beschwerden wie trockener Haut, Entzündungen, Hautirritationen, Juckreiz oder Ekzemen angewendet werden.

MOBILITÄTSSALBE MIT ROSE UND SALBEI

Für die Salbe können frische oder getrocknete Pflanzen verwendet werden

1 Glas (100 ml) Rosenblüten

½ Glas (50 ml) Salbei

200 g Bio-Schweinschmalz oder Bio-Butter

50 ml Wasser (bei trockenen Pflanzen die doppelte Menge verwenden)

Rosenblüten und Salbei klein schneiden und im Mörser mit etwas Wasser verreiben.

Alle Zutaten in einen Topf geben und zum Kochen bringen.

Temperatur reduzieren und bei niedriger Hitze die Salbe ½ Stunde ziehen lassen.

Die Mobilitätssalbe durch ein Tuch oder Feinsieb filtrieren und in Gläser füllen.

Wirkung: Nach Hildegard bekämpft die Mobilitätssalbe Schmerzen und Krämpfe und kann bei Rheuma, Gicht, steifen und entzündeten Gelenken angewendet werden.

Anwendung: Die Salbe auf die betroffenen Stellen auftragen und sanft einmassieren. Für die Anwendung eine Spatel verwenden.

Haltbarkeit: 1 Jahr

NEURODERMITIS, PSORIASIS, ROSACEA, HAUTTROCKENHEIT

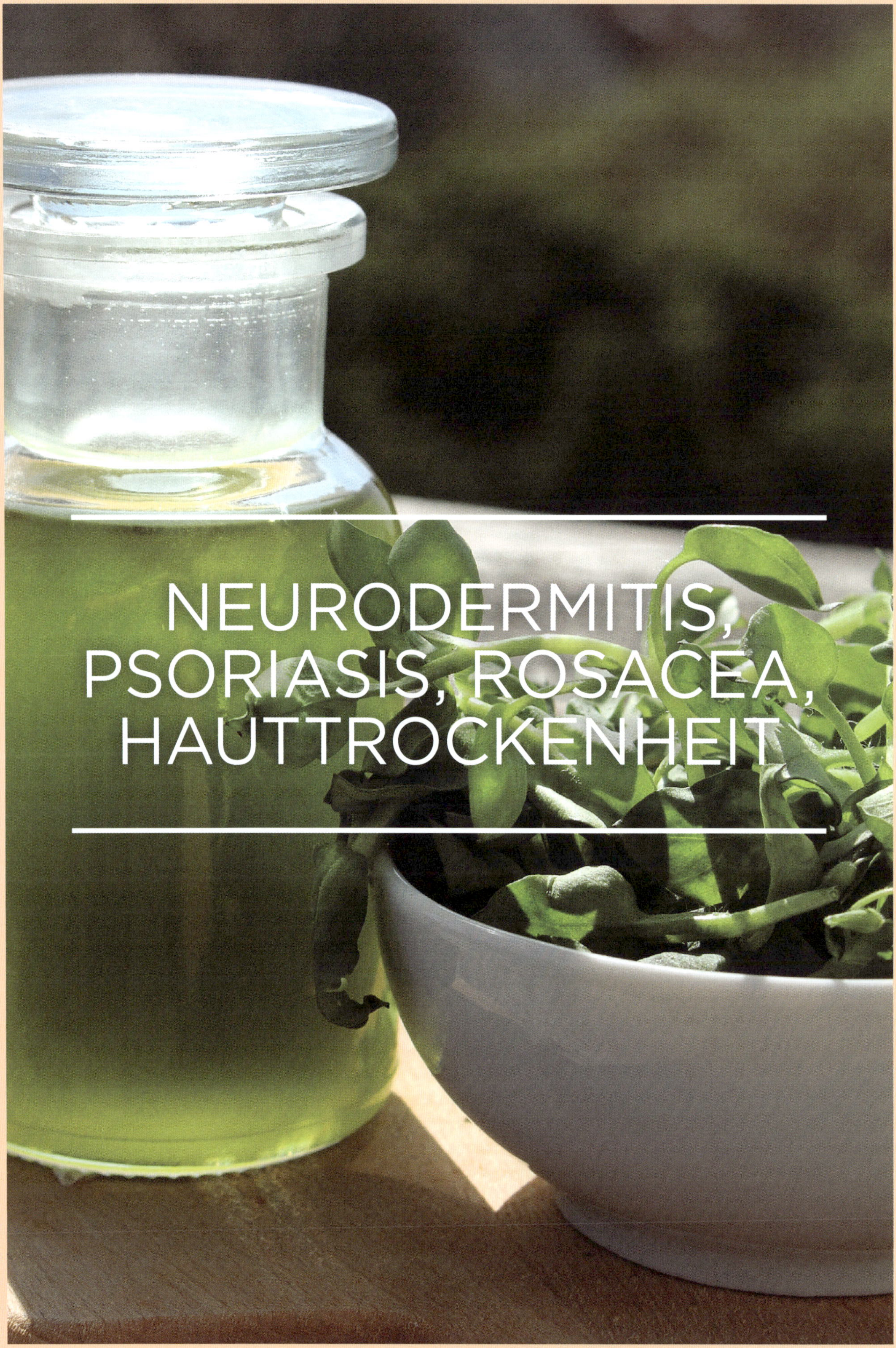

NEURODERMITIS-INTENSIVÖL MIT VOGELMIERE NACH GABRIELA NEDOMA

UNIVERSALMITTEL BEI GEREIZTER, JUCKENDER UND VERLETZTER HAUT

TRADITIONELLE HAUTMEDIZIN

Die als *Stellaria media* (Mittlerer Stern) bezeichnete Vogelmiere ist eine bewährte Wundheilpflanze. Für Hildegard von Bingen ist sie eine Anti-Trauma-Pflanze »Wenn ein Mensch bei einem Sturz gefallen ist ... so dass seine Haut davon grün und blau ist, der soll Vogelmiere in Wasser kochen, das Wasser ausdrücken und ihn oft warm über die Stelle legen, für Leonhart Fuchs ein Mittel gegen »allen hitzigen wunden«.

MODERNE PHYTOTHERAPIE

Obwohl ihre pharmakologische Wirkung als entzündungshemmende, wundheilende und hautregenerative Pflanze nachgewiesen ist, konnten die genauen Wirkmechanismen der Vogelmiere bislang nicht vollständig enträtselt werden. Es wird aber angenommen, dass diese Effekte von einem synergetisch wirkenden Komplex an Phytochemikalien bewirkt wird, darunter Vitamine der Gruppen A, B und C, Schleimstoffe, Saponine, Chlorophyll, Cumarine, Tocopherol, Mineralstoffe (Calcium, Eisen, Kalium), Flavonoide, Carotine, Aminosäuren und Bio-Antibiotika wie Defensine.

Nach meiner Erfahrung ist die Vogelmiere eine der wirksamsten Pflanzen bei Neurodermitis. In meinen Seminaren konnte ich im Laufe der Jahre zahlreiche Hauterkrankungen beobachten, bei denen mit der einfachen Vogelmieresalbe eine deutliche Verbesserung bis hin zur vollständigen Genesung bewirkt wurde. Besonders bei Neurodermitis und Psoriasis sind die Effekte bemerkenswert. Durch ihre Pflanzenstoffe beschleunigt die Vogelmiere die Wundheilung und Hautregeneration, beruhigt allergische Reaktionen und Juckreiz, pflegt trockene Haut und lindert dauerhaft Entzündungen. Zudem hat die Vogelmiere eine ausgezeichnete Verträglichkeit und eignet sich daher als Heilsalbe und feuchtigkeitsspendende Pflege für Kinder und Menschen mit sensibler Haut.

NEURODERMITIS-INTENSIVÖL MIT VOGELMIERE NACH GABRIELA NEDOMA

300 g Vogelmiere (frisch, zerkleinert)
500 ml Öl (Olivenöl, Sesamöl)
3 EL Wasser
½ TL Natursalz

Alle Zutaten im Blender kurz mixen.

Das Vogelmierenöl in ein feuerfestes Gefäß füllen und zum Kochen bringen.

5 Minuten kochen lassen, abdrehen und das Öl in der Resthitze 30 Minuten stehen lassen. Das Öl durch ein Tuch oder Feinsieb filtrieren, kühl und dunkel aufbewahren).

Für die Anwendung das Vogelmierenöl in eine kleine Sprühflasche (50 ml) aus Glas füllen.

Wirkung: Hautregenerierend, wundheilend, juckreizstillend bei allen Formen der Dermatitis, Hautentzündungen, Verbrennungen, Schwellungen und Wunden.

Anwendung: Bei Hautbeschwerden und als Tagespflege täglich 2- bis 4-mal auf die betroffenen Stellen auftragen und sanft einmassieren.

Haltbarkeit: 6 Monate, kühl und dunkel gelagert.

ndnr.com: Stellaria Media (Chickweed), 2006

Furey, A., & Kingston, R.: Looking backward to find the path forward, 2010

ARTEMISIA ANNUA-SALBE NACH GABRIELA NEDOMA

BEI ROSACEA, WUNDEN, HAUTALTERUNG, ENTZÜNDUNGEN UND HAUTINFEKTIONEN

TRADITIONELLE HAUTMEDIZIN

Der Einjährige Beifuß (*Artemisia annua*) findet als Qinghao seit über 2000 Jahren Anwendung in der traditionellen chinesischen Medizin (TCM). 1969 wurde die Pflanze durch chinesische Forscher als potenzielles Mittel gegen Malaria untersucht, allerdings zeigte die Pflanze nicht die erwünschten Resultate. Schließlich entdeckte die Leiterin des Forscherteams ein altes Arzneibuch des Mediziners Ge Hong (284–363), der den entscheidenden Hinweis für die richtige Zubereitung eines Malaria-Mittel beschrieb: »Ein Bündel Qinghao wird mit 2,2 l Wasser vermengt. Danach wird der Saft ausgepresst und oral eingenommen.« Die kalte Herstellungsweise des Präparats brachte den erhofften Durchbruch, nachdem der Hauptwirkstoff der Pflanze ein hitzeempfindlicher Stoff ist.

MODERNE PHYTOTHERAPIE

Auch wissenschaftlich wurde die Wirksamkeit der Pflanze in dermalen Anwendungen bestätigt. Vielversprechende Ergebnisse zeigt der Einjährige Beifuß bei Rosacea, Wunden, altersbedingten Hautschäden, Hautinfektionen und Akne. Rosacea ist eine chronisch verlaufende und entzündliche Erkrankung, die mit Rötungen, Entzündungen und Schwellungen verbunden ist. Um die vier Millionen Menschen sind in Deutschland von dieser Erkrankung betroffen.

Die folgende Rezeptur berücksichtigt die aktuellen wissenschaftlichen Erkenntnisse und ermöglicht eine optimale Extraktion der Wirkstoffe und eine intensive Wirkung der Salbe. Anzumerken ist, dass die Phytochemikalien Artemisinin und Artesunate antibiotische und antivirale Eigenschaften (Epstein-Barr, Herpes und Influenza) haben.

ARTEMISIA ANNUA-SALBE NACH GABRIELA NEDOMA

100 g Einjähriger Beifuß (frisch, geschnitten)
200 g Tila Taila (S. 178)
2 EL Alkohol 40 %

Alle Zutaten in den Blender geben und fein mixen.

Den Ansatz in ein sauberes Gefäß füllen und 3 Tage bei Raumtemperatur stehen lassen.

Die Hautlotion durch ein Feinsieb filtrieren und in eine Sprayflasche füllen.

Vor dem Gebrauch schütteln.

Wirkung: Hat eine antibiotische und entzündungshemmende Wirkung bei Akne, Rosacea, Furunkeln, Infektionen, reduziert Hautschäden, unterstützt die Hautregeneration.

Anwendung: Bei Hautirritationen, Rötungen und Hautinfektionen täglich auf die betroffenen Stellen sprühen und sanft in die Haut einmassieren.

Haltbarkeit: 6 Monate, kühl und dunkel gelagert.

Derda, M. et al.: Artemisia annua L. as a plant with potential use in the treatment of acanthamoebiasis, 2016

Sadiq, A. et al.: Ethnopharmacology of Artemisia annua L.: A Review, 2013

Efferth, T.: The Antiviral Activities of Artemisinin and Artesunate, 2008

Scholz, P.: Eine chinesische Pharmakologin, der Nobelpreis für Medizin 2015 und die TCM

Gupta, S.: Skin Condition Improvement Including Acne, Rosacea, and Topical Wounds by Artemisia

Annua Extract via Iron Siderophore Trojan Horse Delivery, 2007

URINCREME BEI HAUTTROCKENHEIT

UNTERSTÜTZT DIE HAUTREGENERATION, OPTIMIERT DIE HAUTFEUCHTIGKEIT

MODERNE MEDIZIN

Urin ist ein Arzneistoff mit einer langen Medizingeschichte. Als körpereigene Flüssigkeit enthält Urin bis zu 3 % Harnstoff, Salze, Sexualhormone, wie auch Säureverbindungen, Mineralstoffe (Natrium, Kalium) und Enzyme (darunter Urokinase, ein Stoff mit antithrombotischer Wirkung). Urin beziehungsweise sein chemisches Äquivalent Urea findet auch in der Dermatologie und Kosmetik Anwendung. Die Medizin setzt Harnstoff zur Verbesserung der Feuchtigkeitsversorgung trockener Haut und bei Psoriasis, chronischen Hauterkrankungen, Hautalterung, Hautschäden, Ekzemen und Juckreiz ein. In Hautanwendungen können sowohl Urin als auch Urea verwendet werden: Urea lässt sich höher und genauer dosieren, Urin enthält neben Harnstoff auch weitere hautfreundliche Arzneistoffe, die sein therapeutisches Wirkungsspektrum erweitern.

TRADITIONELLE HAUTMEDIZIN

Urin ist ein wichtiger Arzneistoff der traditionellen Hautmedizin und wird als oral und dermal angewendet. Es ist ein offenes Geheimnis der Volksmedizin, Wunden und Verletzungen mit der »Eigenstrahltherapie« zu behandeln. In der Antike wurde Urin in reiner Form als Kompresse und Salbe verwendet, Plinius der Ältere empfahl frischen Urin zur Behandlung von »Wunden, Verbrennungen, Hämorrhoiden und Insektenstichen«. Mit Asche vermischter Urin wurde bei Windeldermatitis verwendet. Im 16. Jahrhundert befürwortete Thomas Vicary, Arzt von Heinrich VIII., Kampfwunden mit Urin zu waschen. Der englische Chirurg William Bullein riet denjenigen, »deren Gesichter unrein sind«, ihre Haut mit »starkem Essig, Milch und dem Urin eines Jungen« zu waschen. Weitere Mediziner therapierten mit Urin Gangränen, Geschwüre, Giftbisse und Stiche.

URINCREME BEI HAUTTROCKENHEIT

50 g Eigenurin

100 g Ringelblumensalbe (S. 86)

1 EL Alkohol 40 %

Urin sammeln
Für die Salbe wird der mittlere Strahl des Morgenurins verwendet. Empfehlenswert ist am Tag davor Naturkost zu sich zu nehmen frei von Fleisch, Alkohol oder chemisch verarbeiteten Lebensmitteln und viel Wasser zu trinken. Das Gefäß, in dem der Urin gesammelt wird, sollte vorab mit Alkohol desinfiziert werden.

Die Ringelblumensalbe und den Alkohol in ein schmales, hohes Gefäß füllen.

Auf kleinster Stufe am Herd erwärmen, bis die Salbe zu schmelzen beginnt.

Vom Herd nehmen, cremig rühren und den Urin mit einem Pürierstab einarbeiten. Die Harnstoffcreme in Gläser füllen und im Kühlschrank aufbewahren.

Wirkung: Wirkt befeuchtend, entzündungshemmend, desinfizierend. Anwendung bei schuppiger, trockener, faltiger und rissiger Haut, Dermatitis, Psoriasis, Akne, Entzündungen, Ekzemen, Schuppen.

Anwendung: Die Salbe mit einer sauberen Spatel 2- bis 4-mal täglich auf die betroffenen Stellen auftragen.

Haltbarkeit: 3 Monate im Kühlschrank.

The Pharmaceutical Journal: Wee, piddle, pee, golden liquid, biofluid: are you extracting the urine?, 2013

Loeffler J. M.: The golden fountain – is urine the miracle drug no one told you about?, 2010

Kumar, M.: From Gunpowder to Teeth Whitener: The Science Behind Historic Uses of Urine, 2013

Hörl W, H: The Medicinal Use of Urine, 1999

APFELHEILSALBE FÜR AUFGESPRUNGENE LIPPEN UND RAUHE HÄNDE

HILFT BEI HAUTRISSEN, TROCKENEN HÄNDEN UND LIPPEN, RAUEN HAUTSTELLEN

TRADITIONELLE HAUTMEDIZIN UND MODERNE PHYTOTHERAPIE

Apfel ist in Hautanwendungen eine unterschätzte Frucht, dazu ein Exkurs: Eine der wichtigsten Salben in meinen Seminaren ist die Apfelstrudelsalbe. Diese Salbe entstand im Rahmen eines Kinderprojektes und die Wahl fiel auf Äpfel, da die Frucht einfach verfügbar ist, Feuchtigkeit spendet und hypoallergen ist. Bald stellte mich die Apfelstrudelsalbe vor ein Rätsel. Sie pflegte nicht nur, sondern heilte auch die Haut - oft schneller und intensiver als manche bekannten Heilkräuter. Obwohl sie nicht als Heilsalbe, sondern als Kosmetikum angewendet wurde, berichteten Anwenderinnen wiederholt über positive Effekte bei Psoriasis, Neurodermitis, Akne, Juckreiz, und vor allem bei trockener, schuppiger Haut. Viele Menschen erzielten mit der Apfelstrudelsalbe eine deutliche Linderung bis hin zur vollständigen Heilung.

Im Apfel konzentrieren sich mehr als hundert Inhaltsstoffe, darunter Wasser, Vitamin C, Pektin, Kohlenhydrate, Säureverbindungen, Gerbstoffe, Mineralien und Polyphenole. Diese Phytochemikalien wirken synergetisch, nähren die Haut mit natürlichen Stoffen, die auch in der Zusammensetzung der Haut zu finden sind und fördern in Folge ihre Regeneration. Sie sind Aufbaumittel, die die Haut unterstützen besser zu funktionieren und gesund zu werden. Diese Beobachtungen bestätigen auch aktuelle Studien, in denen Hautanwendungen mit Apfel positive Effekte für die Befeuchtung der Haut erzielten.

Auch Krünitz kannte die Vorzüge des Apfels und dokumentiert eine Heilsalbe »für aufgesprungene Lippen und harte Hände: Man schneide Aepfel, ohne sie zu schälen ... 4 Loth (1 Loth = 15,5 g) und brate es mit 1/2 Pfd. (1 Pfund = 0,5 kg) ungesalzener Butter und 4 Loth gelbem Wachs unter fleißigem Umrühren so lange, bis ein auf glühende Kohlen geworfener Tropfen darin nicht mehr prasselt. Hierauf drücke man die Masse in ein Gefäß mit Rosenwasser, lasse sie darin erkalten und hebe sie wohlverdeckt zum Gebrauch auf.«

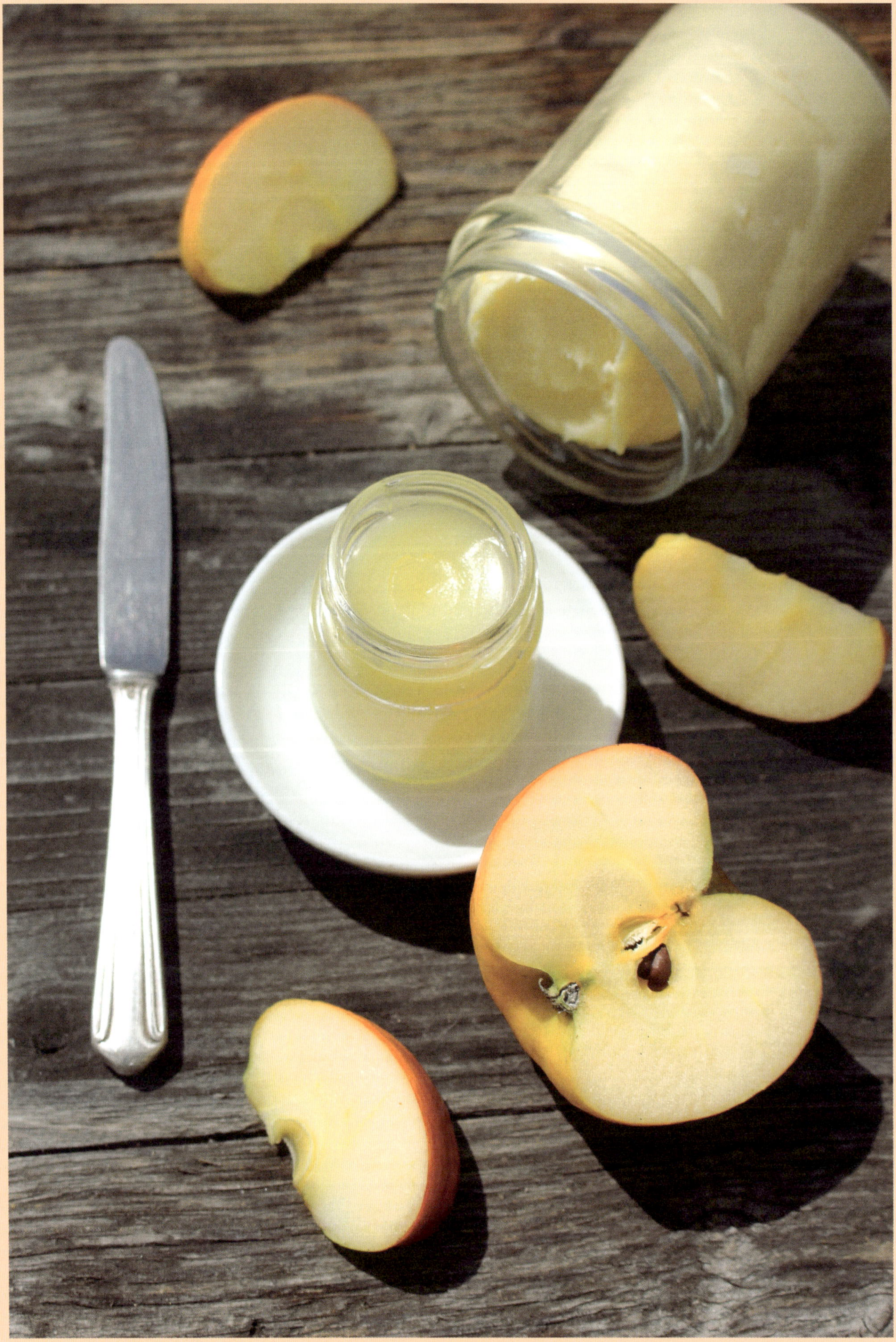

APFELHEILSALBE FÜR AUFGESPRUNGENE LIPPEN UND HARTE HÄNDE

120 g säuerliche Äpfel (oder je 60 g Äpfel und Rosinen)
250 g Butter
60 g Bienenwachs

Früchte klein schneiden, Kerngehäuse entfernen.

Mit Butter und Bienenwachs zum Kochen bringen.

Salbe 10 Minuten kochen lassen, abdrehen und weitere 20 Minuten in der Resthitze stehen lassen.

Die Salbe filtrieren und in ein mit Rosenwasser desinfiziertes Gefäß füllen.

Wirkung: Reduziert Spannungs- und Trockenheitsgefühl, verfeinert das Hautbild, glättet aufgesprungene Stellen, kann auch als Gesichtspflege, bei Hämorrhoiden, rauen Fersen und Ellenbogen verwendet werden. Die Salbe hat eine sehr gute Verträglichkeit, ist reizlindernd und führt in vielen Fällen zum Abklingen von Beschwerden wie Juckreiz, Rötungen, rissiger und trockener Haut.

Anwendung: Die Apfelheilsalbe auf Lippen und Händen regelmäßig anwenden. Für die Anwendung eine Spatel verwenden.

Haltbarkeit: 6 Monate, kühl und dunkel gelagert.

Stojiljković, D. et al.: Standardized extract of wild apple fruit in alkyl-polyglucoside-based cosmetic cream (...), 2018

ATEMWEGS-ERKRANKUNGEN

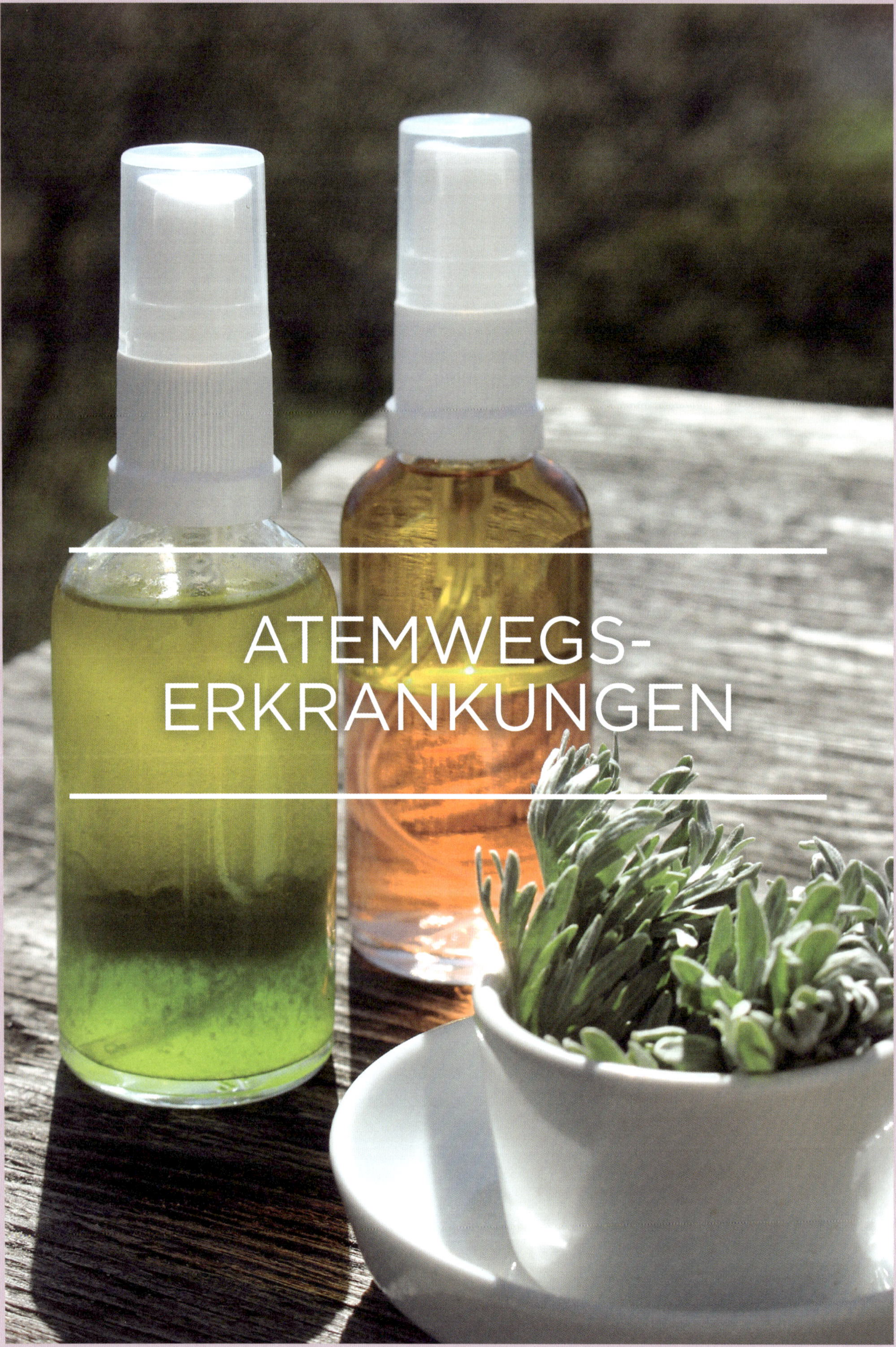

WERMUT-BRUSTÖL

HILFT BEI SCHMERZEN IN DER BRUST, HUSTEN, ATEMBESCHWERDEN

TRADITIONELLE HAUTMEDIZIN

Ein wirksames Brustöl beschreibt Hildegard von Bingen wie folgt: »Gieß auch von seinem Saft in Olivenöl, so dass das Öl jenen Saft um zwei Teile übersteigt, und erwärme das in einem gläsernen Gefäß an der Sonne und heb das übers Jahr auf. Und wenn ein Mensch in der Brust oder um die Brust Beschwerden hat, so dass er davon hustet, dann reib ihn damit auf der Brust ein. Und wer in der Flanke Schmerzen hat, den salbe dort, und es heilt ihn innerlich und äußerlich.«

Hildegard verwendet für dieses Rezept Wermutsaft – nach der Elementenlehre ist die Lebenskraft der Pflanze in ihrem Saft enthalten und ist die Entsprechung unseres Bluts im Pflanzenreich. Nach Hildegard entspricht der Pflanzensaft »Viriditas« (Grüne Lebenskraft). Um Pflanzensaft aus Wermut zu gewinnen, wird die Pflanze in sehr jungem Wachstumsstudium von April bis Mail gesammelt. Die höchste Konzentration an Saft gibt es beim Vollmond und nach Regen. Als Tageszeit ist der Sonnenaufgang vorzuziehen, wenn die Pflanze von Tau benetzt ist. Die gesammelten Pflanzenteile werden durch eine Kräuterpresse entsaftet. Zur Zeit Hildegards gab es diese Möglichkeit nicht. Der Wermut wurde im Mörser mit etwas Wein zu Brei gestampft, anschließend die gemörserten Pflanzenteile in ein Tuch gefüllt und gepresst.

WERMUT-BRUSTÖL

50 g Wermutsaft
100 g Olivenöl

Wermutsaft und Olivenöl in eine desinfizierte Flasche oder ein Einweckglas füllen.

In die Sonne stellen und für etwa 3 Tage besonnen lassen.

Das Wermut-Brustöl in eine Sprühflasche füllen.

Wirkung: Nach Hildegard bei Atemwegsinfektionen, Druck und Schmerzen in der Brust, Husten, Entzündungen, Muskel- und Hautbeschwerden

Anwendung: Das Wermutöl auf die Brust sprühen und sanft einmassieren.

Haltbarkeit: 6 Monate, kühl und dunkel gelagert.

VIER-RÄUBER-BALSAM FÜR VERSTOPFTE NASEN

ANTIBAKTERIELLE SALBE BEI ERKÄLTUNGEN, SCHNUPFEN UND HUSTEN

TRADITIONELLE HAUTMEDIZIN

Für die Apotheken der Neuzeit spielte der Vier-Räuber-Essig eine wichtige Rolle. Seine Rezeptur wurde 1720 während einer Pestwelle in Marseille zum ersten Mal dokumentiert. Die Rezeptur geht allerdings auf eine Überlieferung aus dem Mittelalter zurück, wonach vier Diebe ihre Raubzüge durch die von Pest verwaisten Häuser überlebt hatten, indem sie sich mit diesem Medizinalessig vor Ansteckung schützten. Um einer Strafe zu entkommen, sollten diese das Rezept des lebensrettenden Elixiers verraten haben.

Heute sind zahlreiche Rezepturen dokumentiert, allen gemein sind antibakterielle Kräuter und Gewürze. Eine oft verwendete Zutat im Vier-Räuber-Essig ist Kampfer. Der aus dem Kampferlorbeer (*Cinnamomum camphora*) gewonnene Feststoff befreit die Atemwege, hemmt Hustenreiz, wirkt desinfizierend, schleim- und sekretlösend, abschwellend, krampflösend auf die Bronchienmuskulatur und schmerzreduzierend. Zudem zeigen aktuelle Studien, dass Kampfer ausgeprägte antivirale Effekte, unter anderem gegen das Influenzavirus, besitzt.

MODERNE PHYTOTHERAPIE

Die arzneiliche Wirkung der im Vier-Räuber-Essig verwendeten Kräuter wurde 1996 im Rahmen einer Studie an der Weber State University in Utah wissenschaftlich dokumentiert, in der antivirale, antiseptische und antibakterielle Effekte gegen die Bakterien Micrococcus luteus (82 %), Pseudomonas aeruginosa (96 %) und Staphylococcus aureus (44 %) festgestellt wurden.

VIER-RÄUBER-BALSAM FÜR VERSTOPFTE NASEN

Getrocknete Kräuter, pulverisiert:
Je 1 EL Lavendel, Pfefferminze, Rosmarin und Thymian
1 TL Gewürznelken, pulverisiert
100 g Apfelessig
250 g Olivenöl
20 g Bienenwachs
20 g Kampfer

Alle Zutaten bis auf den Kampfer in ein feuerfestes Gefäß füllen und zum Kochen bringen.

5 Minuten kochen lassen, dann die Temperatur reduzieren.

Auf kleinster Stufe 1 Stunde ziehen lassen, bis der Essiganteil einreduziert.

Sollte die Feuchtigkeit zu schnell verdampfen, kann noch etwas Wasser zugegeben werden.

Die Salbe noch heiß filtrieren, Rückstand gut auspressen.

Kampfer in die Salbe einrühren, bis er sich vollständig auflöst.

Den Vier-Räuber-Balsam in Gläser füllen.

Wirkung: Wirkt desinfizierend, antibakteriell und abschwellend, befreit die Atemwege.

Anwendung: Bei Verschleimungen der Nase die Salbe auf die Nasenschleimhäute auftragen. Bei Erkältungen, Husten, Halsentzündungen und Bronchitis den Balsam auf der Brust und am Hals auftragen.

Haltbarkeit: 1 Jahr.

Bitte beachten: Für Kleinkinder und in der Schwangerschaft sollte der Kampfer ganz weggelassen oder stattdessen 1 TL Harz verwendet werden.

Lang, U.: Acetum aromaticum. Antiseptics of the past, 2010

Lang, U. & Anagnostou: (Vinaigre de Quatre Voleurs - Legende, Geheimmittel oder Antiseptikum?, 2011

Sokolova, A. S.: Synthesis and antiviral activity of camphor-based 1,3-thiazolidin-4-one and thiazole derivatives as Orthopoxvirus-reproduction inhibitors, 2018

Zarubaev, V.V. et al.: Broad range of inhibiting action of novel camphor-based compound with anti-hemagglutinin activity against influenza viruses in vitro and in vivo, 2015

textlog.de: Essig. Acetum
Chao, S. et al.: Effect of a Diffused Essential Oil Blend on Bacterial Bioaerosols, 1998

Schattner, P., & Randerson, D.: Tiger Balm as a treatment of tension headache, 1996

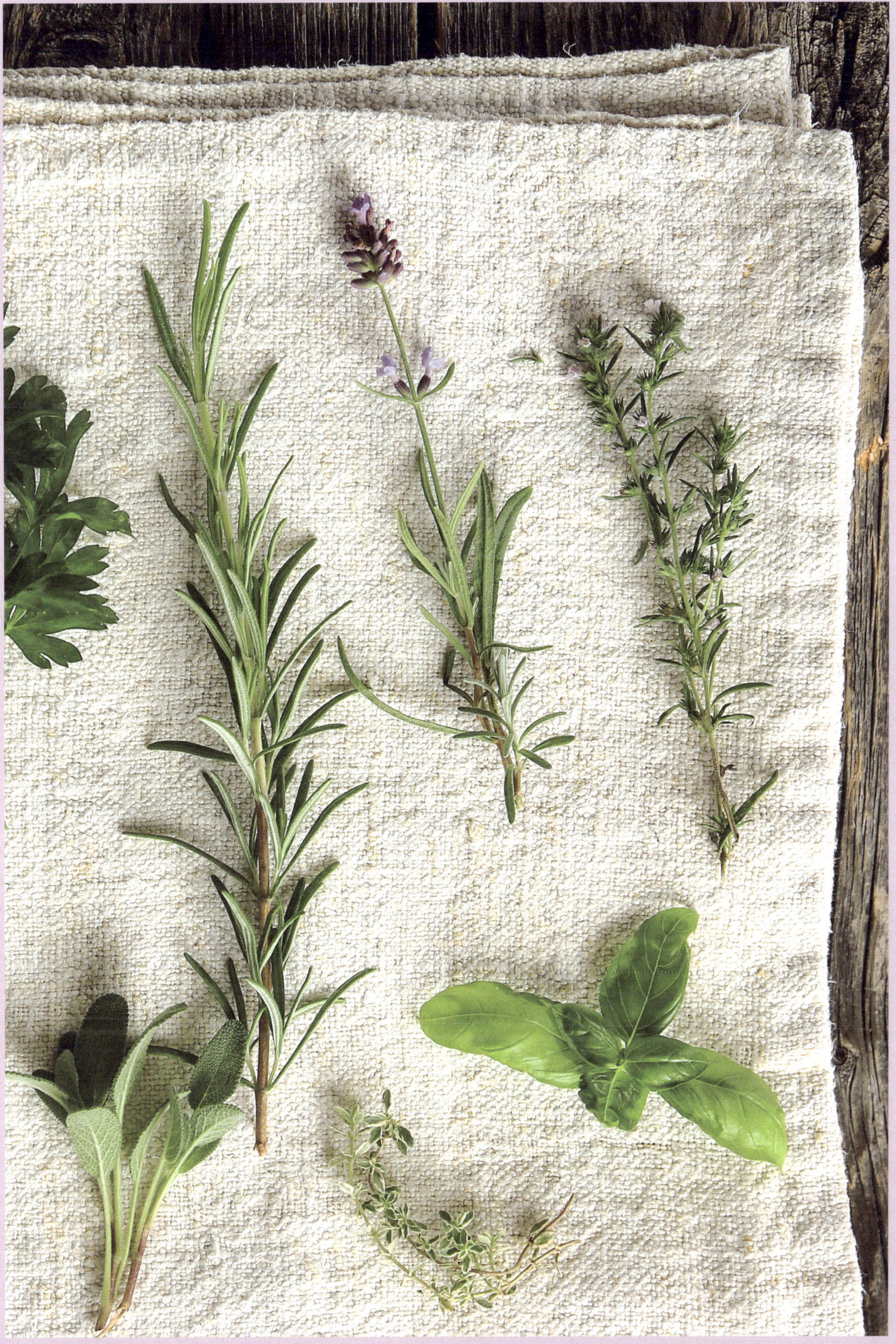

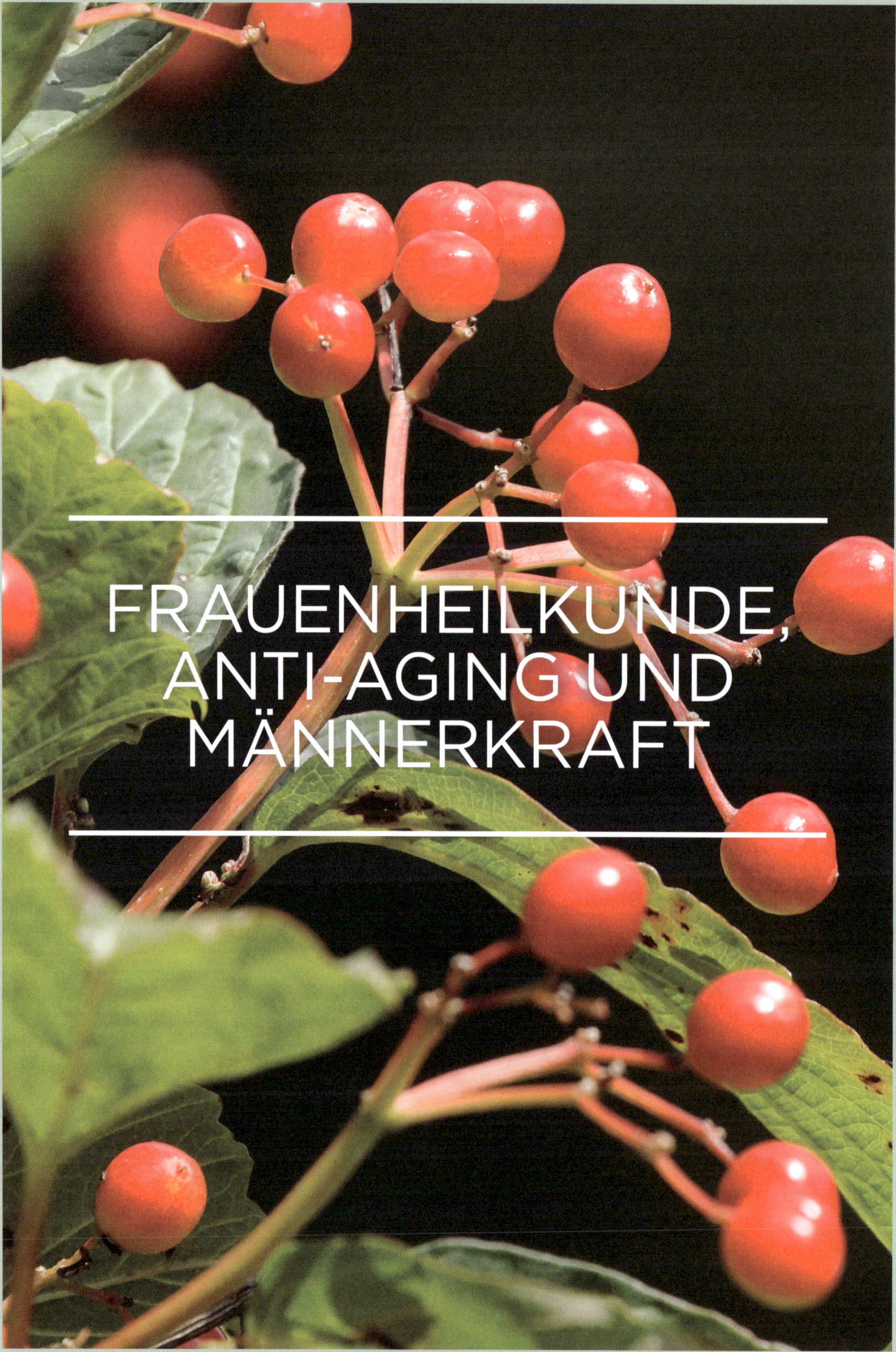

FRAUENHEILKUNDE, ANTI-AGING UND MÄNNERKRAFT

BAUCHKRAMPFÖL MIT SCHNEEBALL

KRAMPFLÖSEND BEI ERHÖHTEM FEHLGEBURTSRISIKO, SCHMERZHAFTER MENSTRUATION (DYSMENORRHÖ), PMS, UTERUS- UND BAUCHKRÄMPFEN, KOLIKEN

TRADITIONELLE HAUTMEDIZIN

Die Pflanze wird sowohl in der Indianermedizin, als auch in der Alpenheilkunde als Antiabortivum, bei Uteruskrämpfen und Fehlgeburtsrisiko angewendet, ebenso bei Blutungen, Schmerzen und Entzündungen des Genitaltrakts. Zudem werden dem Schneeball im Alpenraum nervenberuhigende, sedative, stimmungsaufhellende und antidepressive Effekte bei der Einnahme zugeschrieben. Der aus den Beeren gewonnene rote Saft zeigte in einer aktuellen Studie positive Effekte bei Uterusaffektionen, darunter Myome, Endometriose und Zysten. In Russland wird das aus den Samen gewonnene Öl als Arznei und Nahrungsmittel verwendet.

MODERNE PHYTOTHERAPIE

In der englischen Sprache trägt der Gewöhnliche Schneeball (*Viburnum opulus*) die Bezeichnung »Krampfrinde« (Cramp bark) – eine treffende Bezeichnung für einen Strauch, der von den Ureinwohnern Nordamerikas bei der Behandlung gynäkologischer Beschwerden und uteriner Spasmen verwendet wird. Schneeball ist eine echte »Mutterpflanze« und enthält in allen Pflanzenteilen (Blüte, Blatt, Wurzeln und vor allem Rinde) Scopoletin, ein Cumarin mit antispastischer Wirkung. Darüber hinaus enthält die Pflanze weitere Stoffe wie Viburnin, Gerbsäure und Harze und findet Anwendung als Öl, Salbe, Tee oder Pulver.

BAUCHKRAMPFÖL MIT SCHNEEBALL

100 g Rinde von Gewöhnlichem Schneeball
200 ml Olivenöl
100 ml Wasser

Die Schneeballrinde mit einem scharfen Messer bis zum Holz längs anritzen.

Rinde abziehen und klein schneiden.

Alle Zutaten im Blender mixen, in einen Topf füllen und zum Kochen bringen.

Kochen lassen, bis das Wasser verdampft.

Das Öl filtrieren und in eine Sprühflasche füllen.

Wirkung: Entspannt und entkrampft die Muskulatur, wirkt schmerzlindernd bei Menstruationsbeschwerden und Koliken.

Anwendung: Bei Schmerzen das Öl auf Bauch und Nieren sprühen und sanft einmassieren, bis das Öl vollständig einzieht. Mehrmals am Tag wiederholen und die schmerzenden Stellen warmhalten.

Haltbarkeit: 1 Jahr.

ScienceDirect: Viburnum opulus, 2011

BLUTSTILLENDES SANGUINARIA-ÖL – MENSTRUATIONSÖL

BLUTSTILLUNGSMITTEL FÜR ALLE ARTEN VON HÄMORRHAGIEN

TRADITIONELLE HAUTMEDIZIN

Bereits durch seine Herz-Signatur verweist das Gewöhnliche Hirtentäschel (*Capsella bursa-pastoris*) auf eine Verbindung zu Blut, wovon sich auch seine »Sanguinaria«-Bezeichnung ableitet. Diese blutstillende Wirkung, besonders bei langanhaltender Menstruation, beschreibt auch Mattioli: »Dieses Kraut stellet alle Blutflüß vor allen anderen Blutkräutern gewaltiglich /daher es etliche Sanguinariam, Blutwurtzel nennen.« Bei starken Blutungen während der Menstruation und nach der Geburt werden Kombinationen aus Tee und Einreibungen mit Hirtentäschel am Bauch und in der Nierengegend empfohlen. Auch Tabernaemontanus bestätigt: »Teschelkraut in die Mutter gethan / trocknet und heylet die Geschwär derselben.« und »Teschelkraut gestossen und hinden uber die Lenden gelegt/ ist den Weibern ein gute Artzeney/ die jhre Zeit zuviel haben/ dann es stillet den unmässigen Blutfluß.

MODERNE PHYTOTHERAPIE

Die blutstillende Wirkung des Hirtentäschels geht auf Bursin und Bursinsäure zurück, zudem enthält die Pflanze Antioxidantien (überwiegend Flavonoide wie Luteolin, Kaempferol, Quercetin), zu einem Drittel Proteine, außerdem Aminosäuren, Mineralstoffe und Vitamine. Die Komission E stellte Hirtentäschel 1986 eine Positiv-Monographie mit den Indikationen: leichte Menorrhagien und Metrorrhagien, Nasenbluten und oberflächlich blutende Hautverletzungen. Hirtentäschel stillt nicht nur das Blut, sondern hat auch eine gefäßverengende und -verdichtende Wirkung. Die European Medicines Agency (EMA) bestätigt ebenfalls die pharmakologische Wirkung der Pflanze als »(t)raditionelles pflanzliches Arzneimittel zur Verringerung schwerer Menstruationsblutungen bei Frauen mit regelmäßigen Menstruationszyklen, nachdem schwerwiegende Erkrankungen von einem Arzt ausgeschlossen wurden.«

BLUTSTILLENDES SANGUINARIA-ÖL – MENSTRUATIONSÖL

100 g Hirtentäschelkraut (frisch)
200 g Olivenöl
3 EL Alkohol (40 %)

Hirtentäschel waschen und grob schneiden.

Alle Zutaten in den Blender geben und mixen.

Den Ansatz in eine Flasche füllen und eine Woche bei Raumtemperatur stehen lassen.

Das Extrakt durch ein Tuch oder Feinsieb filtrieren und das Öl in eine Sprühflasche füllen.

Wirkung: Hat eine blutstillende Wirkung bei übermäßigem Blutverlust, Menstruationsbeschwerden und Verletzungen.

Anwendung: Bei Nasenbluten soll das Öl auf die Schleimhäute, bei Hautverletzungen das Öl direkt auf die betroffenen Stellen auftragen. Zur Blutstillung übermäßiger Menstruation soll das Öl auf die inneren Schleimhäute, am Bauch, Nieren, Blase und entlang der Wirbelsäure aufgetragen werden. Zudem soll ein Tee aus 5 Gramm Hirtentäschel und 250 ml Wasser begleitend getrunken werden. Bitte beachten: Nicht in der Schwangerschaft verwenden!

Haltbarkeit: 1 Jahr, kühl und dunkel gelagert.

TRIFERA MAGNA – TROTULAS EMPFÄNGNISZÄPFCHEN

WIRKT DURCHBLUTUNGSFÖRDERND UND SEXUELL ANREGEND

TRADITIONELLE HAUTMEDIZIN

Unter Trifera magna wurde in der Medizinschule von Salerno ein komplexes, aus Gewürzen und Kräutern zusammengesetztes Universalmittel bezeichnet, das bei Menstruations- und Gebärmutterbeschwerden genauso verwendet wurde, wie auch bei Magenschmerzen, Schlafstörungen und Unruhe. Die Urheberin dieser Rezeptur ist die Ärztin und Sexualmedizinerin Trotula von Salerno, die im 12. Jahrhundert lebte. Trotula war ihrer Zeit weit voraus. Sie schrieb mehrere Bücher der Frauenheilkunde und Kosmetik und gab neben medizinischen auch sexuelle Anleitungen zur Geburtenkontrolle, Herstellung von Aphrodisiaka und Überwindung der Frigidität. Für ein gesteigertes Orgasmusempfinden empfahl sie wärmende Pflanzen wie Wacholder, Wermut, Beifuß und Ysop und süß duftende Stoffe wie Zimt und Nelken.

Über die Arznei schrieb sie: »Es wird Trifera magna genannt, weil es Frauen großen Nutzen verleiht und sie fruchtbar macht.«. Darüber hinaus regte das Mittel die Kontraktionen des Uterus an, förderte die Menstruation und wurde bei nahezu allen genitalen Beschwerden wie Läsionen, Schmerzen, Gebärmuttervorfällen oder Schwellungen eingesetzt. Die Mehrheit der in Trifera magna enthaltenen Mittel sind wärmende, durchblutungsfördernde, stimmungsaufhellende und sexuell anregende Pflanzen, die neben Wacholder, Polei-Minze, Beifuß, Ysop und Wermut zu den wichtigsten sexuellen Stimulanzien bei Trotula zählen.

Für die Applikation empfiehlt Trotula eine kastaniengroße Menge Trifera magna mit etwas Wein zu vermischen, auf ein Baumwoll-Pessar aufzutragen (eine Art »Tampon« und Suppositorium zugleich) und in die Vagina einzuführen.

TRIFERA MAGNA – TROTULAS EMPFÄNGNISZÄPFCHEN

Gewürze, pulverisiert
Je 1 TL: Zimt, Gewürznelken, Fenchel, Schwarzer Pfeffer und Anis
1 EL Galgant
2 EL Beifuß
1 EL Honig
250 ml Butter
100 g Wasser
20 g Bienenwachs

Alle Zutaten in einen Topf füllen und zum Kochen bringen.

10 Minuten kochen lassen und die Temperatur auf kleinste Stufe reduzieren.

1–2 Stunden ziehen lassen, bis sich die Butter klärt.

Immer wieder umrühren, um ein Anhaften am Boden zu verhindern. Falls notwendig noch etwas Wasser zugeben.

Herd abdrehen und die Gewürze durch ein Tuch oder Feinsieb filtrieren.

Das Extrakt noch heiß in Zäpfchen-Formen (aus der Apotheke) füllen.

Die Zäpfchen kaltstellen und fest werden lassen.

Wirkung: Sexuell tonisierend, wärmend, kontraktionsfördernd, durchblutungsfördernd und antibakteriell.

Anwendung: Bei Beschwerden der Sexualorgane wie Regelschmerzen, Bauchkrämpfe, Kinderwunsch, Entzündungen, Schmerzen, niedrige Libido ein Zäpfchen vaginal einführen.

Haltbarkeit: 1 Jahr bei Zimmertemperatur.

Bitte beachten: Die Zäpfchen sollen nicht in der Schwangerschaft verwendet werden.

LIBIDO-ÖL AUS DER MEDIZINSCHULE VON SALERNO

WIRKT DURCHBLUTUNGSFÖRDERND UND SEXUELL ANREGEND

TRADITIONELLE HAUTMEDIZIN

Die Polei-Minze (*Mentha pulegium*) ist eine der wichtigsten Medizinalpflanzen der traditionellen Heilkunde. Sie hat einen angenehm würzigen Geschmack und eine antibakterielle, verdauungsfördernde, anregende, abortive und stimmungsaufhellende Wirkung. Hildegard von Bingen beschreibt sie als »Power-Pflanze«, die die Kraft von 15 Arzneipflanzen in sich trägt, darunter Schafgarbe, Ingwer und Galgant. Über Jahrhunderte schrieb die Medizin der Polei-Minze eine stark tonisierende Wirkung zu.

Zudem ist die Polei-Minze eine sexuell anregende Pflanze. Auch die italienische Gynäkologin Trotula von Salerno setzt die Polei-Minze naturheilkundig ein, in diesem Rezept empfiehlt sie die Pflanze zur Steigerung der Libido. Für Trotula galt die Pflanze als so intensiv, dass sie mittels eines Tests mit Polei-Minze den Grad der sexuellen Vitalität einer Frau bestimmte. Aus diesem Grund sollte das Präparat nicht in der Schwangerschaft angewendet werden.

MODERNE PHYTOTHERAPIE

Heute wird die Pflanze aufgrund ihres Pulegon-haltigen ätherischen Öls, das (als Monosubstanz) Reizungen des Magen-Darm-Trakts hervorrufen kann, kaum mehr verwendet. Dermale Anwendungen aus der frischen Pflanze sind hingegen im Hinblick auf Pulegon unbedenklich. Die Medizinforschung bestätigt die pharmakologische Wirkung der Polei-Minze. Die Pflanze stimuliert die uterinen Kontraktionen, ist ein Emmenagogum (bewirkt die Menstruation) und besitzt eine abortive Wirkung. Die genauen Wirkungsmechanismen der Polei-Minze sind noch nicht vollständig entschlüsselt, eine Studie stellte allerdings fest, dass Mentha pulegium mit dem follikelstimulierenden Hormon (Follitropin, FSH) und luteisierenden Hormon (LH) interagiert und dadurch die Menstruation anregt.

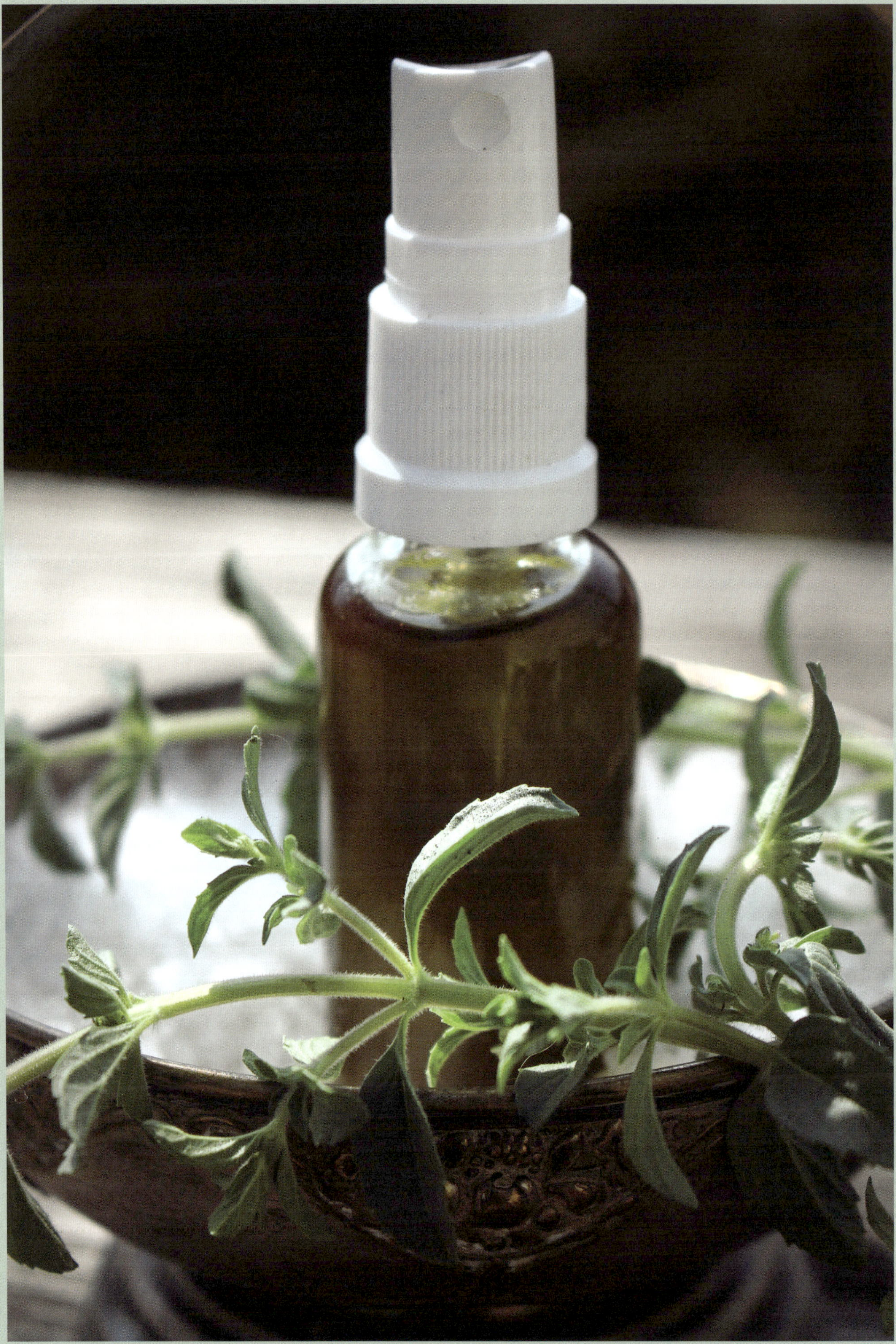

LIBIDO-ÖL AUS DER MEDIZIN-SCHULE VON SALERNO

200 g Olivenöl
Ein Glas (200 ml) mit frischer Polei-Minze (kleingeschnitten)
50 g Wasser

Polei-Minze im Mörser verreiben (oder im Blender mixen).

Alle Zutaten zum Kochen bringen.

5 Minuten kochen lassen, bis der Wasseranteil verdampft.

Temperatur reduzieren und weitere 10 Minuten nachziehen lassen.

Das Öl durch ein Feinsieb filtrieren und in eine Flasche füllen.

Wirkung: Wirkt tonisierend und sexuell anregend, fördert die Menstruation und die Kontraktion des Uterus, hat eine durchblutungsfördernde, adstringierende und antibakterielle Wirkung.

Anwendung: Bei niedriger Libido soll das Mittel als Gleitöl auf die äußere und innere Vaginalschleimhaut aufgetragen werden.

Haltbarkeit: 1 Jahr bei Zimmertemperatur.

Bitte beachten: In der Schwangerschaft und der Stillzeit darf das Öl nicht verwendet werden.

Gerenutti, M. et al.: Maternal exposure to aqueous extract of Mentha pulegium L. inducing toxicity to embryo development in rats, 2014

Posadzki, P. et al.: Adverse effects of herbal medicines: an overview of systematic reviews, 2013

Mokaberinejad, R. et al.: Mentha longifolia syrup in secondary amenorrhea (...), 2012

ScienceDirect: Mentha pulegium

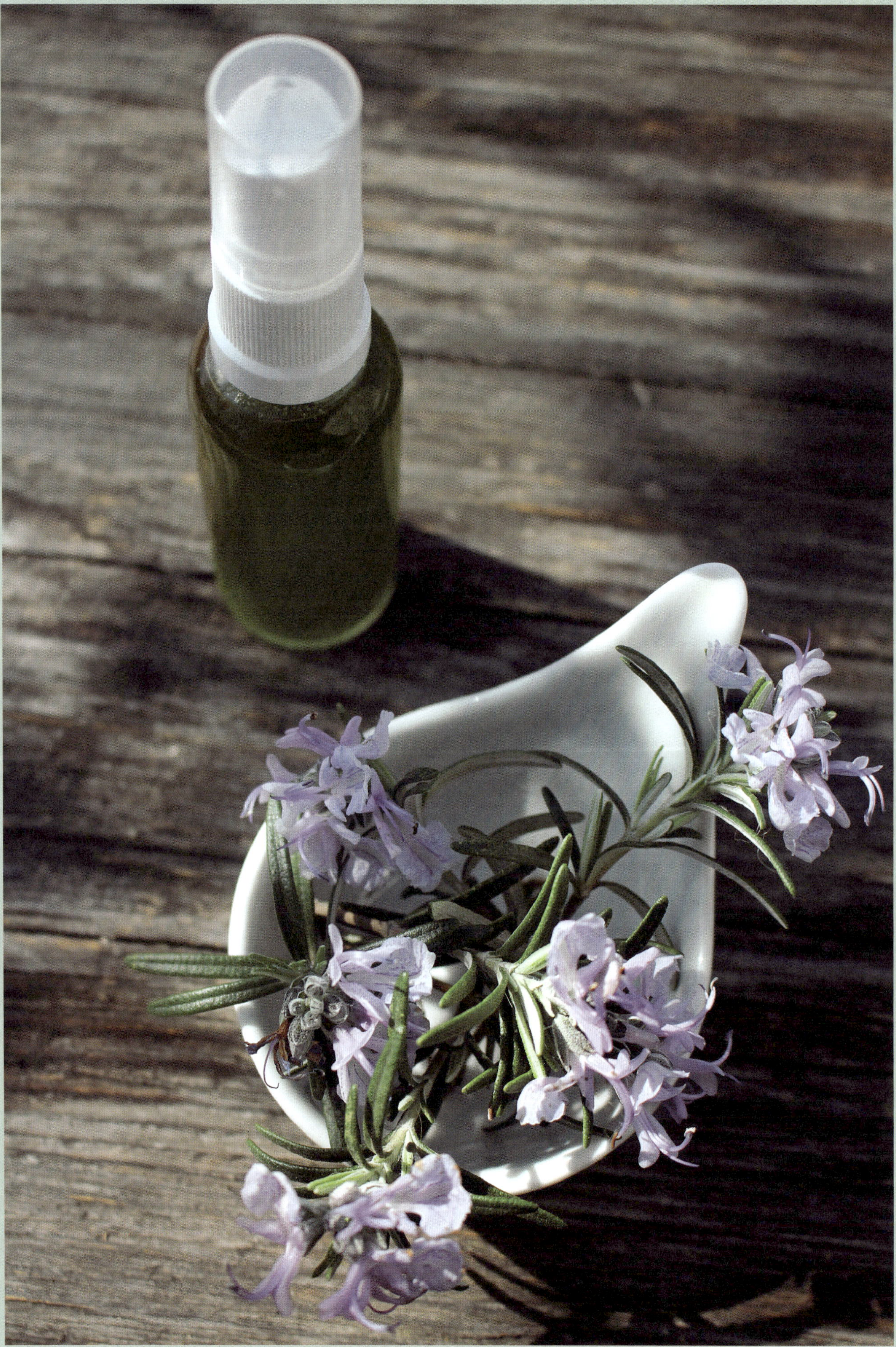

VERJÜNGENDES ROSMARINÖL

WIRKT ALS ANTI-AGING-MITTEL, VERBESSERT DAS HAUTBILD, REDUZIERT SONNENSCHÄDEN

TRADITIONELLE HAUTMEDIZIN

»Das Oele ist nützlich den Gliedern/ die lahm oder oder verhartet sind. Jtem/ zu verhütung des Schlags/ schmieret man damit das Genick«, vermerkt der Botaniker Tabernaemontanus die arzneiliche Wirkung von Rosmarin in der Renaissance. Glaubt man dem Phytoexperten Otto Brunfels, leistet Rosmarin im wahrsten Sinne gute Dienste gegen »lamen glidern«, als Sexualtonikum und Anti-Aging-Mittel: »Heutbeytag zu Wollust und Zierde gebraucht, ein herrlich Gewächs. Es macht keck und herzhaftig, macht jung geschaffen und retardiert das Alter«. *Zedlers Universallexikon* dokumentiert Rosmarin als fruchtbarkeitssteigernde Frauenpflanze: »Rosmarin und Wein wohl allen Weibern wohl bekommt, indem er die Gebärmutter erquicket, zur Empfängnis tüchtig macht und alle Glieder stärkt. Er dient sehr den kalten unfruchtbaren Frauen und reinigt die Gebärmutter.«

MODERNE PHYTOTHERAPIE

An diesen Berichten der Medizingeschichte ist viel Wahres dran. Aktuelle Studien zeigen, dass Rosmarin (*Rosmarinus officinalis*) ausgeprägte antivirale (Herpes), antioxidative, antibakterielle, antiseptische, antimykotische und antiinflammatorische Effekte zeigt. Rosmarin entspannt die Muskulatur, wirkt durchblutungsfördernd, schmerzlindernd bei Rheuma und Kopfschmerzen und ist ein bewährtes Mittel bei Verspannungen, Rückenschmerzen oder Sportverletzungen.

Rosmarin verjüngt nachweislich die Haut durch die Behebung von durch UV-Strahlung verursachten Sonnenschäden und Lichtalterung. In Hautanwendungen reduzierten Extrakte aus Rosmarin in Kombination mit Grapefruitkernen Hautrötungen (Erythem) und Faltentiefe und verbesserten signifikant die Elastizität der Haut.

VERJÜNGENDES ROSMARINÖL

200 g Olivenöl
1 Glas (200 ml) frischer Rosmarin (geschnitten)
50 g Wasser

Alle Zutaten im Blender fein mixen.

In einen Topf füllen und zum Kochen bringen.

Das Öl einige Minuten kochen lassen.

Temperatur reduzieren und weitere 15 Minuten köcheln lassen.

Das Rosmarinöl filtrieren und in eine Sprühflasche füllen.

Wirkung: Wirkt hautverjüngend, entzündungshemmend und erhöht die Hautelastizität.

Anwendung: Als Hautöl bei Falten, trockener Haut, Sonnenschäden, Kopfschmerzen, Rheuma, Verrenkungen, Rötungen, Hautinfektionen, Akne, Ekzemen oder Nackensteifigkeit regelmäßig auftragen und sanft einmassieren.

Haltbarkeit: 1 Jahr.

Kompelly, A. et al.: Rosmarinus officinalis L.: an update review of its phytochemistry and biological activity, 2019

Nobile, V.: Skin photoprotective and antiageing effects of a combination of rosemary and grapefruit polyphenols, 2016

HONIG-KREN-SALBE GEGEN HAUTFLECKEN

ENTFERNT HAUTUNREINHEITEN, KANN PIGMENTIERUNGSSTÖRUNGEN AUFHELLEN, DESINFIZIERT, WIRKT ANTIVIRAL

MODERNE PHYTOTHERAPIE

Kren oder Meerrettich (*Armoracia rusticana*) hat eine lang dokumentierte Anwendung als antibakterielle, durchblutungsfördernde und verdauungsfördernde Pflanze. In der Medizin wurde die Pflanze überwiegend zur Behandlung von Katarrhen der oberen Atemwege, Fieber, Ohrenschmerzen, Infektionen, Konstitutionsschwäche, Schmerzen, Magen-Darm-Erkrankungen und Skorbut eingenommen.

Die Pflanze enthält eine hohe Konzentration an Vitamin C, Senfölglykoside und Butylsenföl, Allicin, ätherische Öle, Vitamine B1, B2 und B6, wie auch Kalium, Calcium und Magnesium, Arginin. Die reizende Wirkung entsteht durch die Bildung von Senfölen (darunter auch Allylisothiocyanat und Sinigrin).

Die medizinische Wirkung von Kren ist heute in mehreren Studien bestätigt. In Hautanwendungen ist Kren eine vielseitige antibakterielle und durchblutungsfördernde, antivirale, antimykotische und antibakterielle Heilpflanze, die als Kompresse bei Rheuma und Ischias eine positive Wirkung zeigt.

TRADITIONELLE HAUTMEDIZIN

Aufgrund des Vitamin C kann Kren Hautflecken aufhellen, eine Qualität, auf die der Vater der Botanik Leonhart Fuchs verweist: »Mit hönig vermischt heylet Rhettich die umb sich fressende schäden. Er verzert auch das undergerunnen blut. Er ist gut denen so von natern gestochen seind. ... Mit Radten meel und hönig vermengt / vertreibt er allerley mäler unn flecken under dem angesicht. Der Rhettich vertreibt die schwartzen mäler und flecken am leib / so sie damit geriben werden.«

HONIG-KREN-SALBE GEGEN HAUTFLECKEN

1 kleine Krenwurzel
200 g flüssiger Honig
1 EL Öl
1 EL Alkohol 40 %

Kren waschen und raspeln.

Alle Zutaten im Blender fein mixen.

Über Nacht durchziehen lassen.

Die Kren-Honig-Salbe durch ein Feinsieb filtrieren und in ein Glas füllen.

Wirkung: Wirkt aufhellend bei Hautflecken, Sommersprossen und Altersflecken, durchblutungsfördernd, antibakteriell und entzündungshemmend bei Hautirritationen.

Anwendung: Bei Hautflecken die Salbe als Maske dünn auftragen und 15 Minuten einwirken lassen. Anschließend mit warmem Wasser abspülen. Bei Hautinfektionen und Entzündungen kann die Salbe auf ein Pflaster aufgetragen und auf die betroffenen Stellen aufgelegt werden.

Haltbarkeit: 6 Monate, kühl und dunkel gelagert.

Bitte beachten: Kren hat eine reizende Wirkung. Falls während der Behandlungszeit ein unangenehmes Hautgefühlt eintritt, sollte die Salbe mit warmem Wasser abgespült werden.

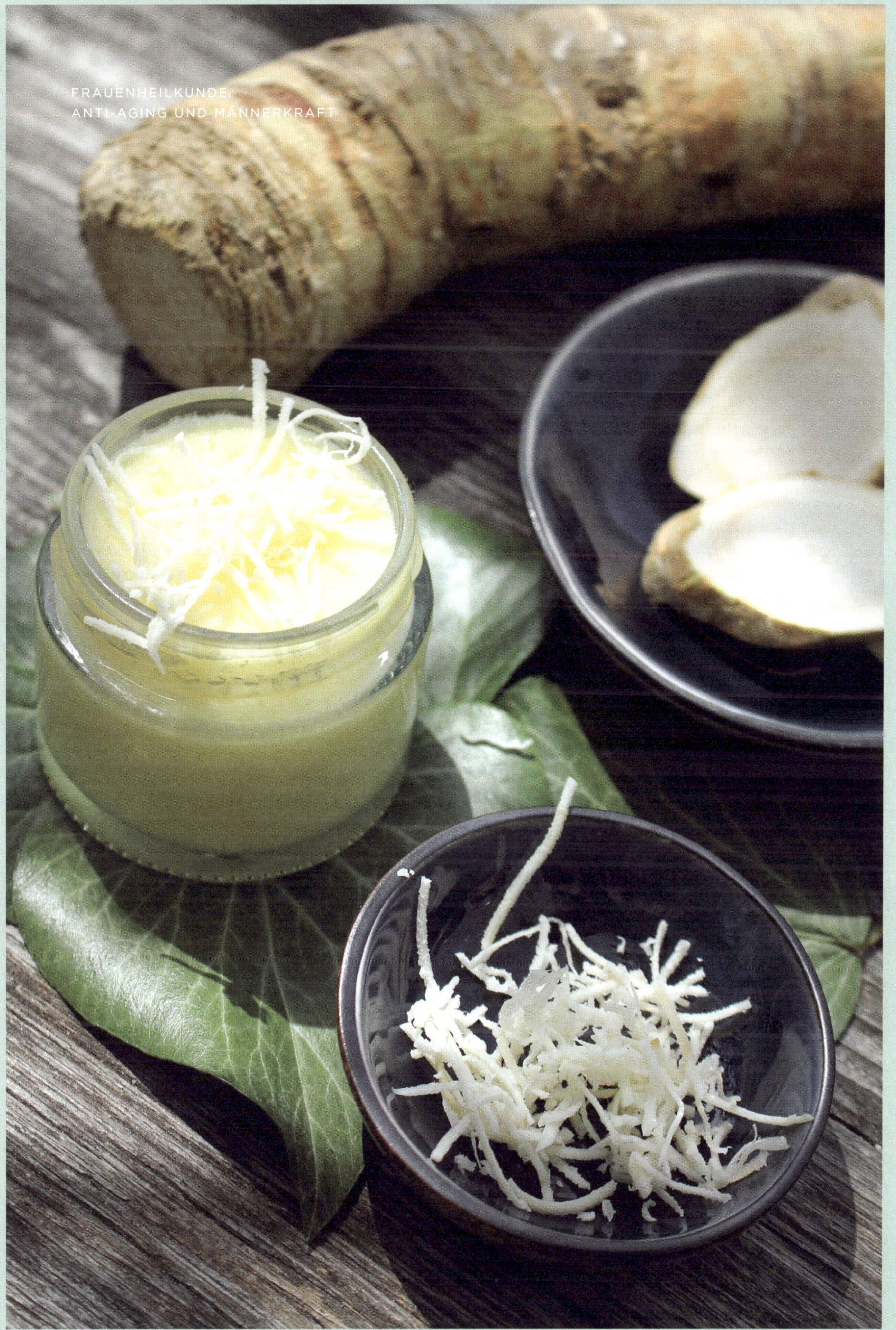

UNGUENTUM HUMULUS – ANTI-AGING FÜR DIE FRAU

REGENERIERT REIFE HAUT

TRADITIONELLE HAUTMEDIZIN

»The powder, made into an oinment with lard, is said to ease the pain of open cancer.« Das Pulver, zu einer Salbe mit Schmalz verarbeitet, soll die Schmerzen bei offenem Krebs lindern – so beschrieb der englische Pharmazeut Thomas Castle 1828 Hopfen in seinem *Lexicon pharmaceuticum*. In der modernen Wissenschaft ist die krebshemmende Wirkung des Hopfens bei Hautanwendungen zu wenig untersucht, wobei zumindest einer seiner Stoffe das alte pharmazeutische Rezept bestätigen könnte. Der in Echtem Hopfen (*Humulus lupulus*) enthaltene Bitterstoff Xanthohumol hemmt die Genese und Wachstum von Krebszellen und wird aktuell intensiv als vielversprechendes Antikrebsmittel erforscht.

In der Medizingeschichte ist Hopfen im Altertum zunächst als Nutz-, nicht aber als Heilpflanze dokumentiert. Mit der Klosterheilkunde und der aufkommenden Bierkultur hielt auch Hopfen Einzug in die Arzneibücher des Mittelalters. Seine östrogenisierende Wirkung, die den Sexualtrieb der männlichen Mönche dämmte, wie auch seine konservierenden Eigenschaften in Bier machten Hopfen zu einer beliebten Zutat der Klosterbrauereien. Ab dem Spätmittelalter beschreiben ihn die Väter der Botanik als Hautpflanze, so auch Leonhart Fuchs: »Gedachter safft in die ohren gethon / enthelt sie vor allerley feülung / und vertreibt den gestanck darinnen.« Tabernaemontanus schreibt: »Dieweil die Bletter ein Krafft haben zu säubern kan man sie eusserlich gebrauchen zu aller Unreinigkeit der Haut. Man kan auch den Hopffen unnd die Bletter wol brauchen zu den Bädern die Gelbsüchtigen damit zu waschen.«

MODERNE PHYTOTHERAPIE

Hopfen ist eine wissenschaftlich anerkannte Arzneipflanze und konzentriert 150 Pflanzenstoffe, neben Xanthohumol eine große Anzahl an Antioxidantien, Flavonoiden (Hopein, Catechin, Quercetin, Resveratrol,

Methylbutenol), Bitterstoffen (Humulone, Lupulin), ätherischen Ölen und Harzen. Nach der Kommission E ist Hopfen ein Neuromodulator und wird in der Medizin bei Unruhe, Angstzuständen und Schlafstörungen verwendet. Das pharmakologische Profil der Pflanze ist aber wesentlich komplexer – Hopfen wirkt antibakteriell, antimykotisch, antiinflammatorisch, östrogenartig und stimmungsaufhellend.

Die moderne Wissenschaft die Überlieferungen der traditionellen Medizin: Für dermale Anwendungen eignet sich Hopfen zur Behandlung von reifer Haut, Hautinfektionen, Entzündungen, Ekzemen und als Anti-Aging-Pflanze, wo sie eine Hautstraffung und die Reduktion von Hautschäden (UV-Strahlung, Alterung) bewirkt. Das bereits erwähnte Xanthohumol unterstützt auch die Bildung elastischer Fasern im Bindegewebe wie Elastin und dadurch die Straffung und Regeneration der Haut. Erwähnt werden muss auch die östrogenisierende Wirkung von Hopfen, für die 8-Prenylnaringenin (8-PN) verantwortlich ist. Es fungiert als Hormonimitator und zeigt eine ähnliche Wirkung wie Estradiol (auch Östradiol), dem wichtigsten weiblichen Geschlechtshormon. Durch diese hormonelle Wirksamkeit ist Hopfen eine interessante Pflanze auch bei hormonell bedingten Hautstörungen wie Wechseljahrbeschwerden, Hauttrockenheit oder Falten.

Frischer Hopfen wird in der Literatur als hautreizend beschrieben, in verarbeitetem Zustand ist Hopfen sehr gut hautverträglich.

UNGUENTUM HUMULUS – ANTI-AGING FÜR DIE FRAU

1 Glas (100 ml) mit Hopfenblüten
200 g Olivenöl oder Butter
20 g Bienenwachs
50 g Wasser

Alle Zutaten in ein feuerfestes Gefäß füllen und zum Kochen bringen.

Sobald sich das Bienenwachs verflüssigt, die Hopfenblüten mit dem Pürierstab mixen.

5 Minuten kochen lassen und den Herd abdrehen.

Weitere 15 Minuten ziehen lassen.

Die Salbe durch einen Feinfilter filtrieren und in ein Glas füllen.

Während des Kühlvorgangs die Salbe immer wieder rühren.

Wirkung: Die Salbe beruhigt gereizte Haut, regeneriert Hautschäden, unterstützt die Bindegewebsbildung und wirkt östrogenisierend.

Anwendung: Als Tagespflege in der Früh und am Abend auf die Haut auftragen und sanft einmassieren. Bei Bedarf die Prozedur wiederholen.

Haltbarkeit: 1 Jahr.

Castle, T.: Lexicon Pharmaceuticum: Or a Pharmaceutical Dictionary, 1828

Gerhauser, C. et al.: Cancer chemopreventive activity of Xanthohumol, a natural product derived from hop, 2002

Chen, W.: Beer and beer compounds: physiological effects on skin health, 2014

SONNENCREME MIT WALNUSS NACH GABRIELA NEDOMA

BEI UNREINER HAUT, ENTZÜNDUNGEN, SONNENAUFENTHALT

TRADITIONELLE HAUTMEDIZIN

Von der Antike bis in die Neuzeit ist die Verwendung von Walnussextrakten aus Blättern, Rinde und unreifen Nüssen als Auflagen, Öle, Salben oder Bäder beschrieben. Für Hildegard von Bingen ist Walnuss ein Bio-Antibiotikum, das sie bei Hautinfektionen, Schorf, Juckreiz und Parasiten, Hautinfektionen oder Lepra empfiehlt: »Bei wem der Aussatz zu wachsen beginnt, der soll den Saft dieser Blätter ausdrücken und ihn an altes Schmalz geben und so eine Salbe herstellen.« Grind (Schorf, Juckreiz) behandelt sie mit dem Saft der Walnuss-Schale und Olivenöl: »Wer Grind am Kopf hat, soll die äußere Rinde der Nuss nehmen und ihren Saft über den Geschwüren ausdrücken.«

MODERNE PHYTOTHERAPIE

Wissenschaft und Erfahrungsmedizin sind sich bei der Walnuss (*Juglans regia*) einig: die Pflanze hat eine antibakterielle, antiseptische, antimykotische und wundheilende Wirkung. In Blättern, Rinde und unreifen Nüssen konzentrieren sich Polyphenole, Gerbstoffe, das Biozid Juglon, ätherische Öle, Fettsäuren, Vitamin C und Mineralstoffe. Extrakte aus Walnuss wirken zusammenziehend, blutstillend, entzündungshemmend und wundheilend bei Hautparasiten, Akne, Ekzemen und Hautinfektionen. In der Medizin wurde Walnuss auch zur Behandlung von Hautgeschwüren, Hauttuberkulose (Skrofulose) und Wundbrand eingesetzt.

Walnuss ist auch als Sonnenschutzmittel in der Alpenheilkunde bekannt. Eine aktuelle Forschungsarbeit wies diese Effekte nach und stellte einen erhöhten Hautschutz gegenüber UV-Strahlung, wie auch entzündungshemmende Effekte der Extrakte aus Walnuss fest.

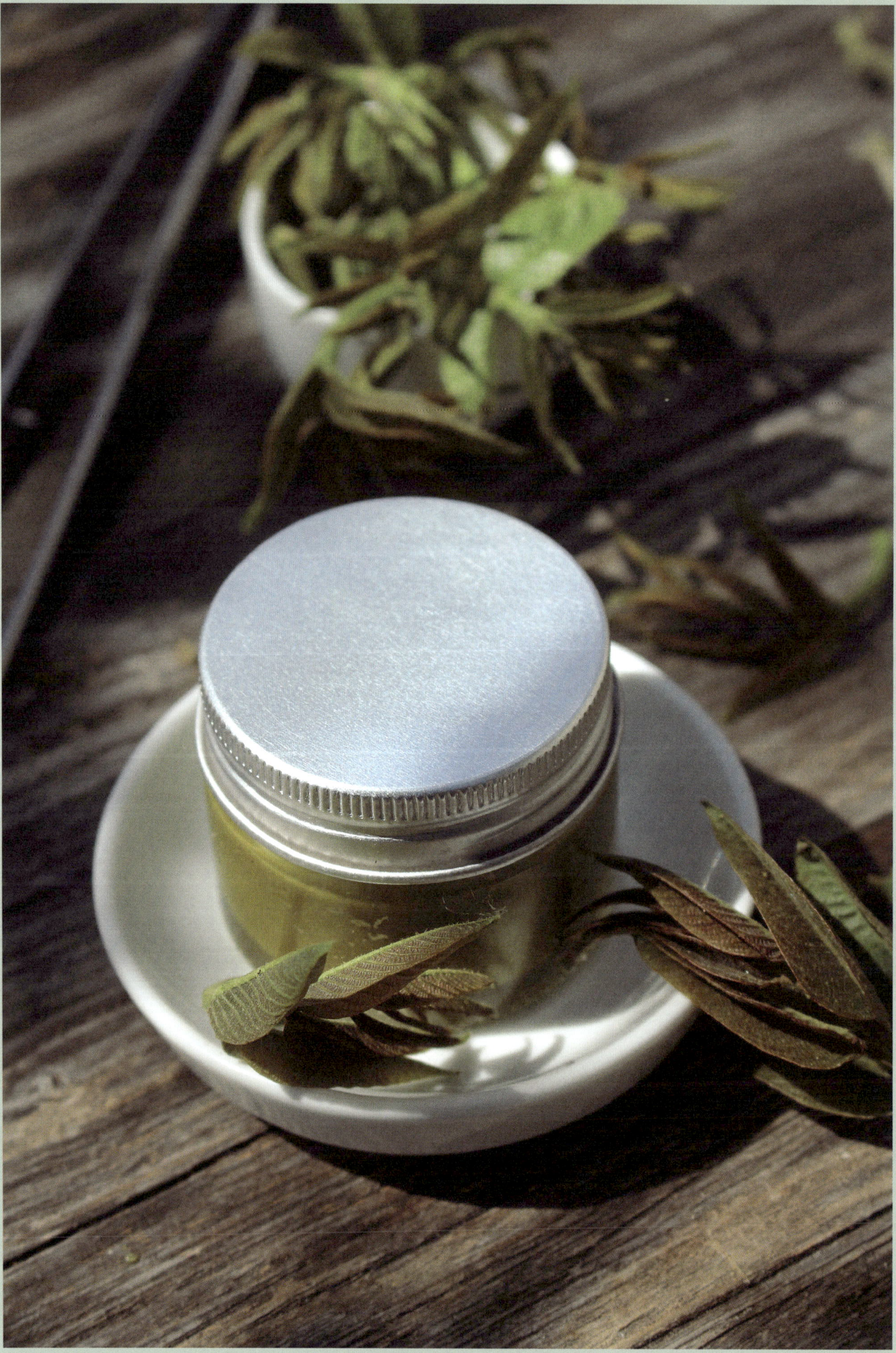

SONNENCREME MIT WALNUSS NACH GABRIELA NEDOMA

150 g junge Walnussblätter
250 g Olivenöl oder Ghee
50 g Wasser
3 EL Alkohol (40 %)
20 g Bienenwachs

Alle Zutaten bis auf Bienenwachs im Blender mixen.

Anschließend in ein feuerfestes Gefäß füllen, Wachs zugeben und zum Kochen bringen.

Einige Minuten kochen lassen, dann die Temperatur auf kleinste Stufe reduzieren.

Weitere 30 Minuten in der Resthitze ziehen lassen.

Das Extrakt durch ein Feinsieb filtrieren.

Kühlen lassen, bis die Creme beginnt trüb zu werden.

Mit dem Pürierstab mixen und in Gläser füllen.

Wirkung: Die Sonnencreme schützt vor UV-Strahlung (LSF 6) und erhöht die Resistenz der Haut gegenüber Sonneneinstrahlung beim Sonnenbaden. Zugleich wirkt die Salbe antibakteriell, entzündungshemmend und wundheilend bei allen Formen von Hautinfektionen, Entzündungen, Ekzemen, Akne und Wunden.

Anwendung: Als Sonnenpflege vor dem Sonnenaufenthalt auftragen, bei Hauterkrankungen die betroffenen Stellen täglich mit der Creme behandeln. Für die Anwendung eine Spatel verwenden.

Haltbarkeit: 6 Monate kühl und dunkel gelagert.

Singh, D. & Dingh, S.: Investigational study of Juglans regia extract and quercetin against photoaging, 2013

Abutaha, N.: Utility and importance of walnut, Juglans regia Linn, 2018

Panth, N. et al.: Phytochemical profile and biological activity of Juglans regia, 2016

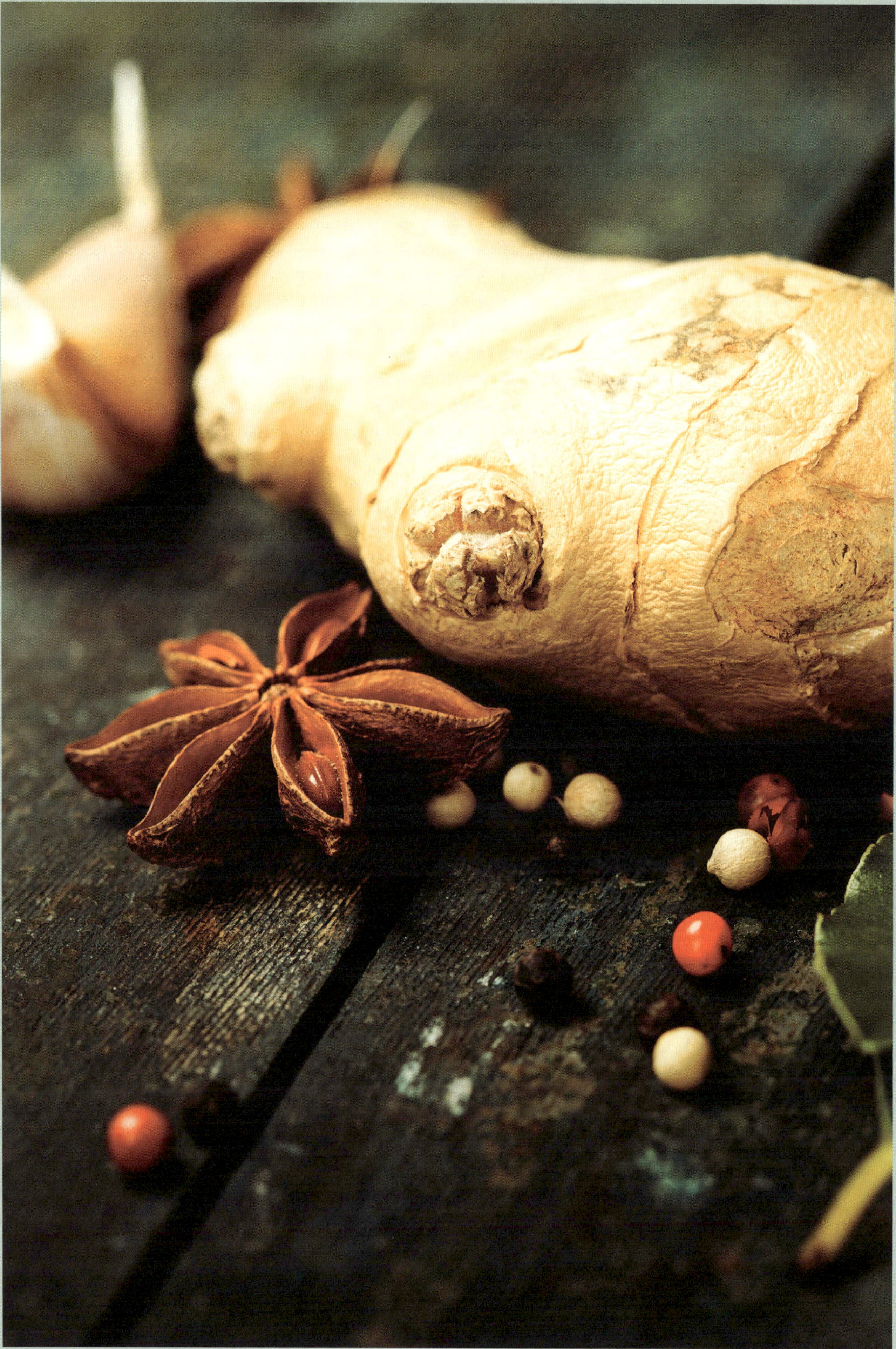

POTENZMITTEL AUS DEM ARABISCHEN KAMASUTRA

ERHÖHT DIE LIBIDO UND INTENSIVIERT DEN ORGASMUS BEIM MANN

TRADITIONELLE HAUTMEDIZIN

Süße und aromatische Gewürze werden in Asien und im Orient nicht nur als antibakterielle und wärmende Arzneien in der Medizin, sondern auch als Sexualstimulanzien verwendet. Ein Experte für arzneiliche Sexualmittel der Unani-Medizin war Sheikh Nefzaui. Als Herrscher verfasste dieser im 15. Jahrhundert das Buch *Der duftende Garten*, das arabische Pendant zum indischen *Kamasutra*. Er war kein Arzt, aber offensichtlich ein Genießer der Liebeskunst, die er in seinem Buch freizügig und ausführlich beschreibt. Neben erotischen und partnerschaftlichen Ratschlägen beschreibt der Sexualexperte auch Aphrodisiaka, die allerdings große Übereinstimmungen mit den Arzneimitteln der arabischen und ayurvedischen Medizin zeigen. Es ist naheliegend, dass diese Rezepturen von Ärzten oder Naturheilkundigen zusammengesetzt wurden.

Unter diesen gesundheitsfördernden Sexualmitteln führt er eine Honigsalbe an, die »aus einer kleinen Menge Pfeffer, Lavendel, Galgant und Moschus« besteht. »Das Ganze wird pulverisiert, gesiebt und mit Honig und Ingwer vermischt. Nachdem der Penis in warmem Wasser gewaschen ist, wird er kräftig mit dieser Mischung eingerieben, dadurch wird er groß und sehnig werden, so dass er dem Weibe wunderbare Wollust bereiten kann.« Das im Rezept angeführte Moschus wurde oft im arabischen Raum verwendet und galt ebenfalls als Sexualstimulans. Aufgrund seiner Seltenheit wurde es im Rezept durch Chili ersetzt.

POTENZMITTEL AUS DEM ARABISCHEN KAMASUTRA

Gewürze, feinst pulverisiert:
Je 1 TL Pfeffer, Lavendel, Galgant, Kardamom
1 scharfe Chilischote, zerkleinert
50 g entsafteter Ingwer
50 g Honig
1 EL Öl

Alle Zutaten in ein Glas füllen.

Gut umrühren, bis eine homogene Konsistenz entsteht.

Wirkung: Durchblutungsfördernd, leicht reizend, sexuell tonisierend.

Anwendung: Nach Maimonides den Genitalbereich mit warmem Wasser waschen und den Penis (Eichel) mit 1/2 TL des Potenzstimulans einreiben. Nach dem gewünschten Effekt das Mittel mit einem feuchten Tuch abwischen.

Haltbarkeit: 6 Monate, kühl und dunkel gelagert.

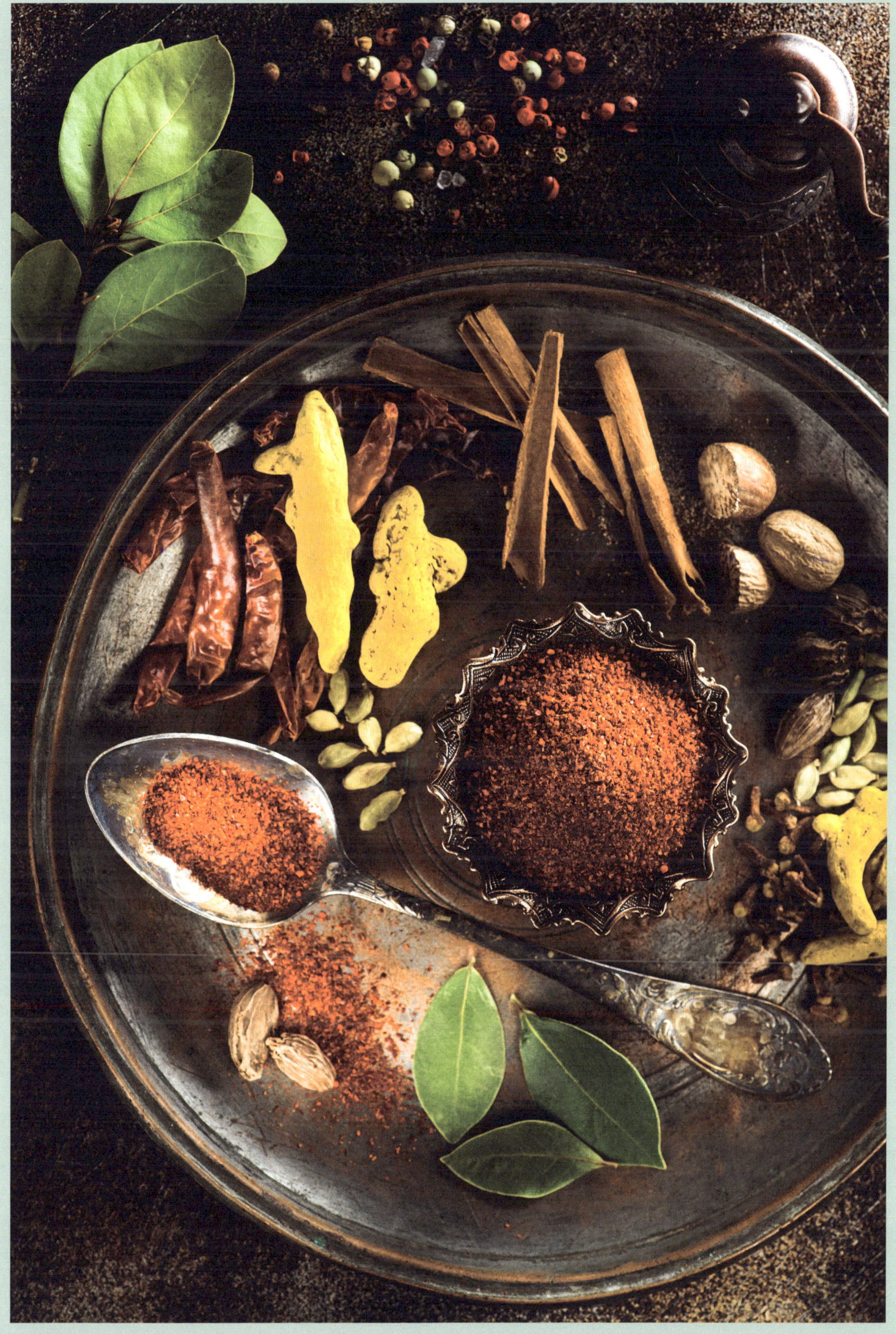

SÄLBLEIN ZUR STEIFE DES MÄNNLICHEN GLIEDES

UNTERSTÜTZT DIE EREKTION DURCH SENFÖL

TRADITIONELLE HAUTMEDIZIN

Diese Salbe der besonderen Art erschien 1743 im *Zedlerschen Universallexikon* als »Linimentum pro penis erectione« (Sälblein zur Steife des männlichen Gliedes). Das Potenzmittel besteht aus Pastinakenmus, Senföl und Ameisen(säure). Hergestellt wird die Salbe wie folgt: »Knetet es unter einander und setzt es Tag und Nacht an die Sonne, hernach mischet alles untereinander zu einer Salbe. Damit bestreicht die Eichel vor dem Beyschlaffe. Sollte das maennliche Glied nach dem selben steiff bleiben: so waschet sie mit laulichtem Wasser wiederum ab. Es wird alsobald nachlassen.«

MODERNE PHYTOTHERAPIE

Dieses Rezept ist nicht so abwegig, wie es zunächst klingt. Die Pastinake gilt seit der römischen Antike als Potenzmittel, darüber schrieb im Mittelalter Leonhart Fuchs: »die wurtzel gesotten und getruncken reyzt zu den Ehelichen wercken.« Auch Senföl und Ameisen(säure) bewirken eine intensive Stimulation durch die lokale Durchblutung der Eichel. Ameisensäure ist in der Natur weit verbreitet (z. B. in der Brennnessel). In der Klostermedizin der Hildegard von Bingen und in der Alpenmedizin wurden tatsächlich Ameisen und Ameisenerde als Mittel gegen Rheuma oder Schmerzen verwendet.

SÄLBLEIN ZUR STEIFE DES MÄNNLICHEN GLIEDES

1 EL Senföl oder Senfsamen (pulverisiert)
1 EL klein geriebene Pastinake
10 Tropfen Ameisensäure (75 %)
1 EL Butter

Alle Zutaten bis auf Butter in ein Glas füllen.

Wahlweise kann ein kleiner Schuss Alkohol zugegeben werden, um die Oxidation der Pastinaken zu verhindern.

3 Tage in der Sonne stehen lassen, anschließend das Sälblein durch ein Tuch pressen.

Mit weicher Butter verrühren und in ein Glas füllen.

Wirkung: Das Sälblein hat eine durchblutungsfördernde und sexuell anregende Wirkung und stimuliert die genitale Durchblutung – für Männer und Frauen geeignet. Aufgrund ihrer durchblutungsfördernden Wirkung kann die Salbe auch bei Rheuma, Gicht und entzündeten Gelenken aufgetragen werden.

Anwendung: Zur Anregung der Durchblutung im Penis ¼ TL auf die Eichel geben, Penis und Hoden damit einreiben. Für die Anwendung eine Spatel verwenden.

Haltbarkeit: 3 Monate im Kühlschrank.

Bitte beachten: Das Mittel reizt die Schleimhäute – sollte sich das Sälblein unangenehm anfühlen, mit warmem Wasser oder Milch abwaschen. Nach dem Gebrauch Hände waschen und Kontakt mit den Augen vermeiden.

Banihani S. A.: Ginger and Testosterone, 2018

Onder, A. et al.: Evaluation of relaxant responses properties of cinnamon essential oil (...), 2019

DAS SEXUALTONIKUM VON MAIMONIDES

UNTERSTÜTZT DIE EREKTION, FÖRDERT DIE DURCHBLUTUNG

TRADITIONELLE HAUTMEDIZIN

In den Arzneibüchern der traditionellen Medizin wurden unzählige Arzneimittel für die Liebe dokumentiert. Auch der jüdische Rabbi und Mediziner Moshe ben Maimon (auch Maimonides genannt) widmet sein Augenmerk der Sexualität. Er lebte im 12. Jahrhundert in Cordoba, war Universalgelehrter und Verfasser von medizinischen, theologischen und rechtwissenschaftlichen Werken. Im Zentrum seiner Arbeit stand auch die Partnerschaft und das Ausleben einer erfüllten Sexualität. Maimonides belässt es nicht nur bei Ratschlägen, sondern verfasst auch Rezepturen für sexuell tonisierende Mittel. In seinem Buch *Kitab fi l-jima'* beschreibt er ein pulvriges Pharmazeutikum mit einer sexuell tonisierenden Wirkung. Dieses anregende Pulver enthält Zimt, Galgant, Anis und Pfeffer, soll über jede Speise gestreut werden und so die Potenzkraft ankurbeln. Interessant dabei ist, dass die gleichen Gewürze in zahlreichen Salben- und Öl-Rezepturen der traditionellen Medizin vorkommen, so auch bei Avicenna, der ein sexuell tonisierendes Öl mit Ingwer, Zimt oder Galgant beschreibt.

MODERNE PHYTOTHERAPIE

Hinter diesen Empfehlungen steht mehr als Tradition – heute belegt die Medizinforschung vielfach die sexuell anregende Wirkung dieser Arzneipflanzen. Bei Ingwer konnte eine 2018 erschienene Studie eine erhöhende Wirkung auf die Produktion von Testosteron feststellen, Zimt zeigt in einer weiteren Studie eine positive Wirkung bei erektiler Dysfunktion und Galgant erhöhte in einer Untersuchung die Anzahl und Beweglichkeit der Spermien. Auch die weiteren Zutaten dieser Mischung zeigen in wissenschaftlichen Untersuchungen positive Effekte auf die Sexualität.

DAS SEXUALTONIKUM VON MAIMONIDES

Gewürze, pulverisiert:
1 TL Langer Pfeffer (oder Schwarzpfeffer)
1 TL Galgant
2 TL Zimt
2 TL Anis
¼ TL Macisblüte
¼ TL Muskatnuss
300 ml Sesamöl
50 g Alkohol (40 %)

Gewürze in eine Flasche füllen.

Mit Alkohol und Sesamöl übergießen.

Flasche verschließen und gut schütteln.

Eine Woche in der Sonne stehen lassen, täglich schütteln.

Das Öl durch ein Feinsieb filtrieren und in eine Flasche füllen.

Wirkung: Wirkt sexuell tonisierend, durchblutungsfördernd, antibakteriell. Kann auch bei steifen Gelenken, Schmerzen und Durchblutungsstörungen angewendet werden.

Anwendung: Als Sexualtonikum eine kleine Menge zwischen den Handflächen verteilen und zur Intensivierung der Durchblutung auf Eichel und Penis einmassieren. Das Öl hat auch eine durchblutungsfördernde Wirkung und kann bei kalten Händen und Füßen, wie auch bei steifen Gelenken verwendet werden.

Haltbarkeit: 1 Jahr.

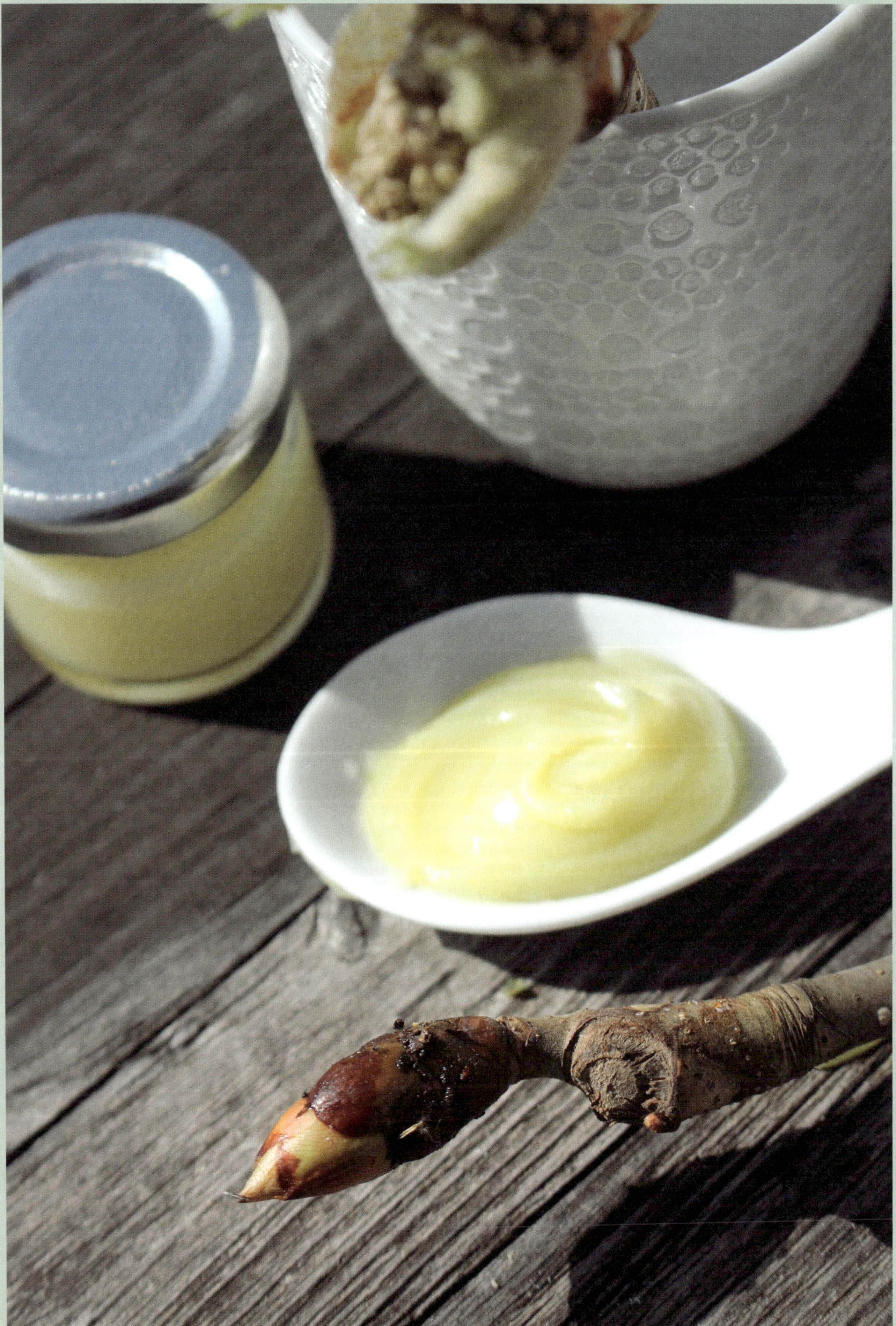

HÄMORRHOIDEN-HEILSALBE MIT ROSSKASTANIE

BEI SCHMERZEN, SCHWELLUNGEN UND VENENBESCHWERDEN

TRADITIONELLE HAUTMEDIZIN

Obwohl die Weiße Rosskastanie (*Aesculus hippocastanum*) erst in der Neuzeit nach Europa kam, ist sie aus der traditionellen europäischen Medizin nicht mehr wegzudenken. In der traditionellen Medizin wird sie verwendet bei Hautverletzungen, Gebärmutterblutungen, Venenentzündungen, Ödemen, Geschwüren, Rheuma, Brustentzündungen in der Stillzeit und bei Neurodermitis. Ebenso dokumentiert ist ihre gute Wirkung bei Nasenpolypen und Hämorrhoiden. Diese Wirkung beschrieb 1896 auch der französische Chirurg Artault de Vevey, der nach Therapien mit Rosskastanienextrakten eine Schrumpfung der Knoten bei seinen Patienten feststellte.

MODERNE PHYTOTHERAPIE

Die Rosskastanie gehört zu den Seifenbaumgewächsen (*Sapindaceae*) und konzentriert in den Samen einen Komplex aus 10–20 % Saponinen. Als Arzneipflanze erhielt die Rosskastanie eine positive Monografie von der Kommission E und hat eine anerkannte Wirkung in der Behandlung von »chronisch venöser Insuffizienz (Schmerzen und Schweregefühl in den Beinen, Wadenkrämpfe, Juckreiz, Beinschwellungen)«. Bestimmend für die arzneiliche Wirkung ist ß-Aescin. Aescin tonisiert die Blutgefäße, hemmt Entzündungen, reduziert die Durchlässigkeit der Venenwände, unterdrückt die Histamin-Ausschüttung und verhindert so die Erweiterung der Blutgefäße, unterstützt die Elastizität der Venenwände, fördert den venösen Rückfluss und beschleunigt die Entwässerung des Gewebes. Entsprechend breit ist die Wirkung der Rosskastanien-Extrakte, die bei Krampfadern, Hämatomen, Venenentzündungen, Ödemen, Hämorrhoiden, Besenreißern, Couperose, Blutungen, Geschwüren, Lymphgefäßinsuffizienz und schweren Beinen angewendet werden.

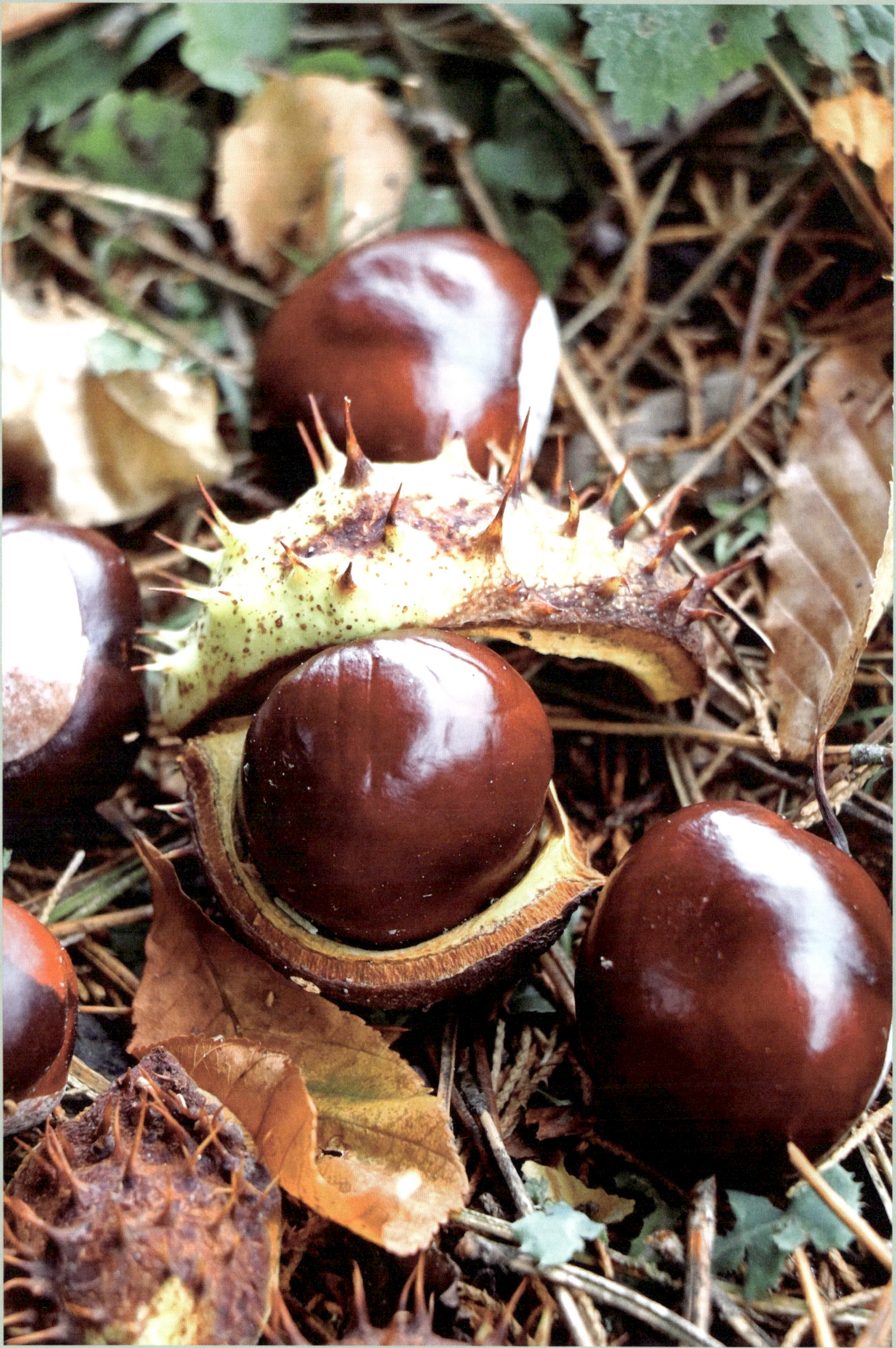

HÄMORRHOIDEN-HEILSALBE MIT ROSSKASTANIE

100 g frische Rosskastanien
200 g Butter
100 g Alkohol (40 %)
50 g Wasser
20 g Bienenwachs

Rosskastanien klein schneiden und im Blender pulverisieren.

Alle Zutaten in ein feuerfestes Gefäß geben und zum Kochen bringen.

15 Minuten kochen lassen und dabei rühren, um das Ansetzen am Boden zu verhindern.

Herd abdrehen und die Salbe weitere 30 Minuten in der Resthitze ziehen lassen.

Das Extrakt durch ein Tuch oder Feinsieb filtrieren.

Kühlen lassen, bis die Salbe beginnt, fest zu werden.

Heilsalbe gut mit einem Löffel rühren und in Gläser füllen.

Wirkung: Die Salbe stärkt die Gefäße und kann bei allen Formen der Venenschwäche angewendet werden (siehe vorherige Seiten).

Anwendung: Bei Venenschwäche die Salbe großzügig auf die Beine auftragen und sanft einmassieren. Bei Hämorrhoiden 1 TL der Salbe auf die schmerzenden Stellen auftragen. Täglich, bis zum Abklingen der Beschwerden, verwenden. Für die Anwendung eine Spatel verwenden.

Haltbarkeit: 6 Monate, kühl und dunkel gelagert.

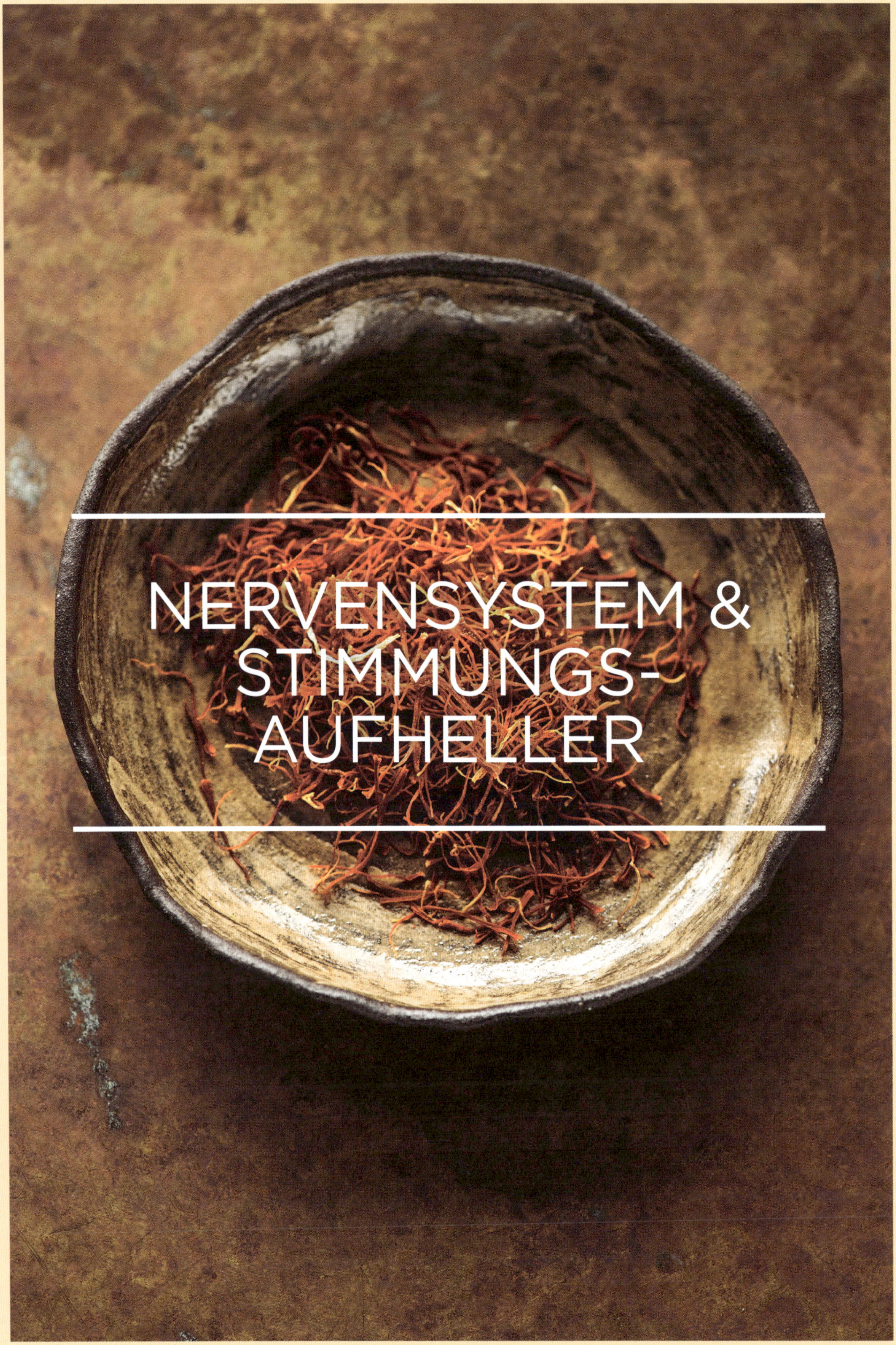

NERVENSYSTEM & STIMMUNGS-AUFHELLER

EUODES – SAFRANBALSAM

WIRKT STIMMUNGSAUFHELLEND, ANTIDEPRESSIV UND ENTSPANNEND

TRADITIONELLE HAUTMEDIZIN

Bereits in der Antike angewendet wurde das offizinale Safranpflaster (*Emplastrum oxycroceum*), das bei rheumatischen Beschwerden und Schmerzen Anwendung fand und dem Harze wie Kolophonium und Weihrauch zugesetzt waren. Zudem wurde Safran ein wichtiger Bestandteil von Duftölen und -salben. Auch in der byzantinischen Medizin fand Safran Anwendung als Bestandteil von *Euodes*, einer arzneilichen, wohlriechenden Salbe mit stimmungsaufhellender Wirkung, wie Paulos von Aigina dokumentierte, und deren Herstellung in der unteren Rezeptur beschrieben wird.

MODERNE PHYTOTHERAPIE

Safran (*Crocus sativus*) ist nicht nur eines der teuersten Gewürze der Welt, sondern auch eine bedeutende Arzneipflanze der TCM, Ayurveda und Unani-Medizin. Die mild psychoaktive Pflanze mit einer tonisierenden Wirkung für das Nervensystem wirkt sedativ und stimmungsaufhellend. In Salben, Ölen und Parfüms führt Safran zu einer besseren Durchblutung im Genitalbereich, wirkt schmerzreduzierend und krampflösend, erhöht die Kollagen-Produktion, hat eine antibakterielle Wirkung bei Hautinfektionen, reduziert Entzündungen und hat eine intensive antioxidative Wirkung. In den Wechseljahren und bei postnatalen Depressionen zeigte sich Safran in einer Studie als Antidepressivum, Anxiolytikum und Stimmungsaufheller genauso effektiv wie ein modernes Präparat. Hinter all diesen Effekten stehen etwa 300 Phytochemikalien – allen voran eine hohe Konzentration von bis zu 10 % an Carotinoiden (Crocin und Picrocrocin), dem charakteristischen Bitter- und Aromastoff Safranal und Flavonoiden.

EUODES – SAFRANBALSAM

- **1 g Safran**
- **1 TL Mastix oder Myrrhe**
- **1 TL Kardamom**
- **¼ TL Gewürznelken**
- **3 Datteln**
- **2 EL Aloegel**
- **250 g Quittenöl (Basisrezept S. 167)**
- **20 g Bienenwachs**
- **100 ml Wein**

Gewürze pulverisieren, Dattel zerkleinern.

Alle Zutaten in einen Topf füllen und zum Kochen bringen.

Kochen lassen, bis die Flüssigkeit einreduziert.

Die Salbe durch ein Feinsieb filtrieren und in ein Glas füllen.

Während des Kühlvorgangs die Salbe immer wieder rühren.

Wirkung: Der wohlriechende Balsam hat eine nerventonisierende Wirkung bei milden Depressionen.

Anwendung: Bei depressiven Stimmungen die Salbe auf Stirn, Schläfen, Nacken, Hände, Sohlen und im Intimbereich auftragen.

Haltbarkeit: 1 Jahr.

Lari, P. et al.: Evaluation of diazinon-induced hepatotoxicity and protective effects of crocin, 2015

Rastgoo, M. et al.: Antitumor activity of PEGylated nanoliposomes containing crocin in mice bearing C26 colon carcinoma, 2013

Hertodt, J. F.: Crocologia seu curiosa Croci Regis vegetabilium enucleation, 1671

TANNENSALBE NACH HL. HILDEGARD

HILFT BEI DEPRESSIVER STIMMUNG, PSYCHOSEN, AGGRESSION, KOPFSCHMERZEN, ENTZÜNDLICHEN DEGENERATIVEN ERKRANKUNGEN, HERZ- UND MAGENBESCHWERDEN

TRADITIONELLE HAUTMEDIZIN

In der modernen Phytotherapie werden Nadelbäume überwiegend bei Affektionen des Atemtraktes eingesetzt. Nicht so bei Hildegard von Bingen. Für sie ist die Tanne im Frühling Ausdruck der Lebenskraft, und sie setzt sie als Therapeutikum ein, um tiefgreifende psychische Beschwerden zu lindern. Dafür verwendet sie junge Triebspitzen und Rinde, die im Frühjahr die Viriditas, die Lebenskraft der Pflanze speichert. Hinzu kommt die Maibutter, die durch das junge Grün der Wiese ebenfalls die Qualität des Frühlings in sich trägt.

Hildegard schreibt: »Nimm von der Rinde und den Nadeln dieses Baumes und schneid auch von seinem Holz winzige Stückchen ab, wenn der Baum grünt, wie es im März und im Mai der Fall ist, so dass er seinen Saft noch nicht verloren hat. Füg halb so viel Salbei hinzu, koch das zusammen kräftig in Wasser, bis es dick wird, und gib auch Kuhbutter dazu, die im Mai bereitet wird. Dann seih es durch ein Tuch und bereite so eine Salbe. Und wenn jemand am Kopf solche Beschwerden hat, dass er gichtbrüchig ist oder hirnwütig oder wahnsinnig, dann reib mit dieser Salbe zuerst sein Herz ein, damit nicht von deren Stärke sein Herz versagt.«

Nach Hildegard durchdringt die Salbe mit ihrer Lebendigkeit einen belasteten Organismus. Sie wird dort aufgetragen, wo der Mensch Unterstützung braucht: auf Kopf, Herz, Magen oder Milz. Die Milz ist nach der Elementenlehre ein wichtiges Organ und Sitz der Schwarzen Galle, die emotionale, psychische und seelische Erfahrungen (und Traumen) speichert.

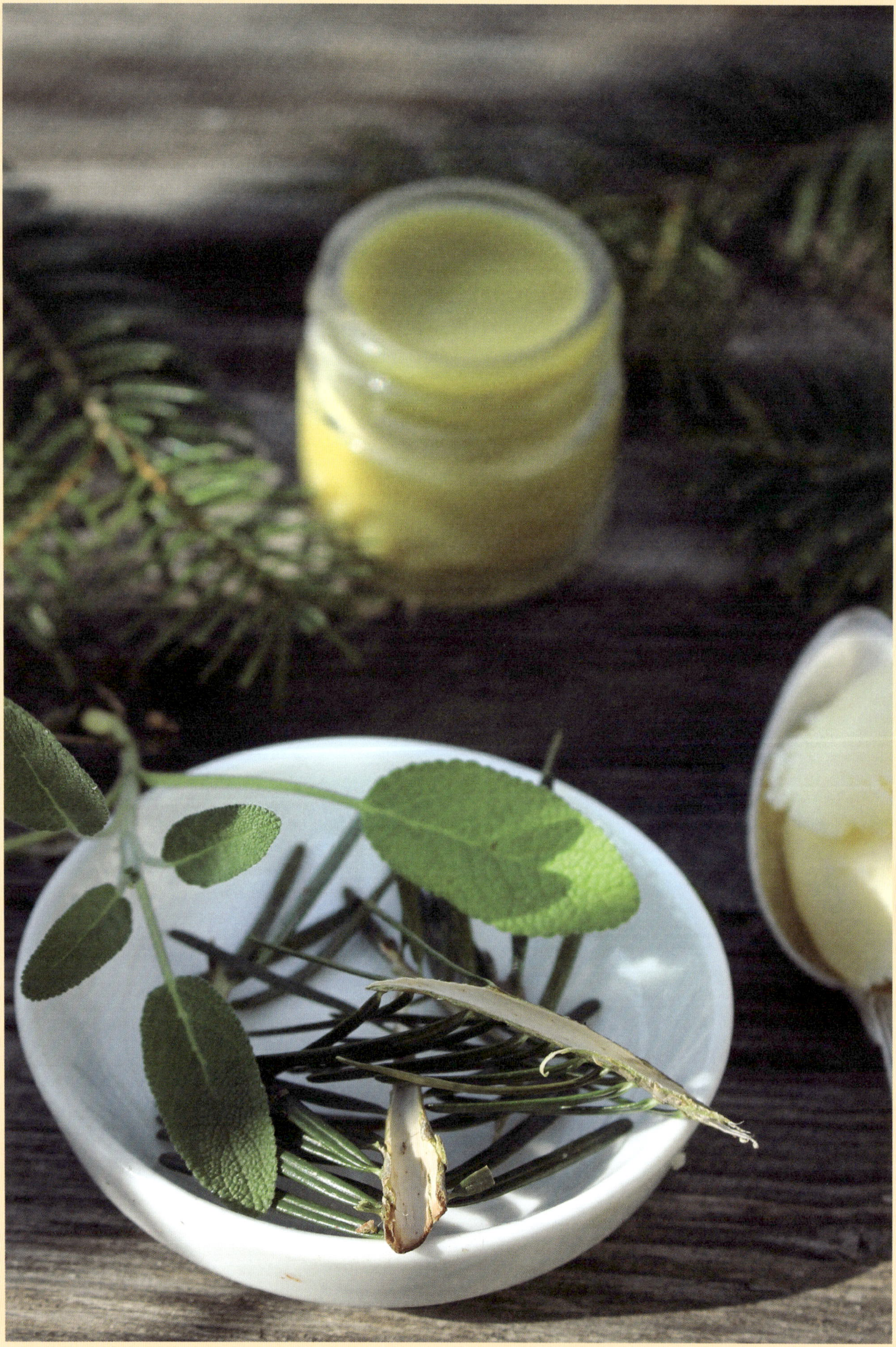

TANNENSALBE NACH HL. HILDEGARD

100 g Tannenspitzen
100 g Tannenzweige mit Holz
200 g Wasser
200 g Maibutter (oder eine gute Bio-Butter)

Die Tannenrinde mit einem scharfen Messer längs bis zum Holz anritzen.

Pflanzenteile klein schneiden.

Alle Zutaten bis auf die Butter in einen Topf füllen und zum Kochen bringen.

Für eine intensivere Wirkung können die Pflanzenteile mit dem Pürierstab gemixt werden.

Das Wasser einreduzieren lassen, bis die Flüssigkeit einzudicken beginnt.

Butter zugeben und einige Minuten kochen lassen.

Für eine festere Konsistenz der Salbe 20 g Bienenwachs zugeben.

Die Salbe durch ein Feinsieb oder Tuch filtrieren und in Gläser füllen.

Wirkung: Nach Hildegard wirkt die Lebenskraft-Tannensalbe vitalisierend, harmonisiert die Stimmung, reduziert Kopfschmerzen, Depression, Wut und Ärger.

Anwendung: Die Salbe soll überall dort aufgetragen werden, wo es einen Mangel an Vitalität gibt – auf Kopf, Herz, Magen, Gelenke, Milz. Für die Anwendung eine Spatel verwenden. Bei Kopfschmerzen und schweren depressiven Stimmungen soll die Salbe abends direkt auf die Kopfhaut aufgetragen und am nächsten Tag sollen die Haare gewaschen werden.

Haltbarkeit: 6 Monate im Kühlschrank.

HEILIGES SALBÖL DER BIBEL

HILFT BEI ERSCHÖPFUNG, MILDEN DEPRESSIONEN, HAUTINFEKTIONEN, SCHWACHEM IMMUNSYSTEM

TRADITIONELLE HAUTMEDIZIN

Das Rezept dieses Öls ist im Alten Testament überliefert: »Der Herr sprach zu Mose: Nimm auch hochwertige Gewürze für dich – fünf Hundert Schekel (1 heiliger Schekel = 14,55 g) flüssige Myrrhe, halb so viel süß riechender Zimt (zweihundertfünfzig Schekel), zweihundertfünfzig Schekel süß riechenden Kalmus, fünfhundert Schekel Kassia und Olivenöl. Und du sollst daraus ein heiliges Salböl machen, eine Salbe, die nach der Kunst des Salbenmacher zusammengesetzt ist. Es soll ein heiliges Salböl sein.«

Die Salbung mit heiligen Ölen geht bis zu den Wurzeln unserer Kulturgeschichte zurück. Es wurde ihnen eine sakrale und medizinale Wirkung zugeschrieben, zudem wurden Salbungen mit Fruchtbarkeit, Fülle und Gesundheit assoziiert. Der Enzyklopädist und Arzt Johann Georg Krünitz (1728–1796) beschreibt die Bedeutung, Anwendung und Herstellung des Salböls wie folgt: »ein heiliges Oel auf den Kopf gegossen und an die Stirn, zwischen den Augenbraunen. Das Salböl wurde aus Myrrhen, Zimmet, Kalmus, Kassien und Baumöl bereitet. Die ersten Ingredienzien wurden sehr fein zerstoßen, dann in Wasser geweicht, dieses abgegossen, dazu das Baumöl gethan und dann so lange gekocht, bis das Wasser verdunstet war und das Oel nur allein zurückblieb«.

MODERNE PHYTOTHERAPIE

Neben seiner sakralen Bedeutung besitzt das Salböl auch eine arzneiliche Wirkung. Es enthält ätherische Öle, Harze, Gerbstoffe und Antioxidantien, Stoffe die antibakteriell, desinfizierend, stimmungsaufhellend, anregend, entzündungshemmend, durchblutungsfördernd und wundheilend sind.

HEILIGES SALBÖL DER BIBEL

50 g Myrrhe
25 g Zimt
25 g Kalmus
50 g Kassia
200 g Wasser
700 g Olivenöl

Gewürze pulverisieren.

Gewürze in einen Topf füllen und mit Wasser aufgießen.

Olivenöl zugeben, umrühren und zum Kochen bringen.

Temperatur reduzieren, köcheln und einreduzieren lassen, bis das Wasser vollständig verdampft.

Immer wieder umrühren, um das Ansetzen der Gewürze zu vermeiden.

Das Salböl durch ein Feinsieb filtrieren und in ein Gefäß füllen.

Für die Anwendung sollte das Öl in eine Sprüh- oder Pipettenflasche gefüllt werden.

Wirkung: Das Salböl hat psychisch eine schützende, entspannende und angstlösende Wirkung, pharmakologisch wirkt es antibakteriell, desinfizierend, wundheilend und entzündungshemmend.

Anwendung: Als Salböl und Schutzöl auf Stirn, Schläfen, Brust und Handflächen anwenden. Das Salböl kann auch bei Erschöpfung, Depressionen, Schwäche und gesundheitlichen Beschwerden angewandt werden. Als Heilöl auf die betroffenen Stellen auftragen und sanft einmassieren.

Haltbarkeit: 3 Jahre, an einem heiligen Platz aufbewahren.

OMPHACIUM MIT ROSE

HILFT BEI ANSPANNUNGSZUSTÄNDEN, DEPRESSIVER STIMMUNG, SCHLAFLOSIGKEIT, HAUTENTZÜNDUNGEN, INFEKTIONEN, HAUTIRRITATIONEN

TRADITIONELLE HAUTMEDIZIN

Als Omphacium (auch Omphakion oder Omphakinon) wurde das Öl aus unreifen, vorzeitig gesammelten Oliven bezeichnet. Er ist fruchtig, zitronig-herb im Geschmack und naturtrüb. Das Öl ist reich an Phytohormonen, pflanzlichen Stammzellen, Polyphenolen, antioxidativen und entzündungshemmenden Stoffen. Im gut sortierten Lebensmittelhandel und auf Internet-Plattformen ist das aus grünen Oliven hergestellte Öl erhältlich. Alternativ kann ein naturtrübes Extra Vergine Olivenöl verwendet werden.

Omphacium wurde in der Apothekerkunst vielfach als Arzneimittel verwendet. Der griechisch-römische Arzt Pedanios Dioskurides beschreibt seine Wirkung wie folgt: »Mit Honig und süßem Wein ist er ein gutes Mittel bei geschwollenen Mandeln und Zäpfchen, gegen Soor (Candidose) und skorbutisches Zahnfleisch und eiterflüssige Ohren, mit Essig gegen Fisteln, gegen alte und fressende Geschwüre.«

In Balsamen und Parfüms der Antike wurde Omphacium ebenfalls zugesetzt. Der römische Historiker Plinius der Ältere beschreibt in seinem Werk *Naturalis Historia* die Herstellung eines Rosen-Balsams mit Omphacium: »Rosen-Balsame sind am meisten verbreitet, weil diese Blume überall häufig wächst. Die Zubereitung des Rosen-Balsams war daher auch lange Zeit sehr einfach, denn man setzte zum Omphacium Rosenblüthe, Drachenblut, Calamus, Honig, Gewürzbinsen, reines Salz und Wein.«

ROSEN-BALSAM MIT OMPHACIUM

1 Liter Omphacium oder Olivenöl Extra Vergine
150 g getrocknete Rosenblüten
Je 25 g getrockneter Kalmus und Mariengras
1 TL Drachenblut (Harz)
2 EL Waldhonig
1 TL Natursalz
200 g Wein

Die trockenen Zutaten pulverisieren und mit Wein übergießen.

Omphacium zugeben und zum Kochen bringen.

Bei sanfter Hitze köcheln und einreduzieren lassen, bis die Flüssigkeit vollständig verdampft.

Immer wieder umrühren, um das Ansetzen der Gewürze zu vermeiden.

Das Rosen-Balsam durch ein Feinsieb filtrieren und in ein Gefäß füllen.

Für die Anwendung soll das Öl in eine Sprüh- oder Pipettenflasche gefüllt werden.

Wirkung: Der Rosen-Balsam wirkt antibakteriell, entzündungshemmend, entspannend, beruhigend, stimmungsaufhellend, antidepressiv, klärend.

Anwendung: Bei Verspannungen, Kopfschmerzen, Hautirritationen und Entzündungen das Öl auf die betroffenen Stellen auftragen und sanft einmassieren. Die Prozedur bis zum Abklingen der Beschwerden wiederholen.

Haltbarkeit: 3 Jahre, an einem dunklen Ort aufbewahren.

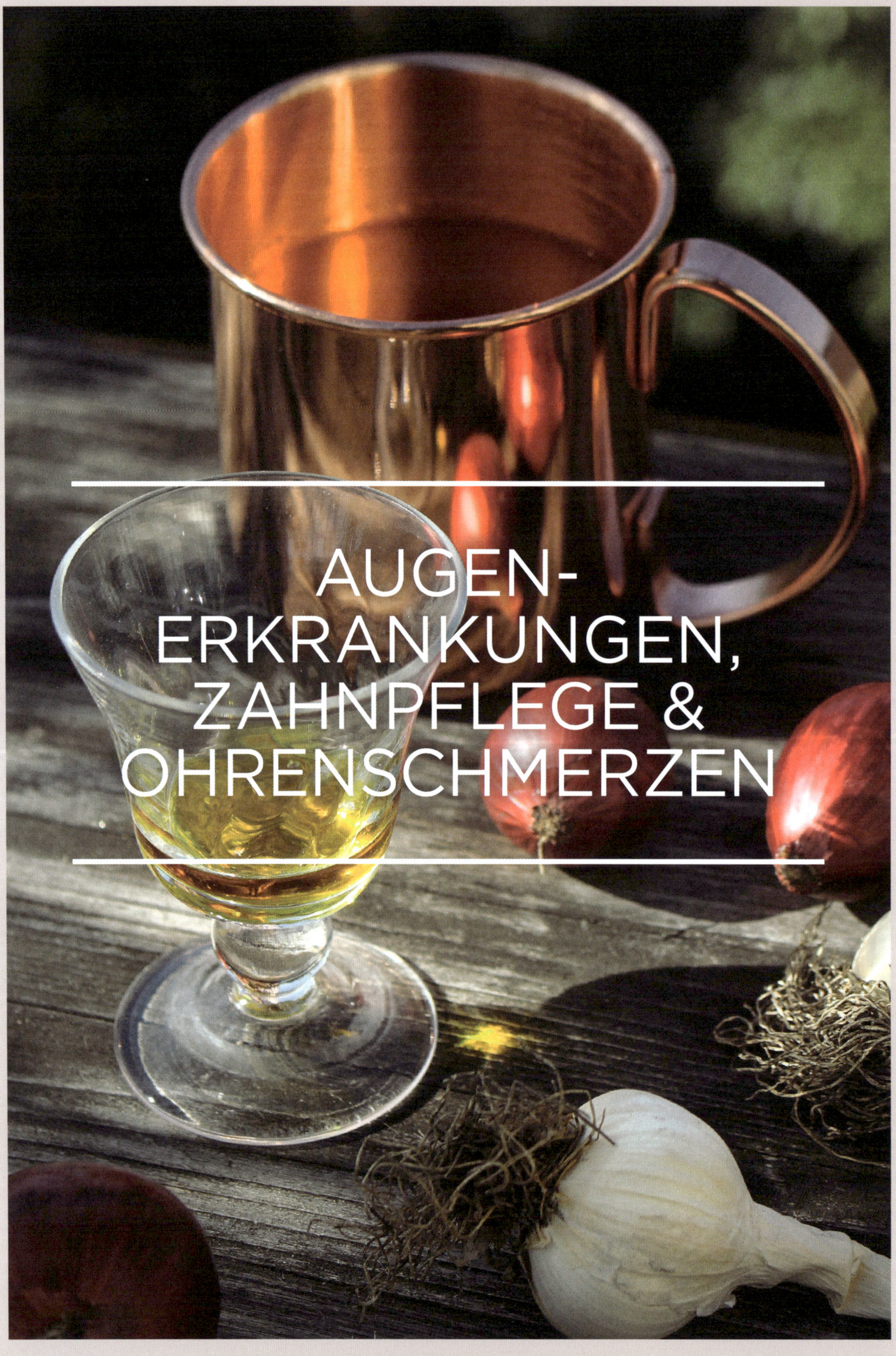

AUGEN-ERKRANKUNGEN, ZAHNPFLEGE & OHRENSCHMERZEN

BALDS ANTIBIOTISCHE AUGENSALBE

WIRKT GEGEN ANTIBIOTIKARESISTENTE KEIME (MRSA), HAT EINE DESINFIZIERENDE WIRKUNG

TRADITIONELLE HAUTMEDIZIN

Das 1000 Jahre alte Arzneimittel wurde in *Bald's Leechbook* (Balds Arzneibuch), einer Arzneimittelsammlung aus dem angelsächsischen Raum, dokumentiert. Beschrieben ist die Augenarznei wie folgt: »Nimm *cropleek* (Lauch oder Zwiebeln) und Knoblauch, von beiden gleich viel, zerkleinere sie gut, nimm Wein und Ochsengalle, von beiden gleich viel, mische sie mit dem Lauch, fülle sie in ein Messinggefäß, lass es neun Tage in dem Messinggefäß stehen, wring es durch ein Tuch und reinige es gut, fülle es in ein Horn und trage es zur Nachtzeit mit einer Feder auf; das beste Heilmittel.«

MODERNE PHYTOTHERAPIE

Die Salbe hält, was der Autor verspricht. 2015 untersuchte ein Forscherteam der Universität Nottingham die Wirksamkeit der Salbe gegen antibiotikaresistente Stämme von *Staphylococcus aureus* und *Pseudomonas aeruginosa*. Diese Krankheitserreger sind für eine Vielzahl schwerer chronischer Infektionen verantwortlich, einschließlich Sepsis, Lungenentzündung und chronischer Wundinfektionen. Schätzungen zufolge sterben jährlich 700 000 Menschen an arzneimittelresistenten Infektionen. Bald's Augensalbe zerstörte 90 % der Bakterien und zeigte eine bakterizide Wirkung gegen MRSA-Biofilme. Der Wirkungsmechanismus des Arzneimittels ist allerdings nicht geklärt, möglicherweise entsteht die antibiotische Wirkung aus der Synergie zwischen Pflanzen, Wein, Rindergalle und Messinggefäß.

BALDS AUGENSALBE

1–2 Zwiebeln oder Lauchstangen
200 ml saurer Weißwein
1 Knoblauchknolle
3 g Rindergalle*
1 Messing- oder Kupfergefäß

* Frische Rindergalle muss beim Fleischhauer bestellt werden. In gereinigter Form (flüssig oder pulverisiert) ist Rindergalle auch im Online-Handel erhältlich.

Knoblauch und Zwiebel schälen und klein hacken.

Alle Zutaten in ein Kupfer- oder Messinggefäß füllen.

Zudecken und 9 Tage kühl (Kühlschrank oder Kellertemperatur, ca. 10 °C) lagern.

Am Ende das Extrakt durch ein Tuch oder Feinsieb filtrieren.

Die Augenarznei in eine Flasche füllen.

Wirkung: Bald's Augensalbe hat eine desinfizierende und antibiotische Wirkung. Die Salbe kann auch bei Hauterkrankungen, Infektionen, Ekzemen, Akne, Entzündungen und Wunden angewendet werden.

Anwendung: Im Mittelalter wurden Augenmittel mit einer Feder auf die Außenseite der Augen aufgetragen – eine sehr sinnvolle Form der Anwendung. Heute kann die Salbe in eine Sprühflasche gefüllt und auf entzündete und infizierte Stellen gesprüht werden.

Haltbarkeit: 6 Monate im Kühlschrank.

Forschergruppe Klostermedizin: Bald's Leechbook: Eine mittelalterliche Augensalbe gegen MRSA

Fuchs, A.L. et al.: Characterization of the antibacterial activity of Bald's eyesalve against drug resistant Staphylococcus aureus and Pseudomonas aeruginosa, 2018

HITTRACH-AUGENSALBE

BEI AUGENERKRANKUNGEN UND AUGENGESCHWÜREN

TRADITIONELLE HAUTMEDIZIN

Hittrach (auch Hüttenrauch) ist eine andere Bezeichnung für Arsenik. Hüttenrauch ist seit der Antike ein arzneilicher Wirkstoff und wurde kontinuierlich in der Medizin als Medikament angewendet. Eine dieser Rezepturen dokumentierte der Arzt Johann Friedrich von Herrenschwand in seinem Medizinbuch *Abhandlung von den vornehmsten und gemeinsten innerlichen und äußerlichen Krankheiten* (1788), in der er mehrere Therapeutika mit Hüttenrauch dokumentiert, darunter Mittel gegen Hautflecken oder bei Frostbeulen. Die unten angeführte Salbe (in einer vereinfachten Fassung) wurde als Augensalbe verwendet.

Als Hittrach wird Arsen(III)-oxid bezeichnet, das als Kondensat bei der Erzgewinnung entsteht. Über mehrere Jahrhunderte entwickelte sich Hittrach zu einer wichtigen Medizin, Droge und so etwas wie einem »Energy«-Mittel der Alpen. Hittrach wurde gekaut, gelutscht, in Schnupftabak vermischt, auf Brot gestreut oder in Getränke eingerührt. Verwendet wurde es als Medikament und Kosmetikum, und in Lebensmitteln wie Käse (Hittrach-Käse) verarbeitet. Glaubt man den Berichten, galt es als Allheilmittel, das bei richtiger Anwendung viel Kraft, Ausdauer, ein freudiges Gemüt, schöne Haut, füllige Haare und beste Gesundheit brachte.

In der Steiermark und in den Erzabbaugebieten Österreichs nutzte man Hittrach als Aufputschmittel, Antidepressivum, Konstitutionsmittel, Wundheilmittel oder Aphrodisiakum. Hittrach brachte eine Leichtigkeit, die beim damaligen beschwerlichen Leben oft nötig war. In einer Hittrach-Monografie beschreibt Andreas Sucher diese Tradition wie folgt: »Das Arsenkauen war in den Ostalpen bis ins 19. Jahrhundert weit verbreitet: Viele Bergleute, Hütten- und Hammerarbeiter, Holzknechte, Jäger, Fuhrleute, Bauern, Rossknechte oder Bergführer zählten zu den Konsumenten und konnten mit Arsen kurzfristig zu besonderen Leistungen angespornt werden.«

Die Gratwanderung zwischen Droge, Heilmittel und Gift ist allerdings schmal und hat viele Menschenleben gekostet. »Ein Weizenkorngroß macht rot, ein Erbsengroß macht tot«, schreibt Sucher in seinem Buch. Nicht umsonst sind Arsenik-Morde berüchtigt und ist das Mittel auch als »Erbschaftspulver« bekannt. Die Patrizierfamilie Borgia nutzte Arsen, um Macht zu erlangen, genauso wie es Agatha Christie als Inspiration für ihre Kriminalromane diente. Bei richtiger Anwendung konnte allerdings Hittrach die Gesundheit fördern und das Leben verlängern, so Sucher: »Den Bergleuten, die oft bis in eine Höhe von dreitausend Metern schürften, erleichtert Arsenik die Arbeit. Denn im Allgemeinen werden die Knappen oft lungenkrank und sterben früh, mit Hittrach aber gelingt es ihnen tatsächlich, ihr Alter bis auf fünfunddreißig Jahre hinaufzusetzen.«

HÜTTENRAUCH-AUGENSALBE

10 Quittenkerne
150 g Quellwasser (Mineralwasser)
2 g Hüttenrauch (pulverisiert)
5 g Kampfer (pulverisiert)

Alle Zutaten in ein steriles Glas füllen, verschließen und über Nacht stehen lassen.

Am nächsten Tag das eingedickte Augenmittel durch ein Feinsieb filtrieren.

In eine sterile Flasche (Pipette oder Tropferflasche) füllen und im Kühlschrank aufbewahren.

Wirkung: Hittrach wurde als Augenmittel bei Entzündungen, Rötungen und Infektionen äußerlich angewendet.

Anwendung: Als Augenkompresse 10 Tropfen auf Leinen auftragen und auf die Augen legen. Halten Sie die empfohlene Dosierung ein. Achten Sie darauf, dass das Augenmittel während der Anwendung nicht ins Auge gelangt. 10 Minuten einwirken lassen, anschließend das Mittel mit warmem Wasser abspülen.

Haltbarkeit: 3 Monate im Kühlschrank.

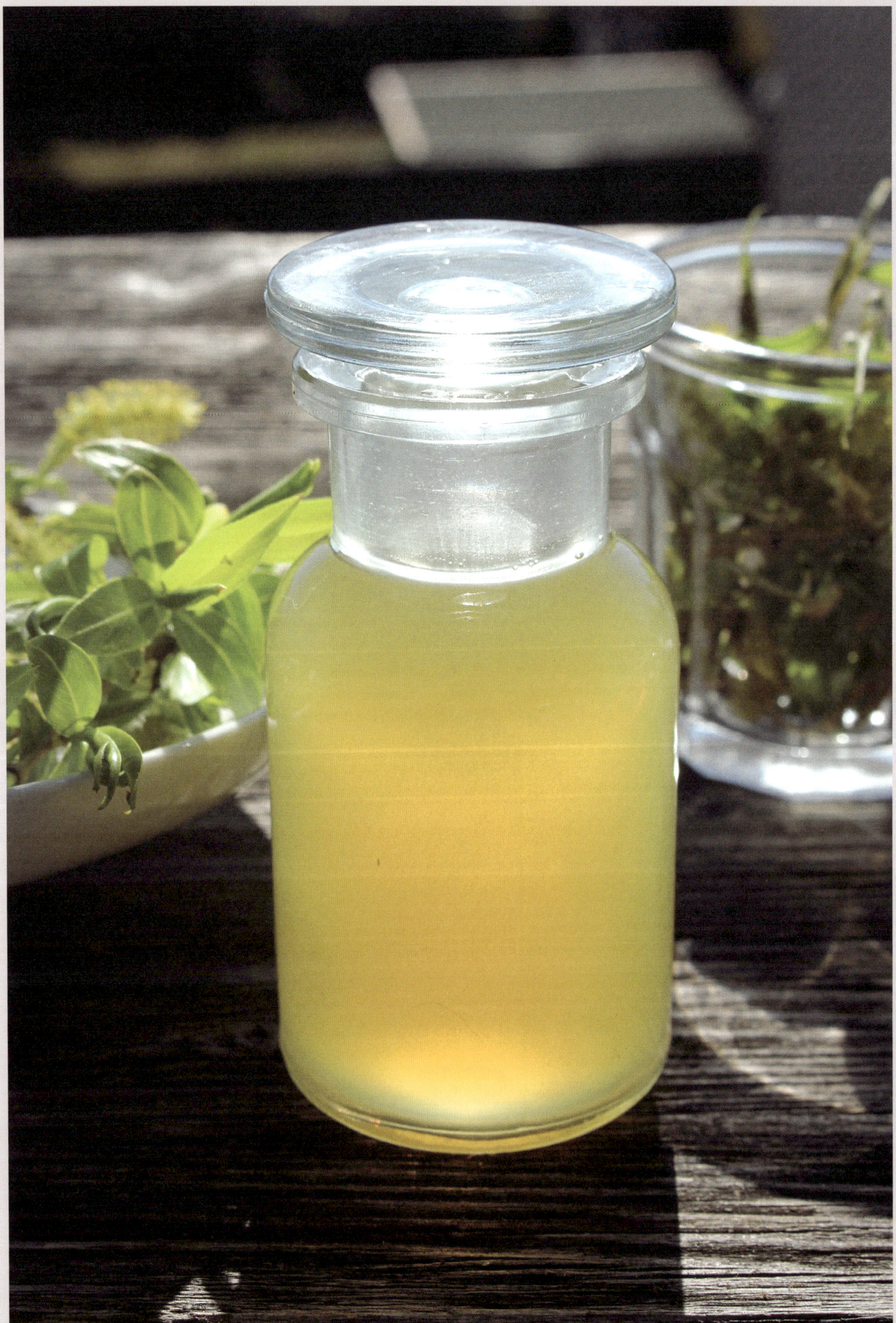

AYURVEDISCHES ZAHNÖL – ÖLZIEHEN

REINIGT UND ENTGIFTET DEN MUNDRAUM, ENTFERNT BELAG, REDUZIERT ZAHNFLEISCHBLUTEN

TRADITIONELLE HAUTMEDIZIN

Die Mundflora ist ein Spiegel der Gesundheit im menschlichen Körper, in der Milliarden Mikroorganismen existieren. Das traditionelle Verfahren der Zungendiagnostik, das (nicht nur) in TCM praktiziert wird und Auskunft über Erkrankungen und Störungen im Organismus gibt, zeigt, wie wichtig das Biotop Mund für die Gesundheit ist. Diese Bedeutung erkannte auch Ayurveda und dokumentierte vor über 2000 Jahren im *Sushruta Samhita*, einem der wichtigsten indischen Medizinbücher, *Kavala Graha*, die Praktik des Ölziehens. Es handelt sich nicht nur um eine einfache Zahnreinigung, sondern um eine therapeutische Methode, die bei 30 systemischen Erkrankungen eine Verbesserung verspricht, so Ayurveda.

MODERNE PHYTOTHERAPIE

Ölziehen ist eine Mundspülung, bei der das Öl etwa 20 Minuten durch die Zähne hin und her bewegt wird. Während dieser Prozedur verseift das Öl und seine reinigenden und desinfizierenden Eigenschaften erhöhen sich. Durch die gründliche Entgiftung des Mundraums bindet und entfernt das Öl Pathogene, festigt Zähne und Zahnfleisch, bekämpft Mundgeruch, Zahnfleischbluten und kann Karies reduzieren. Diese Effekte sind wissenschaftlich belegt – mehrere Studien stellten eine signifikante Reduktion von Zahnbelägen und Karies-Bakterien um bis zu 30 Prozent fest, ebenso eine deutliche Verbesserung vorliegender Zahnfleischentzündungen und ähnlicher Effekte wie bei zahnärztlichen Mundspülungen.

Ölziehen ist kein Ersatz für Zähneputzen. Umgekehrt, die Zähne werden beim Putzen gereinigt, nicht aber der Mundraum entgiftet.

AYURVEDISCHES ZAHNÖL - ÖLZIEHEN

Das Ölziehen soll nüchtern am Morgen erfolgen und mit einer Zungenreinigung beginnen.

Die Zunge wird mit einem Zungenschaber oder Löffel geschabt (mit sanftem Druck von Zungenansatz Richtung Spitze, mehrmals, um alle Zungenareale zu erreichen).

1 TL gereiftes Sesamöl (S. 178) nehmen und wie eine Mundspülung durch Zähne und Mundraum hin und her bewegen.

Der Mundraum soll etwa 20 Minuten mit dem Öl gespült werden. Sollte dies nicht von Anfang an gelingen, soll die Dauer der Anwendung mit der Zeit gesteigert werden.

Am Ende das weiße, seifige Öl ausspucken.

Mundraum mit Wasser mehrmals ausspülen und die Zähne wie gewohnt putzen.

Ölziehen kann täglich praktiziert werden.

Bitte beachten:
- Prothesen-Träger sollten diese vor dem Ölziehen entfernen.
- Das Öl darf während der Anwendung nicht geschluckt werden, da es Keime und Bakterien enthält.
- Bei unangenehmem Gefühl von Würgen, Verschlucken usw. die Prozedur unterbrechen.
- Bei Geschwüren im Mund, lockeren Zähnen oder Reizungen des Mundraums soll die Prozedur im Akutfall nicht durchgeführt werden.
- Für Kinder ist Ölziehen nicht empfehlenswert.

Shanbhag, V. K. L.: Oil pulling for maintaining oral hygiene, 2017

Rehberg, C.: Ölziehen – Ihre Kur zur Entgiftung, 2020

UR-ZAHNSALBE MIT WALDWEIHRAUCH

HILFT BEI ZAHNFLEISCHBLUTUNGEN, MUNDGERUCH, ZAHNBELAG, ABSZESSEN, HUSTEN, HALSSCHMERZEN, MAGENBESCHWERDEN

TRADITIONELLE HAUTMEDIZIN

Harz ist eine Ur-Heilsalbe für die Mundschleimhäute. Harz desinfiziert, wirkt antibiotisch und kann auch Affektionen des Atemtraktes wie Husten oder Halsschmerzen reduzieren. Bereits vor 40 000 Jahren kauten die Neandertaler die harzhaltigen Knospen der Pappel, um Zahnschmerzen zu reduzieren. Auch die Römer und das antike Judentum nutzten Kauweihrauch. Bis heute werden weltweit Harze therapeutisch gekaut, sei es in Indien, Oman oder Ägypten. In Rumänien gehört das Kauen von Koniferen-Harz wie Fichte, Zirbe oder Tanne zu den montanen »Zahnputzmitteln« und soll auch zum Erhalt der Zähne beitragen.

Auch im Alpenraum hat Pechkauen eine lange Anwendungstradition. Als Kaupech wird überwiegend Fichtenharz verwendet, es können aber auch Harze von Tanne, Kiefer oder Zirbe gekaut werden. In seinem Buch *Genuß- und Reizmittel der Ostalpen* beschrieb Ludwig von Hörmann diese gesunde Tiroler Tradition. Man sammelte »emsig Pech von Fichten, um es zu kauen: es ist dies eine Sitte der Zillertaler, die ihre ganz artige Ursache hat, nämlich die blendende Weiße der Zähne, die man dadurch erhält.« Es ist »eine eigene Art von Harz, das in hellgelben Tropfen aus der Rinde dringt und an der Luft erstarrt. Man muss es kennen. Wenn man es länger im Munde behält, wird es weich und schließlich rot und brüchig. Auch das Harz der Kirschbäume wird gekaut. Er ist süßlich und wird später ebenfalls dunkel gefärbt«. Am Ende konstatiert der Autor, dass Pechkauen nur in einem kleinen Gebiet anzutreffen ist: »Dies ist aus sanitären und ästhetischen Gründen zu bedauern; denn gegen die Sitte des Pechkauens lässt sich als Mittel zur Reinigung und Erhaltung der Zähne nicht viel einwenden.«

UR-ZAHNSALBE MIT WALDWEIHRAUCH

Gesammelt wird das Harz der Fichte oder anderen Nadelbaumarten wie Tanne oder Kiefer.

Für Kaupech geeignet ist vor allem helles und noch feuchtes Harz.

Das Harz wird vorsichtig mit einer Spatel oder einem stumpfen Messer von der Rinde abgeschabt.

Das Harz in einem Glas füllen und verschlossen aufbewahren.

Um das Harz längere Zeit weich zu halten, kann es mit etwas Öl benetzt werden.

Wirkung: Pechkauen wirkt antibakteriell, abschwellend, entfernt Zahnbelag, festigt das Zahnfleisch, desinfiziert die Atemwege und wirkt entzündungshemmend für die Atemwege und den Magen-Darm-Trakt.

Anwendung: Für Kaupech wird ein etwa ½ TL großes Stück Harz in den Mund genommen. Das Harzstück wird so lange gekaut, bis es sich auflöst und geschluckt werden kann.

Haltbarkeit: Harz ist mehrere Jahre haltbar.

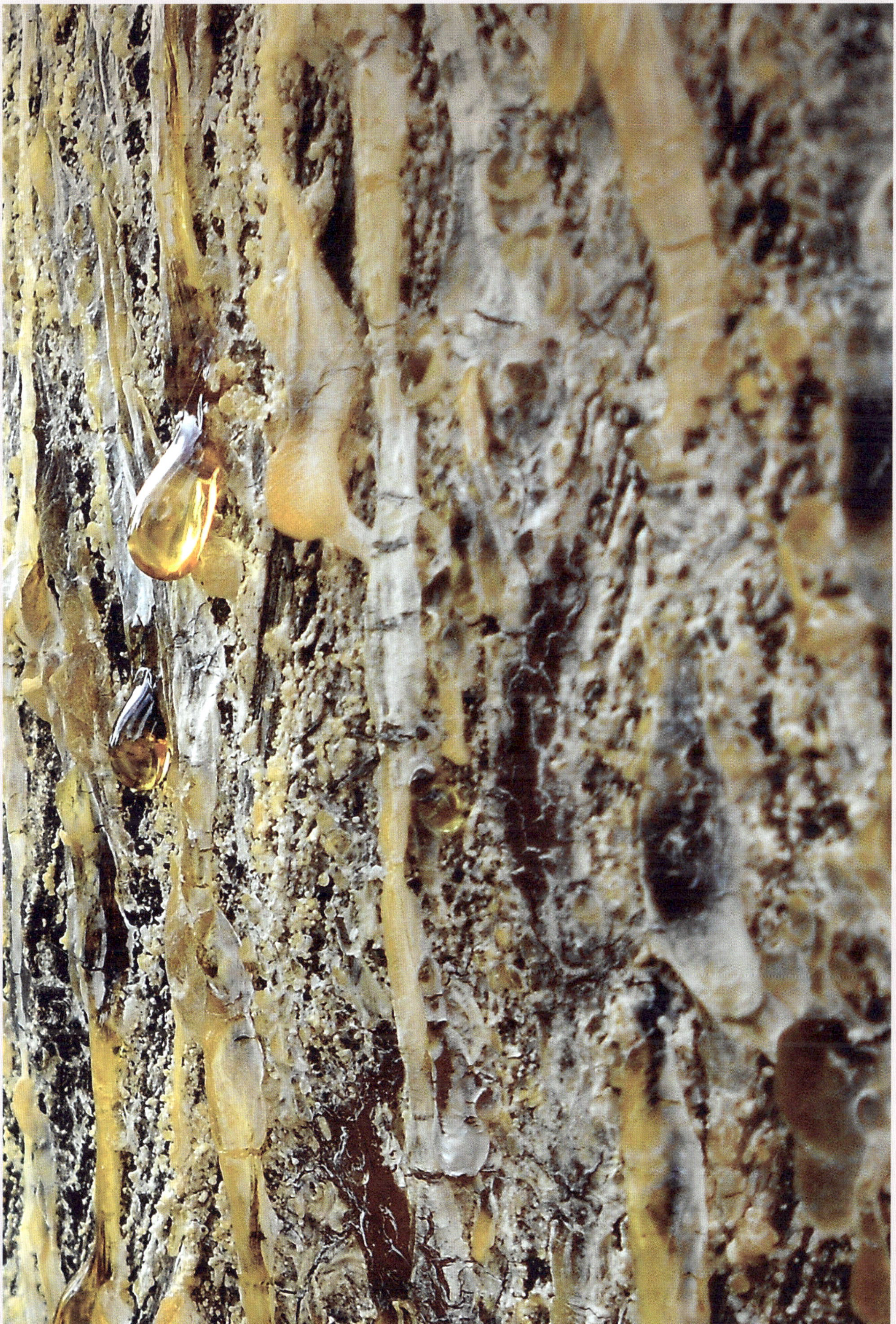

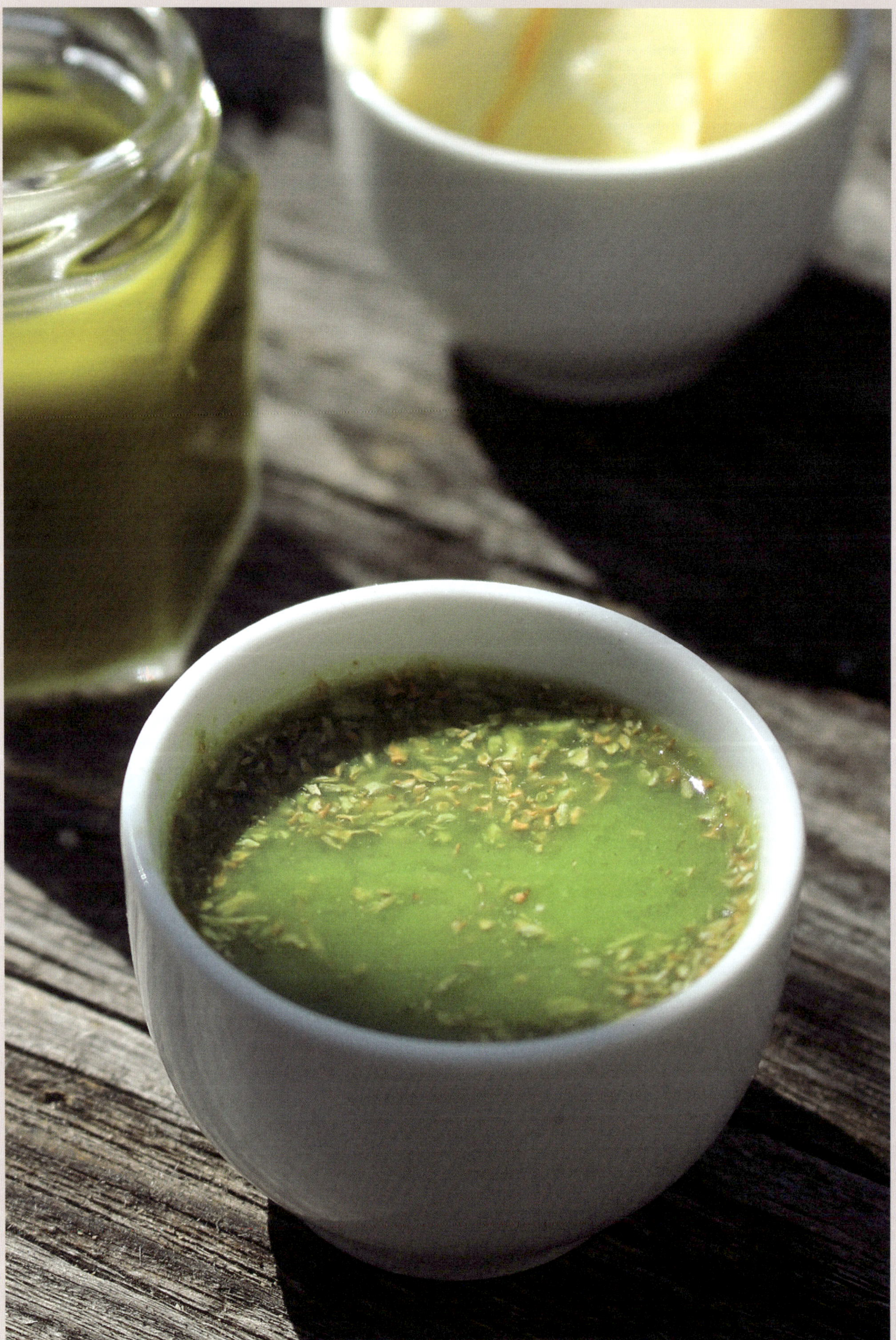

OHRENTROPFEN MIT GUNDELREBE

BEI OHRENSCHMERZEN, TINNITUS UND SCHWERHÖRIGKEIT

TRADITIONELLE HAUTMEDIZIN

In einem Punkt sind sich die Chronisten der Geschichte einig: die auch als Erd-Efeu bezeichnete Gundelrebe (*Glechoma hederacea*) ist eine Ohren-Arznei. »Etliche zerreiben allein das Kraut / und stossens in die Ohren/ oder thun den Safft darein/ zu stillung der sausen/ unnd zu schärpffung des Gehörs«, berichtet der Gelehrte Tabernaemontanus. Auch als Mittel bei Wunden, Geschwüren im Genitalbereich, Fisteln und bei Ausbleiben der Menstruation wird die Gundelrebe in der Naturheilkunde verwendet.

Der englische Botaniker und Mediziner John Gerard beschrieb im 17. Jahrhundert diese Wirkung und setzte die Gundelrebe als Therapeutikum bei Ohrenschmerzen, Tinnitus und Schwerhörigkeit ein. Der amerikanische Herbalist und Buchautor Matthew Wood (*Earthwise Herbal*) kommentiert die Überlieferung Gerards: »Diese Verwendung wurde in der Neuzeit bestätigt. Gundelrebe scheint auch auf das Mittelohr zu wirken. Die Pflanze ist wirksam bei Erkältungen oder bei chronischen Atemwegserkrankungen, wenn die Mittelohrkanäle und die Eustachische Röhre davon betroffen sind.«

MODERNE PHYTOTHERAPIE

Die wissenschaftliche Forschung bestätigt die antibakterielle, entzündungshemmende, tumorhemmende, antioxidative, antivirale, krampflösende und hautaufhellende (antimelanogene) Wirkung von Gundelrebe. Diese pharmakologische Wirkung korreliert mit den sekundären Pflanzenstoffen in der Pflanze, darunter ätherische Öle, Antioxidantien (Flavonoide, Kaffeesäure, Luteolin), Gerbsäure, Aminosäuren und Mineralstoffe und zeigte in Studien positive Effekte bei Hautbehandlungen von Wunden, Geschwüren, Ekzemen und als Mittel zur Hautaufhellung.

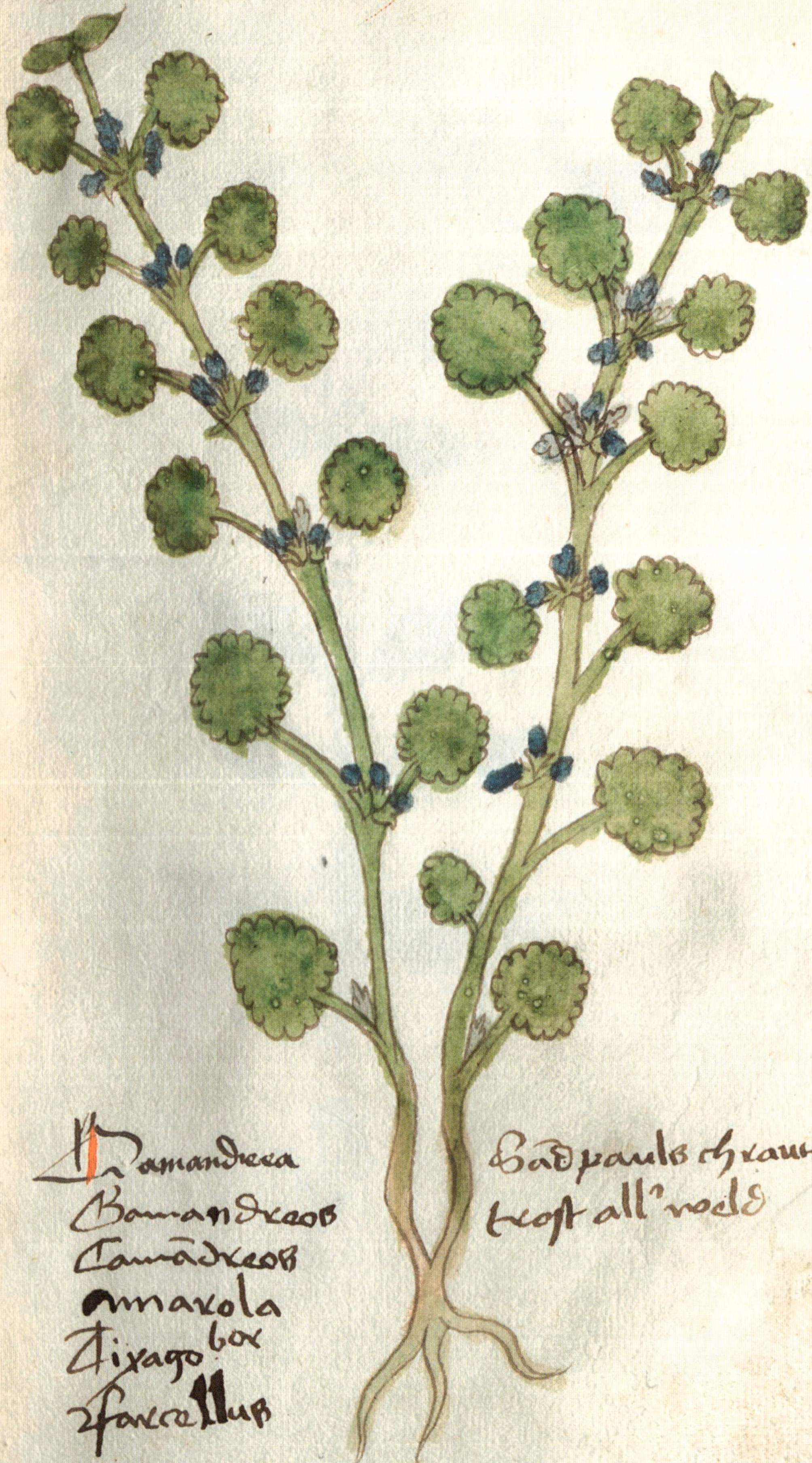

Camandrea
Camandreos
Camādreos
Amarola
Trixago box
2 Forcellus

Sad pauls chraut
trost all' welt

OHRENTROPFEN MIT GUNDELREBE

200 g Gundelrebe
100 g Olivenöl
3 EL Alkohol (40 %)

Alle Zutaten in den Blender geben und fein mixen.

Das Extrakt durch ein Feinsieb filtrieren, Rückstand fest auspressen.

Das Öl über Nacht zugedeckt stehen lassen und am nächsten Tag erneut durch ein Tuch filtrieren, um alle Trübstoffe zu entfernen.

Die Ohrentropfen in eine Tropferflasche füllen.

Wirkung: Wirkt antiinflammatorisch bei Ohrenbeschwerden wie Ohrenschmerzen, Tinnitus und Ohrentzündungen

Anwendung: Bei Ohrenschmerzen 5 Tropfen ins Ohr tropfen und sanft einmassieren. Die Prozedur täglich zweimal wiederholen, bis die Symptome nachlassen.

Haltbarkeit: 6 Monate, kühl und dunkel gelagert.

naturalstandard.com

Southern Cross University: Glechoma hederacea

VERWEIS AUF DIE VERWENDETEN ONLINE-QUELLEN

EINFÜHRUNG

Robert Koch Institut: https://www.rki.de/DE/Content/Gesundheitsmonitoring/Gesundheitsberichterstattung/GBEDownloadsJ/Focus/JoHM_03_2018_Allergische_Erkrankungen_KiGGS-Welle2.pdf?__blob=publicationFile

GRUNDLAGENWISSEN

Malvis, A., et al.: https://www.hindawi.com/journals/jchem/2019/4567973/

HEILÖLE & HEILFETTE

www.natur-kompendium.com: https://www.natur-kompendium.com/mandeloel/

NOTFALLMITTEL & UNIVERSALHEILER

Université de Lausanne, Chapuisat Group: http://www.unil.ch/dee/page7000_en.html

Scinexx.de: Ameisen: https://www.scinexx.de/news/biowissen/ameisen-nutzen-harz-als-antibiotikum/

Kodiyan, J., & Amber, K. T.: https://www.ncbi.nlm.nih.gov/pmc/articles/PMC4665477/

Arora, D. et al.: https://www.ncbi.nlm.nih.gov/pmc/articles/PMC3841996/

Butterweck, V. et al.: https://pubmed.ncbi.nlm.nih.gov/12770617/

Deutsche Apotheker Zeitung: Johanniskraut: Hauptwirkstoff Hyperforin, 1998: https://www.deutsche-apotheker-zeitung.de/daz-az/1998/daz-11-1998/uid-2914

Isacchi, B. et al.: https://www.researchgate.net/publication/5923850_Analysis_and_stability_of_the_constituents_of_St_John%27s_wort_oils_prepared_with_different_methods

Arsić, I.: https://www.researchgate.net/publication/304404968_Preparation_and_Characterization_of_St_John%27s_Wort_Herb_Extracts_Using_Olive_Sunflower_and_Palm_Oils

Linde, K. et al: https://pubmed.ncbi.nlm.nih.gov/18843608/?dopt=Abstract

Pharmazeutische Zeitung: Metaanalyse: Johanniskraut: https://www.pharmazeutische-zeitung.de/2017-02/metaanalyse-johanniskraut-wirksam-bei-depressionen/

European Medicines Agency: https://www.ema.europa.eu/en/documents/herbal-report/draft-assessment-report-hypericum-perforatum-l-herba-revision-1_en.pdf

Deutsche Apotheker Zeitung: Phytopharmaka: Wie Johanniskraut wirkt: https://www.deutsche-apotheker-zeitung.de/daz-az/2001/daz-9-2001/uid-331

Deutsche Apotheker Zeitung: Johanniskraut: Welcher Bestandteil bestimmt die Wirkung?: https://www.deutsche-apotheker-zeitung.de/daz-az/1997/daz-29-1997/uid-2109

Bachmann, C.: https://www.karger.com/Article/FullText/481964

Oztürk, N. et al.: https://pubmed.ncbi.nlm.nih.gov/17156955/

Altan, A. et al.: https://www.ncbi.nlm.nih.gov/pmc/articles/PMC6365136/

Kıyan, S. et al.: http://www.journalagent.com/travma/pdfs/UTD_21_5_323_336.pdf?fbclid=IwAR3jK78JtL9ZvH07bdE4mlp88Q95oq6aGko_20N0EGKhFu2XTXSY0wQiwDU

Nayak, S. B. et al.: https://www.ncbi.nlm.nih.gov/pmc/articles/PMC5734146/

Raak, C. et al.: https://www.ncbi.nlm.nih.gov/pmc/articles/PMC5918572/

Galeotti, N.: https://pubmed.ncbi.nlm.nih.gov/28216196/

Bertholf R., Winecker R.: https://books.google.at/books?id=qwFXQDVr0JsC&pg=PA37&lpg=PA37&dq=hyperforn+heat&source=bl&ots=LQ6eJvFAax&sig=ACfU3U0_dzmVPw7vwCm-R7bgpcVtJ_Kgapg&hl=de&sa=X&ved=2ahUKEwjf64KT6sHpAhXJD5oKHflnBeIQ6AEwAXoECAwQAQ#v=onepage&q=hyperforn%20heat&f=false

WUNDEN, VERLETZUNGEN & NARBEN

Mármol, I. et al.: https://www.ncbi.nlm.nih.gov/pmc/articles/PMC5485961/

Cavalcante, L. et al.: https://www.researchgate.net/publication/315062618_Healing_incisional_surgical_wounds_using_Rose_Hip_oil_in_rats

Valerón-Almazán, P.: https://www.researchgate.net/publication/281336168_Evolution_of_Post-Surgical_Scars_Treated_with_Pure_Rosehip_Seed_Oil

Najafian, Y. et al.: https://www.ncbi.nlm.nih.gov/pmc/articles/PMC5878035/

Adom, M. B. et al.: https://www.ncbi.nlm.nih.gov/pubmed/29028587

Iannitti, T. et al.: https://www.researchgate.net/publication/265177149_Effectiveness_and_Safety_of_Arnica_Montana_in_Post-Surgical_Setting_Pain_and_Inflammation/link/5cefeab892851c4dd01ba987/download

Kriplani, P. et al.: https://onlinelibrary.wiley.com/doi/10.1111/jphp.12724

Final report/Arnica montana: https://www.ncbi.nlm.nih.gov/pubmed/11558636?dopt=Abstract

Brâkenhielm, E. et al.: http://medicdebate.s702.sureserver.com/files/Yihai-Grapes.pdf

Can Wine Hinder the Wound Healing Process?: https://advancedtissue.com/2014/09/can-wine-hinder-wound-healing-process/

Donato-Trancoso, A. et al.: https://www.sciencedirect.com/science/article/abs/pii/S0923181116300378

Manali Anil Visaria, Sheela Pargunde: http://ayurpub.com/wp-content/uploads/2018/08/981-984.pdf

D'Souza, R.: https://www.easyayurveda.com/2018/08/14/sikta-taila/

Hasmukh, J. et al.: https://www.researchgate.net/publication/284155724_PHARMACEUTICAL_STANDARDIZATION_OF_APAMARGAKSHARAYOGA

Bhojak, P. et al.: http://www.iamj.in/posts/images/upload/1182_1189.pdf

VERBRENNUNGEN & ERFRIERUNGEN

Bélanger, A. et al.: https://www.mdpi.com/1422-0067/21/1/256/htm

Dudonné, S. et al.: https://www.researchgate.net/publication/50806901_Phenolic_Composition_and_Antioxidant_Properties_of_Poplar_Bud_Populus_nigro_Extract_Individual_Antioxidant_Contribution_of_Phenolics_and_Transcriptional_Effect_on_Skin_Aging

Rezaei, M. et al.: https://www.ncbi.nlm.nih.gov/pubmed/25949951

DERMATITIS, JUCKREIZ, EKZEME

Southern Cross University: Glechoma hederacea: https://www.scu.edu.au/southern-cross-plant-science/facilities/medicinal-plant-garden/monographs/glechoma-hederacea/

DERMATITIS, JUCKREIZ, EKZEME

Mahdi, M. et al.: https://www.researchgate.net/publication/334230830_Evaluation_of_cutaneous_wound_healing_activity_of_Ocimum_basilicum_aqueous_extract_ointment_in_rats

Ismail, S. et al.: https://www.researchgate.net/publication/216569902_Synergistic_effects_of_alcoholic_extract_of_sweet_basil_Ocimum_basilicum_L_leaves_and_honey_on_cutaneous_wound_healing_in_rats

Almirante I, N.N. et al.: http://www.herdin.ph/index.php/herdin-home?view=research&cid=62987

Kuropatnicki, A.K. et al.: https://www.hindawi.com/journals/ecam/2013/964149/

Lacey R., Danziger August, D.: The Year 1000: What Life Was Like at the Turn of the First Millennium. Little, Brown, 2000

Vlase, L. et al.: https://pdfs.semanticscholar.org/9399/3e19b804dbc5815afdf2ed3aa11c9151cb87.pdf

Gendrisch, F. et al.: https://www.mdpi.com/1420-3049/25/8/1832

Wölfle, U. et al.: https://www.ncbi.nlm.nih.gov/pmc/articles/PMC5578200/

Yang, G. et al.: https://www.ncbi.nlm.nih.gov/pubmed/21963561

European Medicines Agency: https://www.ema.europa.eu/en/documents/herbal-report/final-assessment-report-chelidonium-majus-l-herba_en.pdf

Eagleston, L. et al.: https://www.ncbi.nlm.nih.gov/pubmed/30142706

Tóth, K. F. et al.: https://www.ncbi.nlm.nih.gov/pmc/articles/PMC6429381/

Palmieri, B. et al.: https://www.researchgate.net/publication/332523483_A_therapeutic_effect_of_cbd-enriched_ointment_in_inflammatory_skin_diseases_and_cutaneous_scars

Oláh, A. et al.: https://www.ncbi.nlm.nih.gov/pmc/articles/PMC4151231/

Ramot, Y. et al.: https://peerj.com/articles/40/

Mounessa, J. S. et al.: https://www.jaad.org/article/S0190-9622(17)30308-0/fulltext

Salehi, B. et al.: https://www.ncbi.nlm.nih.gov/pmc/articles/PMC6572650/

Muntean, E. et al.: https://www.researchgate.net/publication/303702518_Cucurbita_maxima_Duch_as_a_medicinal_plant

SENSIBLE HAUT & KINDERPFLEGE

Kawahara, T. et al.: https://www.ncbi.nlm.nih.gov/pmc/articles/PMC5282862/

Echard, A., Droux, J.: http://www.teknoscienze.com/getpdf.php?filename=Contents/Riviste/PDF/Hpc2_Skincare_2014_RGB.pdf&beginpage=12&endpage=14&filetitle=%3Cem%3ECydonia%20oblonga%3C/em%3E%20(quince)%20leaf%20extract%20%3Cbr%20/%3EA%20new%20solution%20for%20sensitive%20skin

Tamria, P. et al.: https://www.sciencedirect.com/science/article/pii/S1743919114002039

Minaiyan, M. et al.: https://pubmed.ncbi.nlm.nih.gov/23181087/

Bidwai, V.R. et al.: https://www.imedpub.com/articles/shatdhauta-ghrita--a-evaluation-study-in-pediatrics.php?aid=21733

Sharma, H. et al.: https://www.ncbi.nlm.nih.gov/pmc/articles/PMC3215354/

Udwadia T. E.: https://www.ncbi.nlm.nih.gov/pmc/articles/PMC3144338/

Vure, P. & Dorle, A.: https://www.researchgate.net/publication/7233218_Evaluation_of_ghee_based_formulation_for_wound_healing_activity

Easy Ayurveda: Ghee Benefits: https://www.easy-ayurveda.com/2014/10/08/health-benefits-ghee-complete-ayurvedic-details/

Jawanjal, P.: https://www.researchgate.net/publication/336853488_TILA_TAILA_A_REVIEW

Nitesh, J., Ujwale, R.: https://www.researchgate.net/publication/301646848_A_CLINICAL_STUDY_OF_THE_EFFECT_OF_TILA_TAILA_PADABHYANGA_ON_EYE_STRAIN/link/5c861a70458515831f9ac461/download

Kale, U. et al.: https://www.researchgate.net/publication/337421080_Pharmaceutico-analytical_standardization_of_Yashtimadhvadi_Taila_prepared_from_Murchhita_and_Amurchhita_Tila_Taila#pf2

SCHMERZEN & MIGRÄNE

Vaghamshi, R. et al.: https://www.ncbi.nlm.nih.gov/pmc/articles/PMC3202249/

Srinivasan K.: https://pubmed.ncbi.nlm.nih.gov/25675368/

McCarty, M. F. et al.: https://www.ncbi.nlm.nih.gov/pmc/articles/PMC4477151/

Final report/capsicum annuum extract: https://pubmed.ncbi.nlm.nih.gov/17365137/

Jones, V. M., et al.: https://pubmed.ncbi.nlm.nih.gov/21426216/

Clinical Trials, Cayenne Pepper Cataplasm ; https://clinicaltrials.gov/ct2/show/NCT03440125

Kapoor, L.D.: https://books.google.at/books?id=-q45EZEfz0sC&pg=PA188&lpg=PA188&dq=filfil+skin&source=bl&ots=ZW3hYLCbhB&sig=ACfU3U0pJ8iUA0WJU2GAbLa3ON76o8Y8rA&hl=de&sa=X&ved=2ahUKEwjugZqF0JfpAhUIC-wKHQB3ARkQ6AEwD3oECAgQAQ#v=onepage&q=capsicum&f=false

Khare, C.P.: Indian Herbal Remedies, Rational Western Therapy, Ayurvedic, and Other, 2003

ENTZÜNDUNGEN & RHEUMA

Sarandy, M. M. et al.: https://www.ncbi.nlm.nih.gov/pmc/articles/PMC4481082/

Hasanzadeh, Gh. R., Mehdikhanloo, N.: https://www.sid.ir/en/journal/ViewPaper.aspx?id=57228

Carvalho, C. A. et al.: https://pubmed.ncbi.nlm.nih.gov/22147134/

Anandan, S. et al.: https://medwinpublishers.com/FSNT/FSNT16000152.pdf

Stuart Jr., G.: http://www.stuartxchange.com/Repolyo.html

Moslemi, H. et al.: https://www.researchgate.net/publication/257769642_Antimicrobial_Activity_of_Artemisia_absinthium_Against_Surgical_Wounds_Infected_by_Staphylococcus_aureus_in_a_Rat_Model/link/55b99eba08ae092e965b3b7d/download

Yun, C. et al.: https://www.ncbi.nlm.nih.gov/pmc/articles/PMC5018339/

Moacă, E. A. et al.: https://www.ncbi.nlm.nih.gov/pmc/articles/PMC6749517/

KNOCHEN & GELENKE

Salehi, B. et al.: https://www.ncbi.nlm.nih.gov/pmc/articles/PMC6631335/

Brown, A. W. et al.: https://eclecticschoolofherbalmedicine.com/wp-content/uploads/2016/07/The-comparativetoxicity-of-a-reduced-crude-comfrey-vs-pure-alkaloid-in-chicks.pdf

Araújo, L.U. et al.: https://www.researchgate.net/publication/224931002_In_vivo_wound_healing_effects_of_Symphytum_officinale_L_leaves_extract_in_different_topical_formulations

Savić, V. L. et al.: https://onlinelibrary.wiley.com/doi/abs/10.1002/ptr.5356

Kucera, A. et al.: https://www.ncbi.nlm.nih.gov/pmc/articles/PMC6363250/

Ali, Mahmoud: https://www.researchgate.net/publication/258650193_Studies_on_Bee_Venom_and_Its_Medical_Uses

Wehbe, R. et al.: https://www.ncbi.nlm.nih.gov/pmc/articles/PMC6720840/

NEURODERMITIS, PSORIASIS, ROSACEA, HAUTTROCKENHEIT

ndnr.com: Stellaria Media: https://ndnr.com/botanical-medicine/stellaria-media-chickweed/

Furey, A., & Kingston, R.: https://www.ncbi.nlm.nih.gov/pmc/articles/PMC3141300/

Derda, M. et al.: https://www.ncbi.nlm.nih.gov/pmc/articles/PMC4799240/

Sadiq, A. et al.: https://www.researchgate.net/publication/286129387_Ethnopharmacology_of_Artemisia_annua_L_A_Review

Efferth, T.: https://academic.oup.com/cid/article/47/6/804/325924

Scholz, P.: https://www.tcmpraxis-scholz.de/blog/chinesische-pharmakologin-nobelpreis-2015-tcm/

Gupta, S.: http://www.freepatentsonline.com/y2007/0269537.html

The Pharmaceutical Journal: Wee, piddle, pee, golden liquid, biofluid: https://www.pharmaceutical-journal.com/news-and-analysis/weepiddle-pee-golden-liquid-biofluidare-you-extracting-theurine/11131969.article?firstPass=false

Loeffler J. M.: https://www.ncbi.nlm.nih.gov/pmc/articles/PMC3032615/

Kumar, M.: https://www.smithsonianmag.com/science-nature/from-gunpowderto-teeth-whitener-the-sciencebehind-historic-uses-ofurine-442390/

Hörl W, H: https://www.karger.com/Article/Abstract/13436

Stojiljković, D. et al.: https://www.researchgate.net/publication/324911035_Standardized_extract_of_wild_apple_fruit_in_alkyl-polyglucoside-based_cosmetic_cream_-_estimation_of_stability_safety_antioxidant_activity_and_efficiency

ATEMWEGSERKRANKUNGEN

Lang, U.: https://www.researchgate.net/publication/224876027_Acetum_aromaticum_Antiseptics_of_the_past

Lang, U. & Anagnostou: (https://www.researchgate.net/publication/270217152_Vinaigre_de_Quatre_Voleurs_-_Legende_Geheimmittel_oder_Antiseptikum

Sokolova, A. S.: https://www.ncbi.nlm.nih.gov/pmc/articles/PMC6194496/

Zarubaev, V.V. et al.: https://www.sciencedirect.com/science/article/abs/pii/S0166354215001357

textlog.de: Essig. Acetum: https://www.textlog.de/medizin-essig-acetum.html

Chao, S. et al.: https://www.tandfonline.com/doi/abs/10.1080/10412905.1998.9700958

https://www.tandfonline.com/doi/abs/10.1080/10412905.1998.9700958

Schattner, P., & Randerson, D.: https://pubmed.ncbi.nlm.nih.gov/8839380/?dopt=Abstract324911035_Standardized_extract_of_wild_apple_fruit_in_alkyl-polyglucoside-based_cosmetic_cream_-_estimation_of_stability_safety_antioxidant_activity_and_efficiency

AUGENERKRANKUNGEN, ZAHNPFLEGE & OHRENSCHMERZEN

Forschergruppe Klostermedizin: Bald's Leechbook: http://www.klostermedizin.de/index.php/aktuelles-und-termine/meldungen/60-bald-s-leechbook-eine-mittelalterliche-augensalbe-gegen-mrsa

Fuchs, A.L. et al.: https://journals.plos.org/plosone/article?id=10.1371/journal.pone.0208108

Shanbhag, V. K. L.: https://www.sciencedirect.com/science/article/pii/S2225411016300281

Rehberg, C.: https://www.zentrum-der-gesundheit.de/oelziehen.html

FRAUENHEILKUNDE, ANTI-AGING UND MÄNNERKRAFT

ScienceDirect: Viburnum opulus: https://www.sciencedirect.com/topics/medicine-and-dentistry/viburnum-opulus

Gerenutti, M. et al.: http://www.academicjournals.org/app/webroot/article/article1402498802_Gerenutti%20et%20al.pdf

Posadzki, P. et al.: https://europepmc.org/article/pmc/pmc5873713

Mokaberinejad, R. et al.: https://www.ncbi.nlm.nih.gov/pmc/articles/PMC3556020/

ScienceDirect: Mentha pulegium: https://www.sciencedirect.com/topics/pharmacology-toxicology-and-pharmaceutical-science/mentha-pulegium

Kompelly, A. et al.: https://www.researchgate.net/publication/330517417_Rosmarinus_officinalis_L_an_update_review_of_its_phytochemistry_and_biological_activity

Nobile, V.: https://www.ncbi.nlm.nih.gov/pmc/articles/PMC4931025/

Castle, T.: Lexicon Pharmaceuticum: https://books.google.at/books?id=PspEKQZSzxAC&pg=PA87&lpg=PA87&dq=humulus+ointment+medicine&source=bl&ots=eWNHkaHxq0&sig=ACfU3U2rO9kA6Bw-G_d5mEewhH9f1A8s3A&hl=de&sa=X&ved=2ahUKEwi9s-yy76HpAhWF3YUKHXxyBL0-Q6AEwFHoECAoQAQ#v=onepage&q=humlus%20ointment%20medicine&f=false

Gerhauser, C. et al.: https://www.ncbi.nlm.nih.gov/pubmed/12481418?dopt=Abstract

Chen, W.: https://www.ncbi.nlm.nih.gov/pubmed/23802910

Singh, D. & Dingh, S.: https://www.researchgate.net/publication/257792881_Investigational_study_of_Juglans_regia_extract_and_quercetin_against_photoaging

Abutaha, N.: https://www.researchgate.net/publication/328124869_Utility_and_importance_of_walnut_Juglans_regia_Linn_A_review

Panth, N. et al.: https://www.ncbi.nlm.nih.gov/pubmed/27641607

Banihani S. A.: https://www.ncbi.nlm.nih.gov/pmc/articles/PMC6316093/

Onder, A. et al.: https://www.ncbi.nlm.nih.gov/pmc/articles/PMC6844336/

NERVENSYSTEM & STIMMUNGSAUFHELLER

Lari, P. et al.: https://www.ncbi.nlm.nih.gov/pubmed/23406950

Rastgoo, M. et al.: https://www.ncbi.nlm.nih.gov/pubmed/23539350

Hertodt, J. F.: https://reader.digitale-sammlungen.de/de/fs1/object/display/bsb10301786_00007.html

Alle Links abgerufen im Oktober 2020.

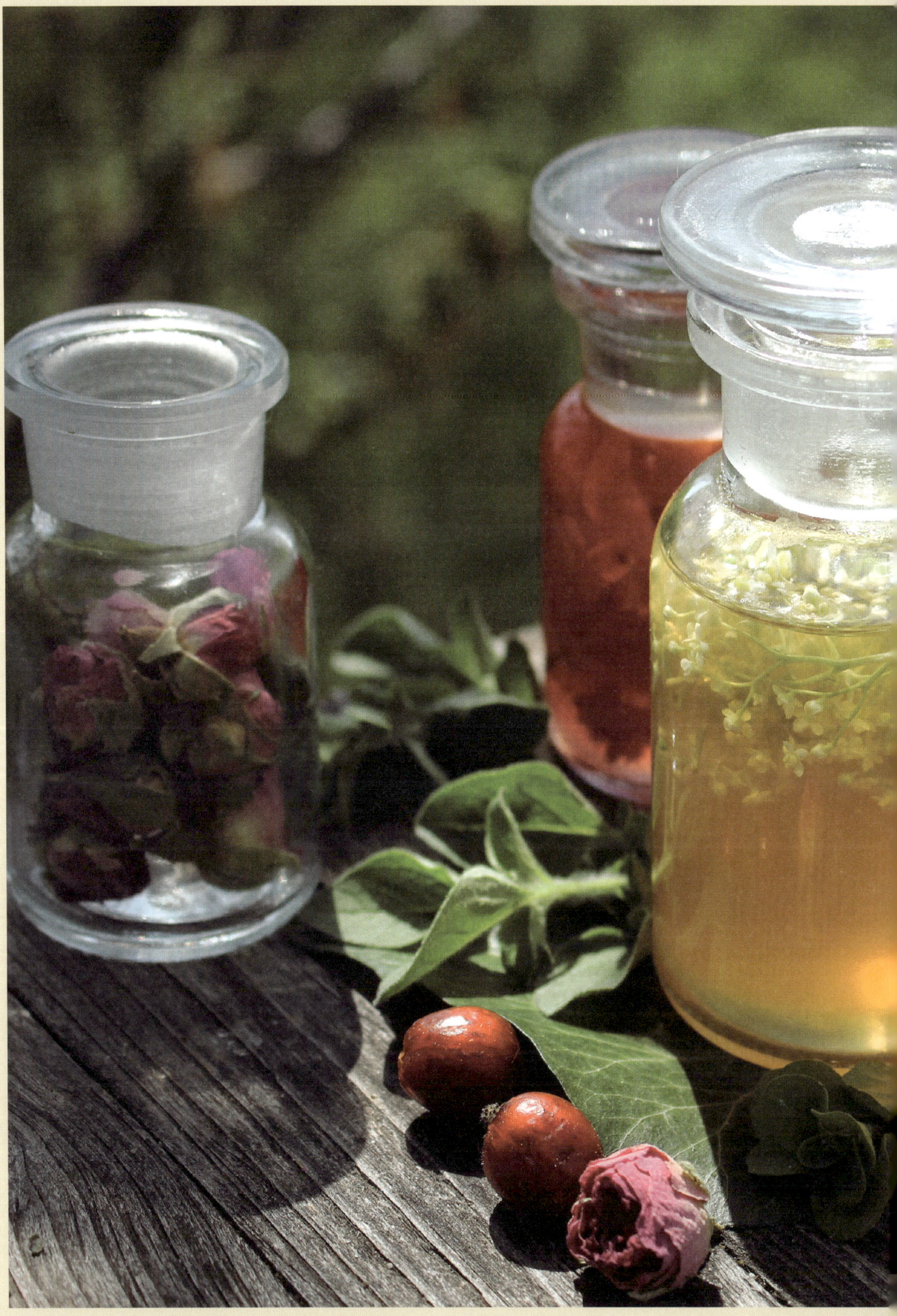

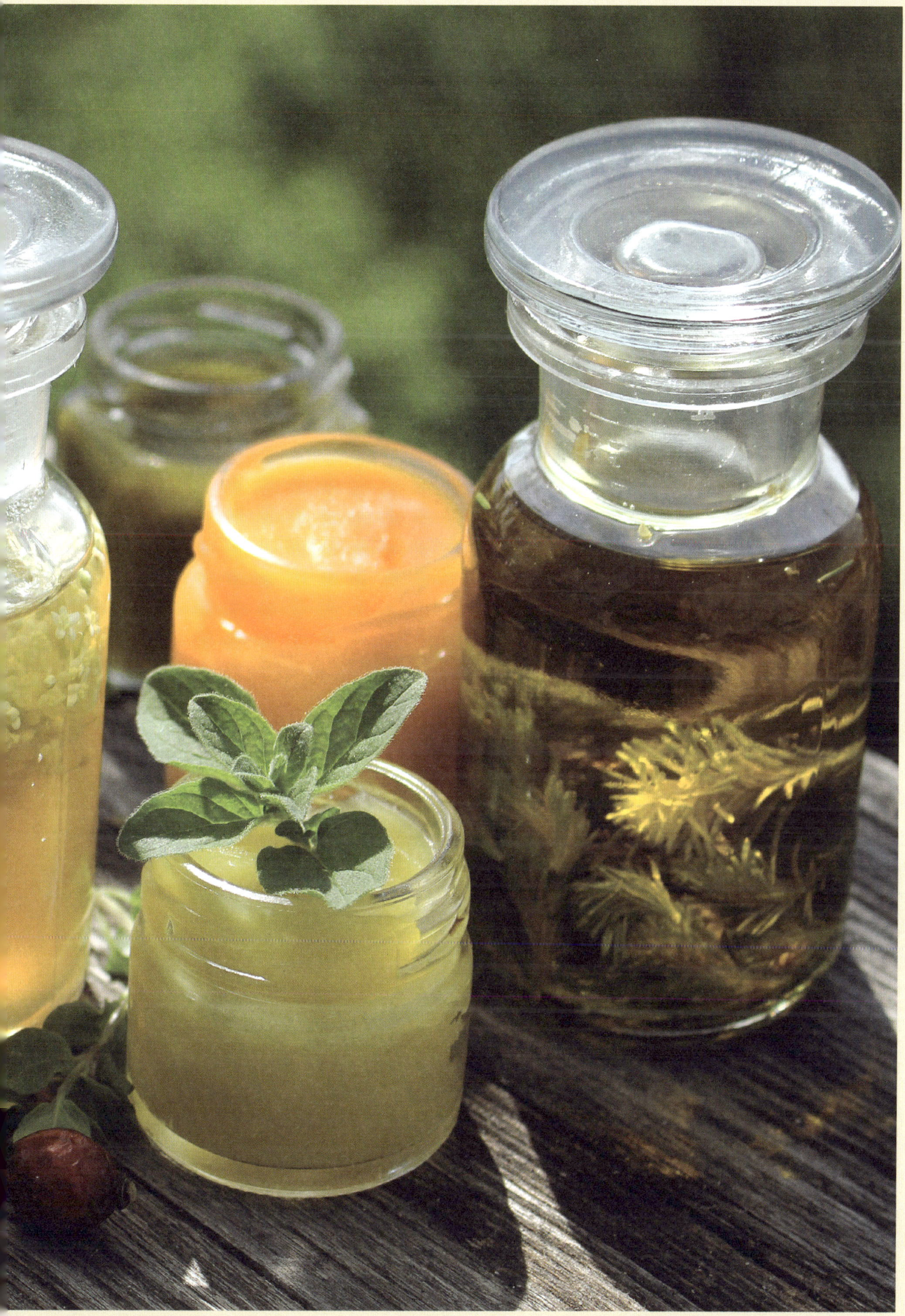

PLATZ FÜR IHRE NOTIZEN:

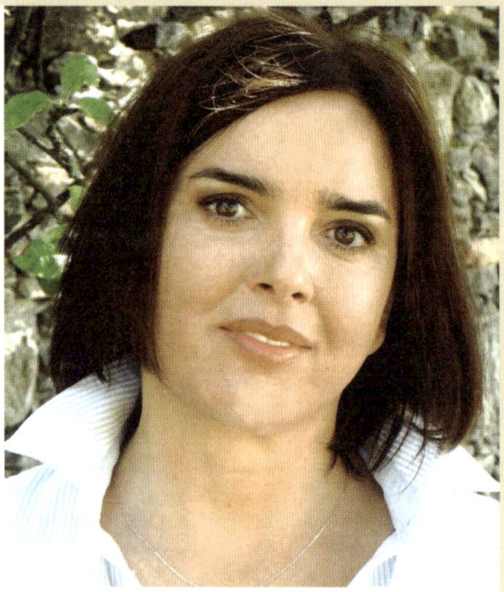

ÜBER DIE AUTORIN

Gabriela Nedoma ist Expertin für traditionelle Naturheilkunde und Buchautorin. Sie gründete eine Akademie für Naturheilkunde und ist Dozentin mit Fokus auf traditionelle Weltmedizin, Naturbildung und Hautökologie.

Im Zuge eines Studiums der Philologie entdeckte sie die medizinhistorische Literatur des Mittelalters, die sie über mehrere Jahre erforschte. Parallel absolvierte sie Ausbildungen in Natur- und Kräuterpädagogik und ganzheitlicher Pflanzenheilkunde.

In den letzten Jahren erarbeitete sie zahlreiche Bildungskonzepte, engagiert sie sich für ökologische Lebensweisen und initiierte die Grüne Kosmetik, zur Förderung der Hautgesundheit. Als gefragte Referentin kooperiert Gabriela Nedoma mit namhaften Bildungsinstitutionen im In- und Ausland.

Sie ist Autorin von 13 Büchern mit 7 Übersetzungen, darunter:
- Vergessene Heiltinkturen. Alkoholfreie Pflanzenextrake und ihre heilkundlichen Anwendungen (Servus, 2018)
- Oxymel: Medizin aus Honig und Essig (Aesculus, 2019)
- Knospen und die lebendigen Kräfte der Bäume (Freya, 2014)
- Grüne Kosmetik (Freya, 2013)
- Heilsalben aus Wald und Wiese (Servus, 2014)
- Heiltinkturen aus Wald und Wiese (Servus, 2017) u.a.

Weitere Informationen: www.gabriela-nedoma.at

DANKE!

Ein herzlichen Dank möchte ich Sophia Angerer von Benevento Publishing Salzburg aussprechen, die mit ihren Anregungen und ausgezeichneten Professionalität maßgeblich zur Entwicklung dieses Buches beigetragen hat.

Ebenfalls danke den Gestaltern, die das altüberlieferte Wissen in diesem Buch visuell in die moderne Zeit transportiert haben, wie auch dem gesamten Verlagsteam, das die Realisierung dieses Projektes ermöglicht hat.

Ein weiterer Dank gebührt allen in diesem Buch genannten und anonymen Naturheilkundigen, die im Laufe der Jahrhunderte dieses Medizinwelterbe entwickelt, zusammengetragen und weitergegeben haben.

Wenn Ihnen dieses Buch gefallen hat, freuen wir uns über Rezensionen und Weiterempfehlungen.

1. Auflage

Gesetzt aus der Suisse Neue und Gotham

Medieninhaber, Verleger und Herausgeber:
Red Bull Media House GmbH
Oberst-Lepperdinger-Straße 11–15
5071 Wals bei Salzburg, Österreich

Umschlaggestaltung, Design und Satz: wir sind artisten
Korrektorat: Martina Paischer
Alle Fotos: Gabriela Nedoma, außer: S. 19: Heritage Image Partnership Ltd/Alamy Stock Photo, S. 25: ÖNB-Bildarchiv/picturedesk.com, S. 32: Erich Lessing/picturedesk.com, S. 36: Wiener Dioskurides/commons.wikimedia.org, S. 55: Bridgeman Art Library/picturedesk.com, S. 78: Frank Hecker/Alamy Stock Photo, S. 87: istockphoto.com/Madeleine_Steinbach, S. 102: Wiener Dioskurides/commons.wikimedia.org, S. 106: istockphoto.com/Madeleine_Steinbach, S. 113: Wiener Dioskurides/commons.wikimedia.org, S. 138: akg-images/Pietro Baguzzi, S. 147: Heritage Image Partnership Ltd/Alamy Stock Photo, S. 166: istockphoto.com/Shaiith, S. 176: istockphoto.com/etorres69, S. 186: commons.wikimedia.org, S. 211: istockphoto.com/DiyanaDimitrova, S. 231: istockphoto.com/alle12, S. 232: istockphoto.com/Mantonature, S. 254: istockphoto.com/klenova, S. 257: istockphoto.com/rozmarina, S. 264: istockphoto.com/Keikona, S. 266: istockphoto.com/rozmarina, S. 286: istockphoto.com/Oniria Misterio, S. 290: commons.wikipedia.org

Printed in Slovenia by DZS GRAFIK
ISBN 978-3-7104-0274-6